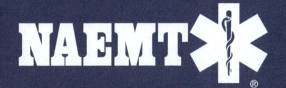 in Kooperation mit

PHTLS
Prehospital Trauma Life Support
NEUNTE EDITION

Kurshandbuch

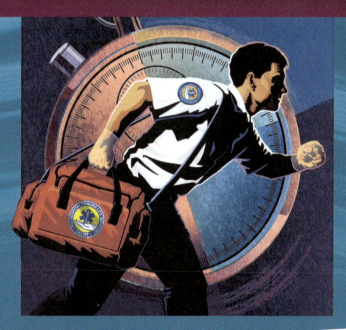

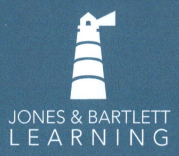
JONES & BARTLETT LEARNING

Unterstützt von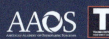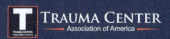

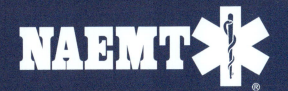
in Kooperation mit
 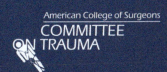

PHTLS
Prehospital Trauma Life Support
NEUNTE EDITION

Kurshandbuch

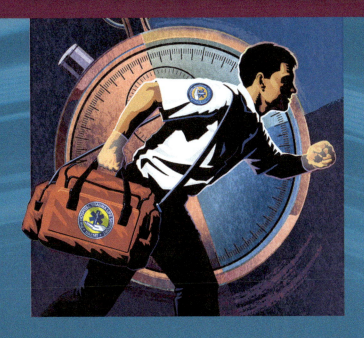

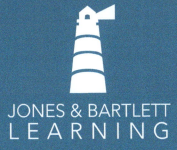

Unterstützt von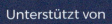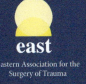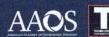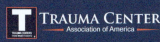

Hauptgeschäftsstelle
Jones & Bartlett Learning
5 Wall Street
Burlington, MA 01803
978-443-5000
info@jblearning.com
www.jblearning.com
www.psglearning.com

Copyright © 2022 durch die National Association of Emergency Medical Technicians

Alle Rechte vorbehalten. Das durch Urheberrecht geschützte Material darf ohne Genehmigung des Inhabers weder vervielfältigt noch in irgendeiner Form verwendet werden, weder elektronisch noch mechanisch, einschließlich Fotokopien, Aufzeichnungen oder über Systeme zum Speichern oder Abrufen von Informationen, auch nicht auszugsweise.

Die Inhalte, Aussagen, Ansichten und Meinungen in diesem Dokument sind alleinig Ausdruck der jeweiligen Autoren und nicht von Jones & Bartlett Learning, LLC. Referenzen auf spezifische kommerzielle Produkte, Prozesse oder Services durch Handelsnamen, Handelsmarken, Hersteller oder auf andere Weise bezeichnen oder implizieren nicht die Befürwortung oder Empfehlung durch Jones & Bartlett Learning, LCC, und derartige Referenzen dürfen nicht zu Werbe- oder Produktempfehlungszwecken genutzt werden. Alle dargestellten Marken sind die Marken der hierin aufgeführten Parteien. *PHTLS: Prehospital Trauma Life Support, Neunte Edition, Kurshandbuch* ist eine unabhängige Veröffentlichung und wurde nicht von den Eigentümern der in diesem Produkt referenzierten Handelsmarken oder Servicemarken autorisiert, gesponsert oder anderweitig genehmigt.

In diesem Buch können Modelle zu sehen sein. Diese Modelle befürworten, repräsentieren oder beteiligen sich nicht notwendigerweise an den in den Bildern dargestellten Aktivitäten. Alle Screenshots in diesem Produkt dienen nur Schulungs- und Informationszwecken. Alle Personen und Szenarien in den Fallstudien in dem gesamten Produkt können real oder fiktiv sein, werden aber nur zu Ausbildungszwecken verwendet.

Die Verfahren und Protokolle in diesem Buch basieren auf den aktuellen Empfehlungen kompetenter medizinischer Quellen. NAEMT und der Herausgeber geben jedoch keinerlei Garantie hierfür und übernehmen keine Verantwortung für die Richtigkeit, Angemessenheit oder Vollständigkeit dieser Informationen oder Empfehlungen. Andere oder zusätzliche Sicherheitsmaßnahmen können in bestimmten Umständen erforderlich sein.

Dieses Lehrbuch ist nur als Leitfaden für die entsprechenden Verfahren gedacht, die bei der Notfallversorgung von kranken und verletzten Personen angewandt werden. Es gilt nicht als Darstellung der Versorgungsstandards, die in einer bestimmten Situation erforderlich sind, da die Umstände und der physische Zustand des Patienten je nach Notfall stark variieren können. Außerdem ist dieses Lehrbuch in keiner Weise dazu gedacht, Einsatzkräften Rat bezüglich der rechtlichen Befugnis zur Ausführung der beschriebenen Aktivitäten oder Verfahren zu geben. Eine derartige lokale Bestimmung darf nur mit der Unterstützung eines Rechtsbeistands vorgenommen werden.

Credits
Cover Image (Title Page, Part Opener, Chapter Opener):
© Ralf Hiemisch/Getty Images

Überblick

Kapitel 1 Einführung und Überblick über die Traumaversorgung und PHTLS....................1

Kapitel 2 Die Einsatzstelle und Initiale Beurteilung..................................15

Kapitel 3 Atemweg............................33

Kapitel 4 Atmung, Ventilation und Oxygenierung....................................59

Kapitel 5 Kreislauf............................77

Kapitel 6 Erweiterte Beurteilung (Secondary Survey)...............................101

Kapitel 7A Schädel-Hirn-Trauma................119

Kapitel 7B Spinales Trauma.....................141

Kapitel 8 Spezielle Patientengruppen..........167

Kapitel 9 Zusammenfassung....................201

Index..**213**

Inhaltsverzeichnis

Kapitel 1 Einführung und Überblick über die Traumaversorgung und PHTLS ... 1

Einführung ... 1
Gesellschaftliche Folgen von Traumata ... 1
Finanzielle Folgen von Traumata ... 2
Ziele von PHTLS ... 3
Philosophie des PHTLS ... 4
   Forschung – was wissen wir? ... 4
   Interventionen - was tun wir? ... 5
   Patientenversorgung - wie machen wir das? ... 5
Teamarbeit ... 5
Ein neuer Ansatz in der Beurteilung und der Behandlung von Traumapatienten ... 5
PHTLS - Vergangenheit, Gegenwart und Zukunft ... 6
   Vergangenheit ... 6
   Gegenwart ... 6
   Vision für die Zukunft ... 7
Prinzipien und Präferenzen ... 7
Die drei Phasen der Traumaversorgung ... 8
   Vor dem Ereignis ... 9
   Während des Ereignisses ... 9
   Nach dem Ereignis ... 10
   Goldene Stunde/Intervall - wie viel Zeit hat der Patient? ... 10
Kommunikation und Dokumentation ... 11
Zusammenfassung ... 12
Wiederholungsfragen ... 12
Musterlösung ... 12
Quellen und Weiterführende Literatur ... 13

Kapitel 2 Die Einsatzstelle und Initiale Beurteilung ... 15

Einführung ... 15
Sicherheit der Einsatzstelle ... 15
   Situation ... 16
Strukturiertes Herangehen ... 17
   Erster Eindruck ... 18
Behandlung lebensbedrohlicher Zustände ... 18
   X – Lebensbedrohliche äußere Blutungen (Stoppen von starken, äußeren Blutungen) ... 19
   Blutungskontrolle ... 19
   A – Atemwegsmanagement und manuelle HWS-Stabilisierung ... 20
   B – Belüftung der Lungen, Oxygenierung/Beatmung ... 21
   C – Circulation (Kreislauf) und Stoppen von Blutungen (Perfusion und innere Blutungen) ... 22
   D – Defizite der neurologischen Funktionen ... 23
   E – Entkleideten Patienten untersuchen/Erhalt von Körperwärme ... 23
Transport ... 24
Massenanfall von Verletzten - Dringlichkeitseinstufung ... 25
   START-Triage ... 25
Gewalt ... 25
   Häusliche Gewalt ... 26
   Gewalt an Einsatzstellen kontrollieren ... 28
Zusammenfassung ... 29
Wiederholungsfragen ... 30
Musterlösung ... 31
Quellen und Weiterführende Literatur ... 31
Fertigkeitsstation ... 31

Kapitel 3 Atemweg ... 33

Einführung ... 33
Anatomie ... 34
   Obere Atemwege ... 34
   Untere Atemwege ... 35
Physiologie ... 35
Pathophysiologie ... 36
Beurteilung der Atemwege ... 37
   Position der Atemwege und des Patienten ... 37
   Beurteilung der Atemwege ... 38
Management ... 38
Grundlegende Techniken ... 39
Unterschiede zwischen den Atemwegen von Erwachsenen und Kindern ... 41
Auswahl von Atemweghilfsmitteln ... 43
   Einfache Hilfsmittel zur Atemwegssicherung ... 43
   Fortgeschrittene Hilfsmittel zur Atemwegssicherung ... 44
Kontinuierliche Qualitätssteigerung bei der Intubation ... 45
Pharmakologisch assistierte Intubation ... 46
Beurteilung ... 47
   Pulsoxymetrie ... 47
   Kapnographie ... 47

Längerer Transport 48
Zusammenfassung 50
Wiederholungsfragen 53
Musterlösung 54
Quellen und Weiterführende Literatur 55
Fertigkeitsstation 55

Kapitel 4 Atmung, Ventilation und Oxygenierung 59

Einführung 59
Physiologie 60
   Oxygenierung 60
Beurteilung 62
   Penetrierende Thoraxverletzungen 62
   Stumpfe Thoraxverletzungen 63
   Rippenfrakturen 64
   Instabiler Thorax 64
   Offener Pneumothorax 65
   Spannungspneumothorax 65
   Hämatothorax 67
Beatmungshilfen 67
   Beatmungsbeutel 67
   Beatmungsgeräte 68
Beurteilung von Ventilation und
   Durchblutung 68
   Kapnographie 68
Längere Transportzeiten 69
Zusammenfassung 70
Wiederholungsfragen 73
Musterlösung 74
Quellen und Weiterführende Literatur 75
Fertigkeitsstation 75

Kapitel 5 Kreislauf 77

Einführung 77
Definition des Schocks 78
Die Entstehung eines Schocks 78
Erkennen des Schocks 80
X: Äußere Blutungen und direkter Druck 80
Verwendung von Extremitäten-
   Tourniquets und Okklusivverbänden 81
Traumatische Schockformen 82
Blutungsklassen 83
   Blutungsklasse I 83
   Blutungsklasse II 83
   Blutungsklasse III 84
   Blutungsklasse IV 84
A und B: Atemweg und Atmung 86
C: Kreislauf 87
D: Defizite der neurologischen Funktionen 87
E: Entkleideten Patienten
   untersuchen/Erhalt von Körperwärme 88
Schockbehandlung 88
Erweiterte Schockbehandlung:
   intravenöser Zugang 89
Infusionstherapie 89
Infusionstherapie bei Schockpatienten
   und nicht stillbaren Blutungen 90
Blutprodukte 91
Tranexamsäure (TXA) 91
Hypothermie 94
Zusammenfassung 95
Wiederholungsfragen 98
Musterlösung 99
Quellen und Weiterführende Literatur 99
Fertigkeitsstation 99

Kapitel 6 Erweiterte Beurteilung (Secondary Survey) 101

Einführung 102
Secondary Survey 102
Vitalparameter 103
Schmerztherapie 104
Anamnese nach dem SAMPLE-Schema 104
Untersuchung anatomischer Strukturen 105
   Kopf 105
   Hals 106
   Thorax 107
   Abdomen 107
   Becken 108
   Genitalien 108
   Rücken 108
   Extremitäten 108
   Neurologische Untersuchung 109
Definitive Behandlung vor Ort 110
   Transport 110
   Triage 110
   Triage, MANV (Massenanfall von Verletzten)
      und Großunfall 111
   Dauer des Transports 112
Zusammenfassung 114
Wiederholungsfragen 117
Musterlösung 117
Quellen und Weiterführende Literatur 118
Fertigkeitsstation 118

Kapitel 7A Schädel-Hirn-Trauma . . . 119

Einführung 119
Wiederholung der Physiologie 120
   Zerebraler Blutfluss 120
   Zerebraler Perfusionsdruck 120
   Autoregulation des zerebralen
      Blutflusses 120

Sauerstoff und zerebraler Blutfluss................121
Kohlendioxid und zerebraler Blutfluss 121

Pathophysiologie der primären Hirnverletzung........................**122**
Gehirnerschütterung......................... 123
Diffuse Axonale Verletzung (DAI)................. 124
Intrakranielle Blutung....................... 124
Epiduralhämatom/-blutung 124
Subduralhämatom 124
Subarachnoidalblutung...................... 126
Intrakranielle Hämatome 126
Schädelbrüche............................ 127
Schädelbasisfrakturen....................... 127

Sekundäre Gehirnverletzung **127**
Masseneffekt und Herniation 128
Klinische Herniations-Syndrome 129
Hypotonie................................ 130
Hypoxie und Hyperoxie 131
Hypokapnie und Hyperkapnie 132
Hypoglykämie und Hyperglykämie 132
Krampfanfälle............................. 133

Primary Survey **133**
Starke Blutungen 133
Atemweg und Atmung 133
Kreislauf 133
Defizite der neurologischen Funktionen 134

Management................................**134**
Ablehnung der Behandlung....................**134**
Transport **135**
Zusammenfassung **136**
Wiederholungsfragen **138**
Musterlösung................................**139**
Quellen und Weiterführende Literatur **139**

Kapitel 7B Spinales Trauma 141

Einführung **141**
Anatomie und Physiologie **142**
Anatomie der Wirbelsäule 142
Anatomie des Rückenmarks................. 143
Verletzungen des Skeletts................... 145
Rückenmarksverletzungen 146
Neurogener Schock....................... 147
Initiale Stabilisierung....................... 147

Beurteilung..................................**149**
Neurologische Untersuchung................ 150
Rückenmarksverletzungen anhand des Unfallmechanismus einschätzen 150
Stumpfes Trauma......................... 150
Penetrierendes Trauma 151
Indikationen für eine Wirbelsäulenimmobilisation...151

Management **153**
Die Spineboard-Debatte.................... 154
Die Vakuummatratze 155
Grundsätzliche Vorgehensweise 156
Manuelle achsgerechte (Inline) Stabilisierung des Kopfes............................. 157
Schnelle Rettung versus schonende Rettung....... 158

Lange Transportzeiten......................**159**
Zusammenfassung **161**
Wiederholungsfragen **164**
Musterlösung................................**164**
Fertigkeitsstation............................**164**

Kapitel 8 Spezielle Patientengruppen 167

Einführung **167**
Verbrennungen..............................**168**
Pathophysiologie der Verbrennungsverletzung **168**
Eigenschaften der Verbrennung..............**168**
Verbrennungstiefe 169
Oberflächliche Verbrennungen...............169
Unvollständige (partial-thickness) Verbrennungen der Haut 169
Vollständige (full-thickness) Verbrennungen aller Hautschichten...................... 170
Vollständige Verbrennungen aller Hautschichten sind schmerzhaft 170
Subdermale Verbrennungen..................171

Beurteilung des Verbrennungspatienten........**171**
Kontrolle schwerer äußerer Blutungen..........171
Atemwege 171
Atmung 171
Kreislauf 172
Defizite der Neurologischen Funktionen 172
Exposur 172
Einschätzung der verbrannten Körperoberfläche ... 173
Wundversorgung 173

Management **174**
Erstbehandlung bei Verbrennungen........... 174
Flüssigkeitsersatz......................... 175
Erwachsener Patient....................... 175
Pädiatrischer Patient....................... 176
Analgesie 176
Umlaufende Verbrennungen 176

Pathophysiologie beim pädiatrischen Traumapatienten **177**
Hypoxie 177
Blutung 178
Verletzung des zentralen Nervensystems 178

Beurteilung..................................**178**
Stabilisierungsprioritäten 178

Atemweg **178**
Atmung 180
Kreislauf 180
Neurologisches Defizit 181

Management **182**
Gefäßzugang 182

Flüssigkeitstherapie 183
Transport. 183
Anatomie und Physiologie des Alterns 183
Hals, Nasen, Ohren................................ 184
Atmungssystem. 185
Herz-Kreislauf-System 185
Nervensystem. 186
Beurteilung 186
Atemweg 186
Atmung.. 186
Kreislauf 186
Neurologisches Defizit 187
Exposure/Environment. 187
Management 187
Atemweg 187
Atmung.. 187
Kreislauf 188
Immobilisation. 188
Längerer Transport 188
Schwangere Patientinnen...................... 190
Anatomische und physiologische
Veränderungen 190
Zusammenfassung 192
Wiederholungsfragen 198
Musterlösung...................................... 199
Quellen und Weiterführende Literatur 200

Kapitel 9 Zusammenfassung 201

Einführung 201
Prinzipien versus Präferenzen 201
Situation 202
Patientenzustand.................................202
Fachkompetenz des Rettungsdienstpersonals......202
Lokale Protokolle (Algorithmen, SOPs) 203
Verfügbare Ausrüstung 203
**Die „Goldenen Prinzipien" der
präklinischen Traumaversorgung............ 204**
1. Gewährleisten Sie die Sicherheit
der Rettungskräfte und der Patienten. 204
2. Beurteilen Sie die Lage an der Einsatzstelle,
um den Bedarf an weiteren Kräften und
Rettungsmitteln zu erkennen....................204
3. Erkennen Sie die Kinematik, die die
Verletzungen hervorgerufen hat. 204

4. Nutzen Sie den Primary Survey
(initiale Untersuchung), um lebensbedrohliche
Zustände zu erkennen. 205
5. Führen Sie ein adäquates
Atemwegsmanagement unter gleichzeitiger
HWS-Stabilisierung durch. 205
6. Unterstützen Sie die Atmung und
verabreichen Sie Sauerstoff, um einen SpO_2-
Wert von 94% oder höher zu erreichen. 205
7. Kontrollieren Sie Blutungen. 205
8. Führen Sie eine Schocktherapie inkl.
Schienung muskuloskelettaler Verletzungen
durch, und erhalten Sie die normale
Körpertemperatur oder stellen diese
wieder her. 206
9. Halten Sie die manuelle Stabilisierung der
Halswirbelsäule aufrecht, bis der Patient
komplett immobilisiert wurde oder
feststeht, dass keine Immobilisierung
erforderlich ist. 206
10. Organisieren Sie nach Ankunft an der
Einsatzstelle zeitgerecht den Transport von
kritisch verletzten Patienten ins
nächstgelegene Traumazentrum. 206
11. Verabreichen Sie angewärmte
Infusionslösungen während des
Transports in die aufnehmende Klinik. 207
12. Führen Sie die Patientenanamnese und
den Secondary Survey erst durch, wenn
lebensbedrohliche Probleme behandelt oder
ausgeschlossen sind. 207
13. Führen Sie eine adäquate
Schmerzbehandlung durch 207
14. Teilen Sie der aufnehmenden Klinik alle
relevanten Informationen über den
Patienten und seine Verletzungen mit..........207
**Ihre Rolle bei der Reduktion von
Verletzungen und Toten 208**
Prävention 208
Kontinuierliche Verbesserung der Qualität........ 208
Erhalt von Fähigkeiten 208
**National Association of Emergency Medical
Technicians (NAEMT)-Weiterbildungs-
programme................................... 208**

Index 213

Vorwort - Englisch

The National Association of Emergency Medical Technicians (NAEMT) and the NAEMT Prehospital Trauma (PHT) committee, along with our partners at Jones & Bartlett Learning Public Safety Group, are excited to present the first *Prehospital Trauma Life Support (PHTLS) Course Manual* to accompany the ninth edition of the PHTLS course and textbook.

Revising the PHTLS course was a true labor of love, and the PHTLS course author team took the team approach very seriously when starting this mission. They carefully considered feedback from PHTLS faculty around the world for input on best PHTLS teaching practices. Course lessons now follow a case-based approach that encourages critical thinking and student engagement. These cases are reflected in the course manual.

The *PHTLS Course Manual* was created to enhance the course experience for all participants. The ninth edition PHTLS textbook will continue as the gold-standard reference book, containing the full spectrum of medical science in the area of prehospital trauma care. It is designed for use by students and instructors before, during, and after the course.

This new course manual presents content specific to the course lectures and case studies, and it highlights key knowledge from the course lessons to give you, the student, a deeper understanding of the content. It includes content presented by the instructor so that you can access this information after the course.

The PHT committee designed the ninth edition of the PHTLS course to utilize both the textbook and the course manual to ensure that students receive the maximum educational benefits before, during, and after the 16 hours of classroom content.

Course Editor—Ninth Edition
John C. Phelps II, MA, NRP, ACHE
PHTLS Course Editor, PHT Committee
NAEMT State Education Coordinator, Texas
Assistant Professor, Department of Emergency Health Sciences
University of Texas Health San Antonio
San Antonio, Texas

Danksagungen

Projektkoordination und Leitung Übersetzung
Sabine Riegler
Ass. National Coordinator PHTLS Austria

Fachliche Begutachtung
Prof. Dr. Axel R. Heller MBA DEAA
Direktor der Klinik für Anästhesiologie und Operative Intensivmedizin

Dr. med. László Gorove
Medizinischer Direktor PHTLS Austria

Deutsche Bearbeitung
Michael Bernhardt, Notfallsanitäter (D), Flight Paramedic (AREMT) (Kapitel 1, 2 und 9)

Dr. med. Damien Casagrande (Kurshandbuch Kapitel 7B)

Andreas Dammerer, BSc (Kurshandbuch Kapitel 6)

Dominik Geiger (Kapitel 7A)

Armin Reisinger, MBA (Kapitel 8)

Dr. med. David Schurter (Kapitel 3 und 4)

Achim Thamm, Rettungssanitäter NHF / Notfallsanitäter (Kapitel 5)

PHTLS Kurshandbuch Autorenteam
Faizan H. Arshad, MD
EMS Medical Director, Health Quest Systems
Lead Author, All Hazards Disaster Response
NAEMT PHT Committee, EMS Physician Representative
Host and Producer of EMS Nation Podcast
Evaluations Subcommittee Chair, Hudson Valley REMAC
Hudson Valley, New York

Amie Fuller, NRP
PHTLS Affiliate Faculty
Lieutenant, Frederick County Fire and Rescue
Winchester, Virginia

Anthony Harbour, BSN, MEd, RN, NRP
Virginia PHTLS State Coordinator (1989–2016)
PHTLS Affiliate Faculty
Acute Care/EMS Educator, Center for Trauma and Critical Care Education
Virginia Commonwealth University, School of Medicine
Director, Southern Virginia EMS
Roanoke, Virginia

Jim McKendry, BSc, MEM
PHTLS Affiliate Faculty
Director, Paramedic Association of Manitoba
Instructor, Paramedicine, Red River College
Winnipeg, Manitoba, Canada

Jean-Cyrille Pitteloud, MD
At-large Member, PHT Committee
Head of Anesthesiology, HJBE Hospital
Bern County, Switzerland
Chair of the Board for Acute Care Anesthesia, the Swiss Society of Anesthesiology (SGAR)
Sion, Switzerland

PHTLS Kurshandbuch Herausgeber
Nancy Hoffmann, MSW
Director of Education, Publishing
National Association of Emergency Medical Technicians

Mitarbeiter
PHTLS Kurshandbuch Mitarbeiter
James Bayreuther
Sean Britton
Riana Constantinou
Shawn Couch
Jan Fillipo
Cody Jenkins

James Jensen
Lara Marcelo
Joanne Piccininni
Victor Pimentel, MD
Dawn Poetter
Neil Pryde, MD
Lee Richardson
Sarrissa Ryan

Ein Danke an
Oberfeldarzt Divisionär Andreas Stettbacher, MD
Swiss Army Surgeon General
Federal Department of Defense
Ittigen, Switzerland

Bryan Ware, EMTP
Fire Chief
Beulah Fire Protection District
Beulah, Colorado

Prehospital Trauma (PHT) Committee
PHTLS—Medical Director
Alexander L. Eastman, MD, MPH, FACS, FAEMS
Medical Director and Chief, The Rees-Jones Trauma Center at Parkland Memorial Hospital
Division of Burns, Trauma, and Critical Care, University of Texas Southwestern Medical Center
Lieutenant and Chief Medical Officer, Dallas Police Department
Dallas, Texas

Faizan H. Arshad, MD
At-large Member, PHT Committee
EMS Medical Director, Health Quest Systems
Lead Author, All Hazards Disaster Response
NAEMT PHT Committee, EMS Physician Representative
Host and Producer of EMS Nation Podcast
Evaluations Subcommittee Chair, Hudson Valley REMAC
Hudson Valley, New York

Frank Butler, MD
Military Medical Advisor, PHT
    Committee
CAPT, MC, USN (Retired)
Chairperson, Committee on Tactical
    Combat Casualty Care
Joint Trauma System

Warren Dorlac, MD, FACS
Tactical Medical Director, PHT
    Committee
Col (Retired), USAF, MC, FS
Medical Director, Trauma and Acute
    Care Surgery
Medical Center of the Rockies
University of Colorado Health
Loveland, Colorado

Lawrence Hatfield, MEd, NREMT-P
Technical Advisor, PHT Committee
Lead Analyst, Instructor
National Nuclear Security
    Administration
Emergency Operations Training
    Academy
Albuquerque, New Mexico

John C. Phelps II, MA, NRP, ACHE
PHTLS Course Editor, PHT Committee
NAEMT State Education Coordinator,
    Texas
Assistant Professor, Department of
    Emergency Health Sciences
University of Texas Health San Antonio
San Antonio, Texas

Jean-Cyrille Pitteloud, MD
At-large Member, PHT Committee
Head of Anesthesiology, HJBE Hospital
Bern County, Switzerland
Chair of the Board for Acute Care
    Anesthesia of the Swiss Society of
    Anesthesiology (SGAR)
Sion, Switzerland

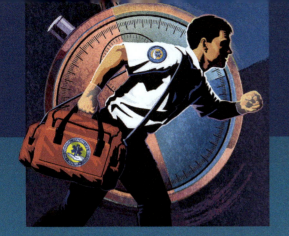

KAPITEL 1

Einführung und Überblick über die Traumaversorgung und PHTLS

LERNZIELE
- Gesellschaftliche und ökonomische Folgen von Traumata
- Ziele, Philosophie und Erklärung des Prehospital Trauma Life Support (PHTLS)
- Geschichte und Entwicklung der präklinischen Traumaversorgung
- Die drei Phasen der Traumaversorgung
- Effekte von Kommunikation und Dokumentation in der Traumaversorgung

Einführung

Willkommen zur präklinischen Traumaversorgung nach Prehospital Trauma Life Support (PHTLS)! Dies ist die 9. Auflage des PHTLS-Kurses. Sie wurde von einem Team aus Fachleuten, einschließlich Ausbildern, Rettungsfachpersonal und Ärzten, aus der ganzen Welt zusammengestellt. Das Ziel Ihrer Arbeit war es, einen Kurs zu entwickeln, der sowohl die neuesten medizinischen Erkenntnisse als auch die aktuellen Best-Practices für die Traumaversorgung in der präklinischen Versorgung beinhaltet.

In diesem Kurshandbuch werden Sie Tipps, Referenzen, Hilfestellungen und Informationen finden, die Ihr Lernen unterstützen sollen. Es ist Ihr Begleiter während des Kurses und eine Ergänzung zum PHTLS-Lehrbuch. Wie bereits im PHTLS-Lehrbuch dargestellt, dient dieser Kurs der Person, die unsere Hilfe benötigt – dem Patienten. Nach jedem Einsatz sollten wir uns sicher sein, dass der Patient die beste Hilfe, die wir ihm bieten können, erhält.

Gesellschaftliche Folgen von Traumata

Verletzungen und Tod durch Trauma haben nicht nur einen direkten Einfluss auf diejenigen, die direkt betroffen sind, sondern ebenfalls auf die Gesellschaft als Ganzes. Weltweit sterben jährlich etwa fünf Millionen Menschen an den Folgen von Verletzungen. Dies entspricht 9 % der Todesfälle. Unfälle mit Beteiligung von Kraftfahrzeugen und durch Ertrinken sind erhebliche Todesursachen in den frühen Lebensjahren. Tatsächlich sind Unfälle mit Beteiligung von Kraftfahrzeugen und Stürze die einzigen aus Trauma resultierenden Todesursachen, bei denen weltweit eine Zunahme bis 2030 erwartet wird.

> **Das Yin und Yang von Kraftfahrzeugunfällen**
>
> Die Untersuchung von durch Sturz- und Kraftfahrzeugunfälle verursachten Todesfällen zeigt Komplikationen, die bei nicht vorsätzlich beigebrachten Verletzungen im Allgemeinen gelten. Auch wenn die Bemühungen, kraftfahrzeugbezogene Todesfälle zu verringern, tatsächlich zu einer sinkenden Zahl von Toten im Straßenverkehr geführt haben, erwarten wir dennoch – aufgrund der zunehmenden Anzahl von Kraftfahrzeugen und dem Ausbau der Infrastruktur – einen weltweiten Anstieg dieser Art von Todesfällen bis 2030.

Besondere Patientengruppen: Zunahme von Stürzen

Unter den sturzbedingten Todesfällen im Jahr 2015 waren 80 % der Betroffenen 65 Jahre oder älter. Die Zahl der geriatrischen Patienten nimmt zu und stellt eine Herausforderung für das Gesundheitssystem dar. In früheren Zeiten bestand kein Bedarf darin, eine in solchem Maße alternde Population in Schwellenländern und entwickelten Ländern zu versorgen. Aufgrund einer besseren gesundheitlichen Basisversorgung nimmt die Anzahl älterer Personen in der Bevölkerung zu.

Die Untersuchung von Todesfällen im Zusammenhang mit Traumata zeigt nur die Spitze des Eisbergs. Verletzungen ohne Todesfolge, die durch Stürze verursacht wurden, standen 2015 in den Vereinigten Staaten an erster Stelle. Tatsächlich sind unfallbedingte Verletzungen die Haupttodesursache in der Altersgruppe der 1- bis 45-Jährigen. Unfallbedingte Verletzungen töten täglich 14.000 Menschen weltweit. Malaria, Tuberkulose und HIV/AIDS sind zusammen nicht einmal für halb so viele Todesfälle verantwortlich.

KRITISCHE FRAGEN

Denken Sie über die potenziell dramatischen Folgen von Verletzungen auf die Lebensqualität des einzelnen Betroffenen nach. Kennen Sie aus eigener Erfahrung Beispiele hierfür? Hätten diese Verletzungen vermieden werden können?

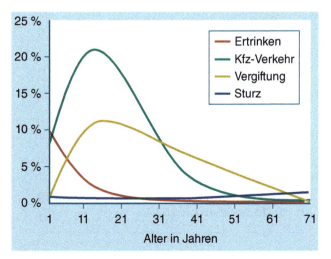

Abb. 1-1 Todesfälle nach Todesursache, Alter von 1 bis 85 Jahre

Daten des National Center for Injury Prevention and Control: WISQARS. Leading Causes of Death Reports 1981 – 2015. Centers for Disease Control and Prevention. https://webappa-cdc-gov/sasweb/ncipc/leadcause.html.

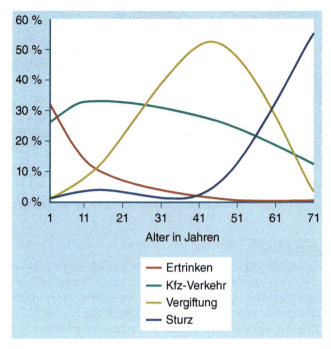

Abb. 1-2 Tödliche Unfälle nach Todesursache, Alter von 1 bis 85 Jahre

Daten des National Center for Injury Prevention and Control: WISQARS. Leading Causes of Death Reports 1981 – 2015. Centers for Disease Control and Prevention. https://webappa-cdc-gov/sasweb/ncipc/leadcause.html.

FÜR ZUSÄTZLICHE INFORMATIONEN

Kapitel 1: PHTLS: „Vergangenheit Gegenwart und Zukunft"

Finanzielle Folgen von Traumata

Ebenso erschreckend wie der Verlust von Leben durch Verletzungen ist die finanzielle Belastung durch die Versorgung der Patienten, die überleben. Für die Versorgung von Traumapatienten müssen volkswirtschaftlich gesehen eine erhebliche Menge an Finanzmitteln aufgewendet werden. Hinzu kommt der Verlust an Einkommen, die Kosten für die Versicherungen, für Sachschäden und den Ausfall am Arbeitsplatz für den Arbeitgeber.

Das National Safety Council (NSC) schätzte 2015 die Kosten durch tödliche und nicht tödliche Verletzung in den Vereinigten Staaten auf ungefähr 886,4 Milliarden US-Dollar. Die Kosten, die durch Lohnfortzahlung und Produktivitätsverlust aufgrund von Trauma entstehen, liegen mit etwa 458 Milliarden US-Dollar jährlich mehr als doppelt so hoch wie die Kosten durch tödliche Verletzungen. Die Kosten liegen deutlich höher als bei Patienten mit Krebs oder Herz-Kreislauf-Erkrankungen. Die Injury Facts-Webseite des NSC ist eine gute Quelle, um sich über die gesellschaftlichen Kosten von Trauma zu informieren (https://injuryfacts.nsc.org/all-injuries/costs/societal-costs/).

> **FÜR ZUSÄTZLICHE INFORMATIONEN**
> Kapitel 1: PHTLS: „Vergangenheit, Gegenwart und Zukunft"

Ziele von PHTLS

Die Ziele des PHTLS sind einfach und klar:

- Verringerung der Sterblichkeit und der Verletzungen durch Trauma,
- Vermittlung von Wissen und Fertigkeiten für alle präklinischen Anwender, und
- Sicherstellung einer guten Versorgung von Traumapatienten.

Um diese Ziele zu erreichen, sollten Sie bei der Arbeit die Fähigkeit zum kritischen Denken erwerben. Kritisches Denken in der Medizin ist ein definierter Prozess. Die medizinische Fachkraft beurteilt hierbei die Situation, den Patienten sowie die verfügbaren Ressourcen und nutzt diese Informationen, um Entscheidungen zu treffen und somit die beste Versorgung für den Patienten sicherzustellen. Hierzu sollten Sie den kritischen Denkprozess in folgenden Schritten abarbeiten:

1. Entwickeln Sie einen Plan.
2. Nutzen Sie diesen Plan.
3. Beurteilen Sie Ihren Plan neu, während sie den Patienten versorgen.
4. Passen Sie Ihren Plan dem Zustand des Patienten oder den Umständen, wenn sich diese verändern, an.

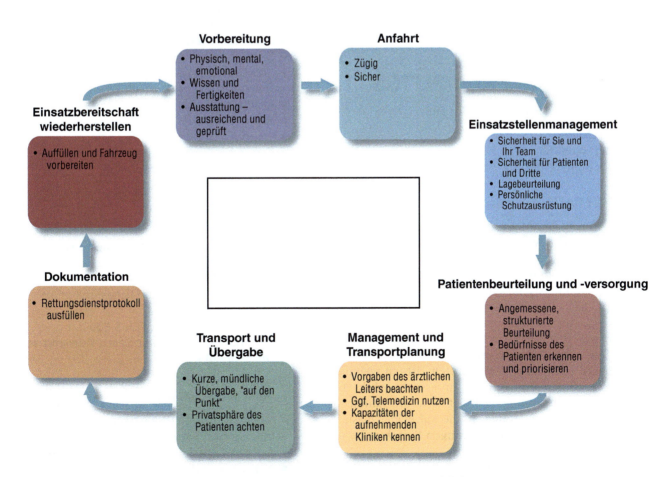

Abb. 1-3 Das präklinische Fachpersonal wendet die Abfolge der Schritte bei jedem Notfalleinsatz an.
© Jones & Bartlett Learning

> **Komponenten des kritischen Denkens in der Notfallversorgung**
>
> 1. Beurteilen Sie die Situation.
> 2. Beurteilen Sie den Patienten.
> 3. Beurteilen Sie die verfügbaren Ressourcen.
> 4. Analysieren Sie mögliche Lösungen.
> 5. Wählen Sie die beste Möglichkeit, um den Patienten in der jeweiligen Situation zu versorgen.
> 6. Entwickeln Sie einen Plan.
> 7. Setzen Sie diesen Plan um.
> 8. Beurteilen Sie die Reaktion des Patienten auf Ihr Handeln.
> 9. Adaptieren Sie Ihren Plan, sofern der Zustand des Patienten oder die Situation es erfordert.
> 10. Wiederholen Sie die Schritte 8 und 9 immer wieder, während Sie die Versorgung fortsetzen.

> **FÜR ZUSÄTZLICHE INFORMATIONEN**
>
> Kapitel 2: „Wissenschaftliche Betrachtung der präklinischen Notfallmedizin: Prinzipien, Präferenzen und kritisches Denken"

Philosophie des PHTLS

Die Philosophie des PHTLS beruht auf:

- Forschung
- Interventionen
- Patientenversorgung

Forschung – was wissen wir?

In den letzten Jahren wurde in der Präklinik verstärkt gezielt geforscht. Viele lieb gewonnene Versorgungsstrategien für die Versorgung außerhalb des Krankenhauses wurden durch eine evidenzbasierte Forschung infrage gestellt. Als Beispiel sei hier das Tourniquet genannt, das nicht länger das letzte Mittel der Wahl sein sollte. Auch der Nutzen eines erweiterten Atemwegsmanagements wird in der Präklinik zunehmend hinterfragt. Die Ganzkörperimmobilisation, u. a. mit Spineboard oder anderen Hilfsmitteln, ist ein weiteres Feld, das mittlerweile genauer untersucht wird. Die präklinische Versorgung befindet sich im ständigen Wandel. Versorgungsstrategien, die auf evidenzbasierter Medizin und nicht auf Meinungen Einzelner beruhen, sind im Sinne des Patienten.

Forschung bildet das Fundament für unsere besten Versorgungsstrategien in der Traumaversorgung. Es bestätigt aktuelle Verfahrensweisen oder stellt sie auch infrage, und leitet daher unser zukünftiges Handeln.

Alle Forschungsergebnisse müssen aber auch kritisch hinterfragt werden, um zu entscheiden, ob sie im rettungsdienstlichen Kontext und bei allen Patientengruppen angewendet werden können. Erst dann können Versorgungsstrategien entsprechend verändert werden.

> **TIPP**
>
> In der 9. Auflage des PHTLS-Lehrbuches werden evidenzbasierte Forschungsergebnisse zitiert, zusammengefasst und diskutiert. Das hilft Ihnen dabei, für Ihre Patienten auf Basis Ihres Wissens, Ihrer Ausbildung, Ihrer Fähigkeiten und der vorhandenen Ressourcen die besten Entscheidungen zu treffen.

> **Quellen für die präklinische Forschung – machen Sie mit!**
>
> Einige Fachzeitschriften, in denen präklinische Forschungsergebnisse veröffentlicht werden:
>
> - *Notfall- und Rettungsmedizin*
> - *Der Notarzt*
> - *Der Anaesthesist*
> - *Der Unfallchirurg*
> - *Prehospital Emergency Care*
> - *Journal of Trauma*
> - *Annals of Emergency Medicine*
> - *Journal of the American College of Surgeons*
> - *Journal of Emergency Medicine*
> - *Academic Emergency Medicine*
> - *Emergency Medicine Journal*
> - *Emergency*
>
> Diese Organisationen führen präklinische Forschungen durch oder unterstützen sie:
>
> - Deutsche Gesellschaft für Anaesthesiologie und Intensivmedizin
> - Deutsche Gesellschaft für Unfallchirurgie
> - UCLA's Prehospital Care Research Forum
> - Fisdap
> - National Association of EMS Educators
> - National Highway Traffic Safety Administration Office of EMS
>
> Besuchen Sie auch die folgenden Webseiten für weitere Informationen:
>
> - http://prehospitalresearch.eu/
> - https://one.nhtsa.gov/people/injury/ems/Archive/EMS03-ResearchAgenda/home.htm
> - https://www.cpc.mednet.ucla.edu/pcrf

KAPITEL 1 Einführung und Überblick über die Traumaversorgung und PHTLS

> **TIPP**
> Alle Personen, die Patienten präklinisch versorgen, sollten sich in die Forschung einbringen.

Interventionen – was tun wir?

Die Basis für jede Intervention ist die Beurteilung des einzelnen Patienten. Oft ist es genauso wichtig zu entscheiden, dass eine Intervention nicht sinnvoll ist wie die Entscheidung, eine Maßnahme durchzuführen.

Auch wenn dieser Kurs seinen Schwerpunkt auf Intervention bei Traumapatienten legt, empfiehlt PHTLS weder bestimmte Interventionen, noch verbietet sie Interventionen für präklinische Anwender. Lokale Protokolle sowie eine kritische Abwägung von Risiken und Nutzen sind für die richtige Patientenversorgung entscheidend.

Patientenversorgung – wie machen wir das?

Ziel der Patientenversorgung ist es, den Traumapatienten in die richtige medizinische Einrichtung, unter Nutzung des richtigen Transportmittels, zur richtigen Zeit und so sicher wie möglich einzuliefern.

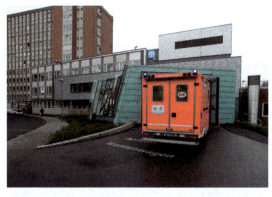

Abb. 1-4 Zusammenarbeit, sowohl auf der Straße als auch im Krankenhaus, stellt für den Traumapatienten die beste Chance auf Überleben sicher.
© Jochen Tack/Alamy Stock Photo.

> **FÜR ZUSÄTZLICHE INFORMATIONEN**
> Kapitel 1: PHTLS: „Vergangenheit, Gegenwart und Zukunft" sowie Kapitel 2: „Wissenschaftliche Betrachtung der präklinischen Notfallmedizin: Prinzipien, Präferenzen und kritisches Denken"

Teamarbeit

PHTLS legt seinen Schwerpunkt auf die Teamarbeit im Sinne des Patienten. Das Fachwissen und die Fähigkeiten der beteiligten Personen sind sehr unterschiedlich. In der Teamarbeit geht es nicht nur um die Versorgung des Patienten – auch Forschung, Datensammlung und Prävention können helfen, die Zahl von Traumapatienten jedes Jahr zu vermindern. An der Prävention, der Beurteilung und der Versorgung ist ein ganzes Team beteiligt:

- der Bürger
- das Personal der Leitstellen
- die Polizei
- die Feuerwehr
- verschiedene Fachleute für Verkehrssicherheit
- das Personal in den Krankenhäusern
- die Mitarbeiter von Rehabilitationseinrichtungen
- die Hausärzte und andere Mitarbeiter in der Grundversorgung
- der Rettungsdienst

Trauma ist ein globales Problem und Prävention ist ein entscheidender Teil unserer Arbeit. Die Zusammenarbeit stellt für den Traumapatienten die beste Chance auf Überleben sicher.

> **KRITISCHE FRAGEN**
> Wer ist Teil Ihres lokalen Teams? Denken Sie nicht nur an die Kollegen, mit denen sie jeden Tag innerhalb Ihrer Einrichtung zusammenarbeiten.

Ein neuer Ansatz in der Beurteilung und der Behandlung von Traumapatienten

Wie gewohnt bietet Ihnen PHTLS die Möglichkeit, die Anatomie und Physiologie zu verstehen, die Pathophysiologie des Traumas zu kennen und die Beurteilung und Versorgung von Traumapatienten zu erlernen. In der 9. Auflage richtet sich der Fokus jedoch auf den Behandlungsansatz X-ABCDE, der für die Beurteilung von Patienten vorgestellt wird. Patienten, die massiv bluten oder nicht ausreichend atmen, können innerhalb kürzester Zeit irreversible Schäden davon tragen oder versterben.

X-ABCDE

in der 9. Auflage führt PHTLS eine neue Herangehensweise an den Primary Survey ein. Somit wird der Bedeutung der unmittelbaren und potenziell nicht umkehrbaren Gefährdung durch starken Blutungen aus den Extremitäten oder deren Übergang in den Körperstamm Rechnung getragen. Das „X" vor dem traditionellen „ABCDE" beschreibt die Notwendigkeit, starke Blutungen sofort nach Feststellen einer sicheren Einsatzstelle und noch vor einer Überprüfung der Atemwege zu erkennen und zu behandeln. Massive starke Blutungen, insbesondere arterielle Blutungen, beinhalten das Risiko, das gesamte Blutvolumen oder zumindest große Teile davon in kürzester Zeit zu verlieren. Je nach Stärke der Blutung kann es sich hierbei um nur wenige Minuten handeln. Daher muss, sogar noch bevor der Atemweg gesichert wird, eine komprimierbare schwere Blutung aus einer Gliedmaße oder einer anderen von außen erreichbaren Körperstelle gestoppt werden. Erst danach gilt es, Atemwegsprobleme zu erkennen und zu behandeln, eine adäquate Atmung sicherzustellen, die Kreislaufsituation zu beurteilen, neurologische Ausfälle festzustellen und den Körper von Kopf bis Fuß zu untersuchen.

- X-starke (eXsanguinating) Blutung
- A-Airway
- B-Breathing
- C-Circulation
- D-Disability
- E-Expose/Environment

TIPP

Um eine unmittelbar lebensbedrohliche Blutung zu behandeln, empfiehlt sich folgendes Vorgehen:

- Blutung lokalisieren
  - direkten Druck auf die Wunde ausüben, bis die Blutung gestillt ist
- Tourniquet oder Hämostatikum nutzen, um die Blutung zu stoppen
- weitere Verdünnung des Blutes und Ausspülen eventuell bereits entstandener Gerinnsel bei der Volumentherapie vermeiden.
- immer beachten: Jeder Erythrozyten zählt!

TIPP

Der X-ABCDE-Ansatz ähnelt dem MARCH- und CABCDE-Ansatz anderer Kursformate sehr, auf die hier jedoch nicht näher eingegangen wird. (MARCH steht für Massive bleeding, Airway, Respirations, Circulation, Head. CABCDE steht für Catastrophic Bleeding, Airway, Breathing, Circulation, Disability, Expose/Environment.)

PHTLS – Vergangenheit, Gegenwart und Zukunft

Vergangenheit

Wie so häufig in der Medizin war es ein persönliches Erlebnis, das Veränderungen in der Notfallmedizin bewirkt und zur Entstehung des Advanced Trauma Life Support (ATLS)-Kurses und, wenig später, des PHTLS-Programmes geführt hat. Es begann 1978, zwei Jahre nach dem Absturz eines Kleinflugzeugs in einer ländlichen Gegend in Nebraska. Hierbei wurde die Frau eines Unfallchirurgen getötet. Seine Kinder wurden schwer verletzt. Der Chirurg erkannte ein Fehlen eines guten Trauma-Versorgungssystems, um akut verletzte Patienten in einer ländlichen Umgebung zu versorgen. Er entschied zusammen mit seinen Kollegen, dass Ärzte auf dem Land eine Fortbildung in systematischer Versorgung von Traumapatienten benötigen. Sie entschieden sich für ein Format, das dem Advanced Cardiovascular Life Support (ACLS) ähnelte und nannten ihr System Advanced Trauma Life Support. Dieser ATLS-Kurs, entwickelt und kontinuierlich weiterentwickelt durch das Komitee für Trauma des American College of Surgeons (ACS-COT), ist die Grundlage des PHTLS.

Gegenwart

Der erste Vorsitzende des ATLS ad hoc Komitees des American College of Surgeons (ACS) und der Vorsitzende des Prehospital Care Subcommittee on Trauma for the American College of Surgeons, Dr. Norman E. McSwain Jr., FACS, wusste, dass ATLS einen erheblichen Einfluss auf das Überleben von Traumapatienten haben würde. Darüber hinaus war ihm klar, dass die Verbreitung dieser Art der Fortbildung unter Rettungsfachkräften sogar noch einen größeren Effekt haben könnte.

Dr. Norman E. McSwain Jr., ein Gründungsmitglied des Vorstandes der National Association of Emergency Medical Technicians (NAEMT), entwarf ein Curriculum, aus dem später PHTLS werden sollte. Auf der Basis dieses Curriculum wurde 1983 ein Komitee etabliert. Dieses Komitee verfeinerte das Curriculum weiter. Noch im selben Jahr fanden erste Pilotkurse in Louisiana, Iowa und Connecticut statt.

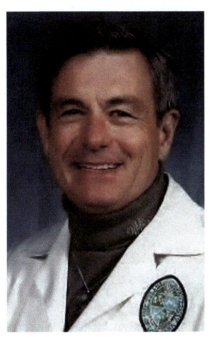

Abb. 1-5 Dr. Norman E. McSwain Jr. half dabei, die präklinische Traumaversorgung zu verändern.
Mit freundlicher Genehmigung von Dr. Norman E. McSwain Jr., MD, FACS, NREMT-P.

> **Starke Partnerschaften formen gute Fachkräfte**
>
> Während der gesamten Entwicklung des PHTLS wurde die medizinische Leitung durch das ACS-COT sichergestellt. Seit über 30 Jahren sorgte die Partnerschaft zwischen dem ACS und der NAEMT dafür, dass die Teilnehmer von PHTLS-Kursen die Möglichkeit bekommen, ihren Traumapatienten die bestmöglichen Überlebenschancen zu sichern.

Vision für die Zukunft

Das PHTLS-Programm bringt derzeit Praktiker und Forscher aus der ganzen Welt zusammen, um den Standard für die Traumaversorgung im 21. Jahrhundert festzuschreiben. PHTLS wird zur Zeit in über 69 Ländern weltweit unterrichtet. (Eine aktuelle Liste der Länder ist abrufbar unter: www.naemt.org/education/naemt-education-worldwide.)

> **Die Zukunft leuchtet hell**
>
> In dem gleichen Maße wie sich die Traumaversorgung weiterentwickelt und verbessert, muss sich auch das PHTLS-Programm entwickeln. Wir sind fest entschlossen, durch kontinuierliche Evaluation des Programms Verbesserungsmöglichkeiten zu identifizieren und zu implementieren, wann immer dies nötig ist. Um die klinische Qualität und die Darbietung der Inhalte zu verbessern, werden wir neue Methoden und Technologien für die Präsentation des PHTLS-Programms verfolgen.

> **FÜR ZUSÄTZLICHE INFORMATIONEN**
>
> Kapitel 1: PHTLS: „Vergangenheit, Gegenwart und Zukunft".

Prinzipien und Präferenzen

Die Wissenschaft definiert in der Medizin die Prinzipien für die Versorgung der Patienten. Einfach gesagt: Prinzipien definieren die Pflichten einer präklinischen medizinischen Fachkraft, um das Überleben sowie das Ergebnis für den Patienten zu optimieren. Wie diese Prinzipien angewendet werden, um einen Patienten am effektivsten zu versorgen, hängt von Präferenzen ab. Diese beschreiben, wie ein System und seine individuellen Mitarbeiter die wissenschaftlichen Prinzipien in der Patientenversorgung tatsächlich anwenden. Sehen wir uns das am Beispiel des Atemweg-Managements an:

- Das Prinzip besagt, dass Luft und der darin enthaltene Sauerstoff durch einen offenen Atemweg in die Lungenbläschen gelangen müssen, um dort den Gasaustausch mit den roten Blutzellen zu ermöglichen und dadurch die Versorgung des Gewebes mit Sauerstoff sicherzustellen.
- Die Präferenz bestimmt, wie der Atemweg beim einzelnen Patienten gesichert wird. Einige Patienten werden ihren Atemweg selbst sichern. Bei anderen

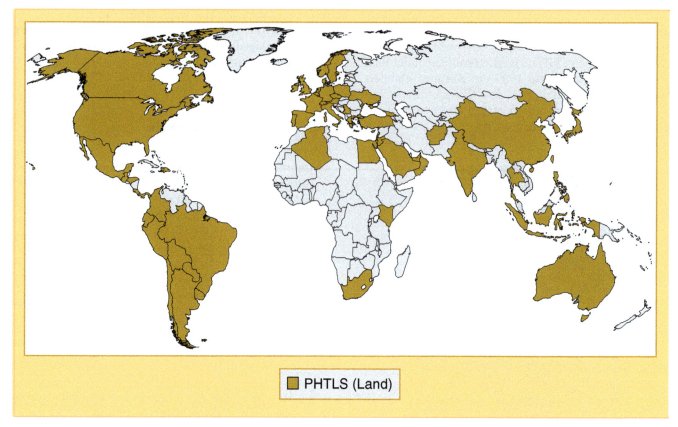

Abb. 1-6 PHTLS wird auf der gesamten Welt unterrichtet.
© Jones & Bartlett Learning

Patienten muss das Rettungsfachpersonal entscheiden, welche Atemwegshilfe zur Sicherung des Atemwegs am besten geeignet ist. Es ist also der Anwender vor Ort, der entscheidet, welche Methode am besten geeignet ist, um die Atemwege des Patienten zu sichern und so eine ausreichende Sauerstoffversorgung und die Abatmung von Kohlendioxid zu ermöglichen.

> **TIPP**
> Uns sollte jederzeit klar sein, dass es Standards bei der Patientenversorgung gibt und wir diesen wissenschaftlichen Prinzipien für die Versorgung jedes einzelnen Patienten Folge leisten müssen.

Das Fundament des PHTLS ist es, präklinischen Fachkräften eine Entscheidung beim Patienten auf der Basis von Wissen zu ermöglichen, nicht nur anhand von Protokollen. Das Ziel der Patientenversorgung ist es, den Prinzipien treu zu bleiben. Wie dies erreicht wird, (zum Beispiel die Entscheidungen der Rettungsfachkraft in der Versorgung des Patienten) ist die Präferenz, basierend auf der Lage, dem Zustand des Patienten, dem zur Verfügung stehenden Wissen, den vorhandenen Fähigkeiten, den lokalen Protokollen und der verfügbaren medizinischen Ausstattung.

> **FÜR ZUSÄTZLICHE INFORMATIONEN**
> *Prinzipien und Präferenzen* im Kapitel 2: „Wissenschaftliche Betrachtung der präklinischen Notfallmedizin: Prinzipien, Präferenzen und kritisches Denken".

Die drei Phasen der Traumaversorgung

Traumatische Zwischenfälle teilt man in zwei Kategorien ein: vorsätzlich und unfallbedingt. Vorsätzliche Verletzungen resultieren aus einem willentlichen Akt mit dem Ziel einer Verletzung oder des Todes. Bei traumatischen Ereignissen, die unabsichtlich geschehen, sprechen wir von unfallbedingten Geschehnissen.

Die Versorgung von Traumata wird in drei Phasen eingeteilt:

- vor dem Ereignis
- während des Ereignisses
- nach dem Ereignis

Während jeder dieser Phasen können Maßnahmen ergriffen werden, die die Auswirkungen einer Verletzung verringern. Unsere Verantwortung müssen wir während aller drei Phasen wahrnehmen.

Vor dem Ereignis

Die Phase vor dem Ereignis umfasst alle Umstände, die zu einer Verletzung führen. Prävention ist hier das entscheidende Schlagwort. Ein Beispiel: In den Vereinigten Staaten benutzen täglich 600.000 Fahrer ein Mobilgerät, das sie beim Fahren ablenkt. Ablenkungen beim Fahren führten 2015 zu 3.500 Verkehrstoten sowie 400.000 Verletzten. Um dieses Problem einzudämmen, wurden präventive Maßnahmen, unter anderem verschärfte Strafen und Strafverfolgung eingeleitet, um diese Art von Verkehrsunfällen zu vermeiden. Um einen maximalen Effekt zu erreichen, sollten sich präventive Strategien auf die wichtigsten Faktoren konzentrieren, die Einfluss auf Letalität und Morbidität haben.

Als Rettungsfachkraft müssen wir uns auf die nicht vermeidbaren Geschehnisse vorbereiten, indem wir:

- uns durch kontinuierliche Fortbildung auf dem Stand der Wissenschaft in der Medizin halten;
- unser medizinisches Wissen regelmäßig auffrischen (Genauso, wie wir unser Smartphone updaten würden.);
- uns zu Beginn jeder Schicht sowie in Fortbildungen mit neuen Ausrüstungen vertraut machen;

> ### Sicherheitsprogramme: den Sturz aufhalten
>
> Die Unterstützung von Programmen, die die Wahrnehmung der Öffentlichkeit für Sturzrisiken fördern, ist ein wichtiger Ansatz in der Gesundheitsvorsorge. Als präklinische Fachkräfte sind wir in einer einzigartigen Position in diesem Feld. Einer der Hauptrisikofaktoren für einen Sturz, der in schwerer Verletzung oder gar dem Tod eines älteren Bürgers endet, ist ein vorangegangenes Sturzereignis. Es ist daher sehr wahrscheinlich, dass lokale Rettungsfachkräfte solche Risikopatienten bereits bei früheren Einsätzen aufgrund leichterer Verletzungen oder auch nur zum wieder ins Bett heben, bereits kennengelernt haben. Diese Einsätze sind eine wichtige Chance, mit den lokalen Gesundheitsbehörden, anderen medizinischen Fachkräften und Organisationen, ein evidenzbasiertes Sturzpräventionsprogramm in ihrer Gemeinde zu etablieren. Weitere Informationen hierzu finden Sie auf der Webseite der NAEMT unter http://naemt.org/initiatives/prevention.

- uns unsere individuelle Verantwortung sowie die an uns gestellten Erwartungen in der Patientenversorgung immer wieder vor Augen führen; und indem wir
- uns in der Nutzung unserer Infrastruktur (zum Beispiel Straßen, Kliniken, usw.) auf dem Laufenden halten.

Während des Ereignisses

Das Ereignis ist der Moment des tatsächlichen Traumas. Maßnahmen während dieser Phase zielen darauf ab, Verletzungen durch das Trauma zu minimieren. Die Nutzung von Sicherheitseinrichtungen hat einen erheblichen Einfluss auf die Schwere von Verletzungen, die durch traumatische Ereignisse ausgelöst werden. Beispiele für diese Sicherheitseinrichtungen sind:

- Rückhaltesysteme in Kraftfahrzeugen
- Airbags
- Motorradhelme
- Kindersitze

> ### Korrigieren Sie es und schnallen Sie es!
>
> Viele Traumazentren, Polizeibehörden, Rettungsdienste und Feuerwehren führen Programme durch, bei denen Eltern die richtige Installation und den angemessenen Gebrauch von Kindersitzen erlernen. Richtig installiert und

korrekt genutzt bieten Kindersitze Kleinkindern und Säuglingen den bestmöglichen Schutz im Falle eines Unfalls.

TIPP

Wir sollten unseren Fahrkünsten genauso viel Aufmerksamkeit schenken wie unserer Patientenversorgung. Sicherheitsgurte sollten jederzeit angelegt werden – sowohl im Fahrgast- als auch im Patientenraum.

Wann immer wir ein Privatfahrzeug oder ein Rettungsmittel bewegen, müssen wir uns selbst schützen, aber auch durch Beispiel führen. Wir sind verantwortlich für uns, unsere Teampartner und die Patienten in unseren Fahrzeugen. Es ist unsere Verantwortung, Verletzungen durch vorausschauendes und defensives Fahren zu vermeiden.

Nach dem Ereignis

Die Phase nach dem Ereignis entscheidet über das Outcome für den Patienten. Selbstredend ist der Tod des Patienten das schlechtmögliche Ergebnis. Dieser Tod kann gegebenenfalls durch eine gute präklinische Versorgung und eine gute Versorgung im Krankenhaus verhindert und das Outcome für den Patienten verbessert werden. Hierzu gehören:

- eine frühe und zielgerichtete Behandlung des Schocks
- zielgerichtete Blutungskontrolle
- Damage Control Resuscitation im Krankenhaus

Eine Hauptverantwortung der präklinischen Fachkräfte ist es, so wenig Zeit wie möglich an der Einsatzstelle zu verbringen und eine zügige Versorgung sowie einen zügigen Transport des Patienten sicherzustellen. Studien zeigen, dass die Zeit zwischen Verletzung und Eintreffen in einer geeigneten Klinik ein kritischer Faktor für das Überleben des Patienten ist.

Goldene Stunde/Intervall – wie viel Zeit hat der Patient?

In den späten 1960er Jahren hat R. Adams Cowley, MD, erstmals den Faktor Zeit bis zur definitiven Versorgung eines Traumapatienten als entscheidend für das Outcome beschrieben. Er prägte den Begriff der „Goldenen Stunde". Diese „Stunde" war immer bildlich und nie wörtlich, sondern als möglichst kurz zu haltendes Zeitintervall gemeint. Ein Patient mit einer penetrierenden Verletzung des Herzens mag nur einige wenige Minuten haben, um eine definitive chirurgische Versorgung zu erreichen, ehe der Schock irreversibel wird. Ein Patient mit einer langsamen, kontinuierlichen inneren Blutung aufgrund einer isolierten Fraktur hat dagegen vielleicht viele Stunden oder länger, um eine definitive Versorgung in einer Klinik zu bekommen.

Da die „Goldene Stunde" also kein strikter 60 Minuten Rahmen ist und von Patient zu Patient, basierend auf den Verletzungen, schwankt, nutzen wir den Terminus des „Goldenen Intervalls". Das ACS-COT hat dieses Konzept zur Verdeutlichung der Bedeutung des zeitgerechten Transportes für Traumapatienten in eine geeignete Klinik geprägt.

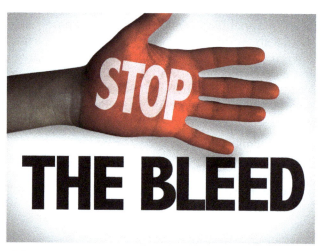

Abb. 1-7 Unmittelbare Todesfälle können durch Präventionsstrategien und öffentliche Schulungsprogramme vermieden werden. Frühe Todesfälle können durch eine gute, zeitgerechte präklinische Versorgung zur Verminderung der Morbidität und Mortalität beitragen. Späte Todesfälle können nur durch den zügigen Transport in eine Klinik mit adäquaten Ressourcen vermieden werden.
© Gustavo Frazao/Shutterstock.

Goldenes Intervall – Zeit zählt!

Einigen Patienten bleibt deutlich weniger als eine Stunde, um eine klinische Versorgung zu erreichen, anderen bleibt deutlich mehr Zeit. In

> vielen städtischen Rettungssystemen beträgt die durchschnittliche Zeit zwischen Alarmierung des Rettungsdienstes und Eintreffen an der Einsatzstelle acht bis neun Minuten. Hinzu kommt die Zeit zwischen dem eigentlichen Geschehen und der Aktivierung des Notrufes. Eine typische Transportzeit zu einer geeigneten Klinik beträgt ebenfalls acht bis neun Minuten. Wenn das Rettungsfachpersonal also auch nur zehn Minuten an der Einsatzstelle verbringt, sind bereits 30 Minuten vergangen, bis der Patient in der Zielklinik eintrifft. Jede Minute, die an der Einsatzstelle „verschwendet" wird, ist also Zeit, in der der Patient weiter blutet, und in der wertvolle Minuten des goldenen Intervalls verrinnen.

> **KRITISCHE FRAGEN**
>
> Wie hoch ist die durchschnittliche Zeit am Einsatzort in Ihrem Rettungsdienst?

Eine der wichtigsten Verantwortlichkeiten des Rettungsfachpersonals ist es, eine zeitgerechte Versorgung sowie einen zeitgerechten Transport der Patienten sicherzustellen. In den 2000er Jahren konnten die Verweilzeiten an der Einsatzstelle erheblich vermindert werden. Alle am Einsatz beteiligten Kräfte (Feuerwehr, Polizei und Rettungsdienst) arbeiten als Team nach einer einheitlichen Methodik zusammen. Eine Erhöhung der Überlebensraten der Patienten ist das Ergebnis.

Eine weitere Verantwortung ist der Transport des Patienten in eine geeignete Klinik. Ein limitierender Faktor für das Überleben des Patienten ist die Länge der Zeit, die zwischen dem eigentlichen Geschehen und der definitiven Versorgung liegt. Nicht immer ist die Einteilung von Kliniken in Traumazentren unterschiedlicher Ebene einheitlich. In den Vereinigten Staaten zertifiziert das American College of Surgeons die tatsächlichen Ressourcen, die eine Klinik bietet. Diese sind in dem Dokument des ACS: *Ressourcen für eine optimale Versorgung verletzter Patienten* aufgelistet. Eine Beschreibung der verschiedenen Level von Traumazentren kann auf der Webseite der Brain Trauma Foundation gefunden werden (https://braintrauma.org/news/article/trauma-center-designations). Ähnliche Zertifizierungen finden in Deutschland durch die Deutsche Gesellschaft für Unfallchirurgie (DGU) sowie durch die Fachgesellschaften in Österreich und der Schweiz statt.

> **FÜR ZUSÄTZLICHE INFORMATIONEN**
>
> Kapitel 1: *PHTLS: „Vergangenheit, Gegenwart und Zukunft"* in Ihrem Lehrbuch

Kommunikation und Dokumentation

Die Kommunikation mit dem aufnehmenden Krankenhaus sollte folgende drei Komponenten beinhalten:

- Vorankündigung des Eintreffens
- mündlich Übergabe im Schockraum
- schriftliche Dokumentation des Geschehens im Rahmen des Rettungsdienstprotokolls

Die Versorgung von Traumapatienten ist Teamarbeit. Diese Versorgung eines kritischen Traumas beginnt präklinisch und setzt sich in der Klinik fort. Ein Informationsfluss aus der Präklinik in die aufnehmende Klinik ermöglicht die Information und Mobilisierung aller notwendigen Ressourcen im Krankenhaus, die für eine optimale Aufnahme und Versorgung des Patienten nötig sind.

> **Schreiben Sie es auf!**
>
> Eine effektive Dokumentation im Rettungsdienstprotokoll erfüllt mehrere Kernaufgaben:
>
> - Sicherstellen der Kontinuität in der hochqualitativen Patientenversorgung
> - Dokumentation der Beurteilung und des Managements des Patienten auch für rechtliche Fragen
> - Basis und Unterstützung für eine weiterführende Forschung in der Traumaversorgung
> - Basis für Verhandlungen mit den Kostenträgern zur Finanzierung von Traumasystemen

ZUSAMMENFASSUNG

- Alles was wir tun, müssen wir jederzeit kritisch hinterfragen – sowohl das *wie* als auch das *warum*.
- Die Wissenschaft steht nicht still. Sie hilft uns, unser Vorgehen beim Traumapatienten zu bestätigen oder zu revidieren.
- Wir müssen in der Lage sein, uns diesen Veränderungen anzupassen.

WIEDERHOLUNGSFRAGEN

1. Was ist die häufigste Todesursache junger Patienten in den Vereinigten Staaten?
   A. absichtlich herbeigeführte Verletzungen
   B. versehentlich herbeigeführte Verletzungen
   C. Erkrankungen des Herz-Kreislauf-Systems
   D. Krebs

2. Maßnahmen, die während der Phase, in der das Ereignis zu einer Verletzung führt, tatsächlich passiert, zielen darauf ab,
   A. die Öffentlichkeit in Vorbeugungsstrategien zu schulen.
   B. Verletzungen zu vermindern.
   C. Verletzungen zu verhindern.
   D. mit den entstandenen Verletzungen umzugehen.

3. Was ist kein Teil des PHTLS?
   A. das Verständnis der Anatomie und Physiologie des Traumas
   B. die Beurteilung von Traumapatienten nach dem X-ABCDE-Schema
   C. das Schärfen der notwendigen Fertigkeiten zur Versorgung von Traumapatienten
   D. das Festschreiben von detaillierten Protokollen für die Traumaversorgung verschiedener Klassen von Traumapatienten

4. Welcher der folgenden Punkte ist die Hauptänderung im PHTLS bei den Empfehlungen für die Beurteilung und Behandlung von Traumapatienten?
   A. das Einbinden der neuen American Heart Association (AHA) CPR-Leitlinien
   B. die endotracheale Intubation von Kindern
   C. das X-ABCDE-Schema
   D. die Leitlinien der Deutschen Gesellschaft für Kardiologie zur Blutdruckregulation

MUSTERLÖSUNG

Frage 1: B
Nicht beabsichtigte Verletzungen sind die Haupttodesursache für Menschen zwischen dem 1. und 45. Lebensjahr. Weltweit versterben fünf Millionen Menschen – dies entspricht 9 % – an den Folgen von Verletzungen.

Frage 2: B
Während des Ereignisses zielen alle Maßnahmen darauf ab, die unvermeidbar entstehenden Verletzungen zu minimieren.

Frage 3: D
PHTLS bietet die Möglichkeit, die Anatomie, Physiologie und Pathophysiologie des Traumas zu verstehen. Die Beurteilung und Versorgung für Traumapatienten nach dem X-ABCDE-Schema werden vermittelt. Die Fertigkeiten zur Traumaversorgung werden lediglich geübt, nicht mehr und nicht weniger. Weder empfiehlt noch verbietet PHTLS eine detaillierte Vorgehensweise für die präklinische Fachkraft im Sinne von Protokollen oder Arbeitsanweisungen.

Frage 4: C
Die Nutzung des X-ABCDE-Schemas bei der Patientenbeurteilung und -versorgung steht nun im Fokus.

QUELLEN UND WEITERFÜHRENDE LITERATUR

American College of Surgeons. Resources for optimal care of the injured patient. https://www.facs.org/~/media/files/quality%20programs/trauma/vrc%20resources/resources%20for%20optimal%20care.ashx. Veröffentlicht 2014. Stand: 18. Oktober 2018.

AWMF-S3 – Leitlinie Polytrauma/Schwerverletzten-Behandlung. (2016) AWMF Register-Nr. 012/019 online: https://www.awmf.org/uploads/tx_szleitlinien/012-019l_S3_Polytrauma_Schwerverletzten-Behandlung_2017-08.pdf zuletzt aufgerufen 7.10.2019

Brain Trauma Foundation. Trauma center designations and levels. https://braintrauma.org/news/article/trauma-center-designations. Veröffentlich am 1. Januar 2000. Stand: 18. Oktober 2018.

National Association of Emergency Medical Technicians. *PHTLS: Prehospital Trauma Life Support.* 9th ed. Burlington, MA: Public Safety Group; 2019.

National Association of Emergency Medical Technicians. Injury and illness prevention. http://naemt.org/initiatives/prevention. Last updated 2018. Stand: 18. Oktober 2018.

National Safety Council. Injury facts: societal costs. https://injuryfacts.nsc.org/all-injuries/costs/societal-costs/. Veröffentlicht 2017. Stand: 18. Oktober 2018.

KAPITEL 2

Die Einsatzstelle und Initiale Beurteilung

LERNZIELE
- Gefahren an der Einsatzstelle für Personal, Patienten und Dritte erkennen
- einen Plan für das Herangehen an den Patienten auf Basis der oben genannten Informationen entwickeln
- die Zusammenführung der Beurteilung und des Managements während des Primary Surveys beschreiben
- ein international anerkanntes System zur Triage bei einem Massenanfall von Verletzten (MANV) anwenden
- Hinweise auf häusliche Gewalt erkennen

Einführung

Wenn Sie auf einen Notruf reagieren und an der Einsatzstelle eintreffen, gilt es, einiges zu beachten. Die Informationen, die die Leitstelle gesammelt hat, sind bereits entscheidend, nicht nur für Ihre Sicherheit, sondern auch für die Sicherheit aller an der Einsatzstelle. Die Beurteilung der Einsatzstelle ist ein kontinuierlicher Vorgang. Auf dieser Basis müssen Sie Ihr Handeln planen und sich auf ein zügiges Verlassen der Einsatzstelle vorbereiten.

Das Sammeln von Informationen an der Einsatzstelle beginnt sofort mit dem Eintreffen am Notfallort. Noch bevor Sie sich dem Patienten nähern, sollten Sie folgende Punkte beurteilen:

1. Ist Einsatzstelle nach allgemeinem Eindruck sicher?
2. Lassen sich Ursache und Folge des Zwischenfalls erkennen?
3. Wie verhalten sich Familienmitglieder und Zuschauer?

FALLBEISPIEL: TEIL 1

Sie werden zu einem Einsatz in ein kleines Industriegebiet geschickt. Eine Person soll in einer Maschine eingeklemmt sein. Der Patient ist ein 34-Jähriger Mann, dessen rechtes Bein in einer Maschine eingeklemmt ist. Ihr Rettungsmittel wurde zusammen mit der Feuerwehr zur technischen Rettung alarmiert.

Ein kleines Krankenhaus der Grundversorgung befindet sich bodengebundenen in 15 Minuten Entfernung. Ein Traumazentrum ist in 45 Minuten bodengebunden oder in zehn Minuten per Hubschrauber zu erreichen. Vorlauf für die Alarmierung eines Hubschraubers sind ca. 25 Minuten.

Frage:
- Welche Überlegungen zur Sicherheit an der Einsatzstelle sind notwendig?

Ihr Eindruck von der Einsatzstelle beeinflusst Ihre gesamte Beurteilung. Sie können Unmengen an Informationen sammeln, indem Sie mit sich aufmerksam umschauen, umhören und so viele Informationen wie möglich katalogisieren. Dazu gehören der Unfallmechanismus, die aktuelle Situation und eine allgemeine Gefahrenbeurteilung.

Sicherheit der Einsatzstelle

Die Beurteilung der Sicherheit aller Einsatzkräfte ist bei der Beurteilung der Einsatzstelle vorrangig. Wenn Mitarbeiter des Rettungsdienstes selber Opfer werden, können sie nicht nur keine Hilfe leisten, sie erhöhen auch die Anzahl der zu versorgenden Patienten. Daher muss die Patientenversorgung gegebenenfalls in den Hintergrund treten, bis Sie die Einsatzstelle ohne unnötige Risiken betreten können. Überlegungen zur Sicherheit sollten Folgendes beinhalten:

- Exposition gegenüber infektiösen Körperflüssigkeiten
- Exposition gegenüber chemischen Stoffen/Waffen
- Feuer
- freiliegende elektrische Leitung
- explosive Stoffe
- Gefahrgut im Allgemeinen
- Gefahren durch fließenden Verkehr
- Gefahren durch Überflutung
- gewalttätige Personen an der Einsatzstelle
- ungünstiges Wetter

Situation

Die Beurteilung der Situation folgt direkt auf die Beurteilung der Sicherheit. Eine Beurteilung der Situation beinhaltet alle Aspekte, die Ihr Management des Patienten beeinflussen können. Dies beinhaltet auch einsatzstellenspezifische Gegebenheiten, die direkten Einfluss auf den Patienten haben.

> **TIPP**
>
> Die Fragen, die Sie sich zu jeder Einsatzsituation stellen sollten, beinhalten:
>
> - Was ist hier tatsächlich passiert? Welche Geschehnisse haben zu den Verletzungen geführt? War das Geschehen gewollt oder ein Unfall?
> - Warum wurde Hilfe gerufen? Wer hat die Hilfe gerufen?
> - Was ist der Unfallmechanismus? Die meisten Verletzungen eines Patienten können vorhergesagt werden, wenn wir den Unfallmechanismus, der zu dem Notfall geführt hat, beurteilen und verstehen.
> - Wie viele Patienten sind involviert, wie alt sind sie?
> - Sind weitere Rettungskräfte zur Abarbeitung des Notfalls, der Behandlung oder für den Transport nötig?
> - Sind andere Kräfte oder Ressourcen (zum Beispiel Polizei, Feuerwehr, Stromversorger usw.) nötig?
> - Wird spezielles Rettungs- oder Bergungsmaterial benötigt?
> - Ist der Einsatz eines Rettungshubschraubers sinnvoll?
> - Ist der Einsatz eines Notarztes zur Triage oder zur medizinischen Versorgung vor Ort nötig?
> - Könnte ein internistisches Problem zum Trauma (zum Beispiel ein Herzinfarkt oder Schlaganfall als Ursache für den Verkehrsunfall) geführt haben?

> **Vorhersagen von Verletzungen beim Patienten auf der Grundlage des Unfallgeschehens**
>
> Die Informationen aus der Beurteilung der Einsatzstelle erlauben es uns und unserem Team, mögliche Verletzungen des Patienten vorherzusagen. Das Sprichwort: „Ein Bild sagt mehr als 1000 Worte!" ist auch bei der Beurteilung des Unfallmechanismus richtig. Unsere Fähigkeit, kritische Informationen während der Beurteilung der Einsatzstelle zu sammeln und diese Informationen dann an das behandelnde Traumazentrum weiterzugeben, spielt eine entscheidende Rolle für den Outcome des Patienten.

Die Beurteilung der Sicherheit und die der Situation überlappen sich häufig. Viele für die Sicherheit relevante Wahrnehmungen sind typisch für spezielle Einsatzsituationen. Viele Einsatzsituationen deuten auf erhebliche Gefahren für die Sicherheit hin.

Es ist wichtig, sich bereits beim ersten Kontakt einen Eindruck vom Patienten zu verschaffen. Die initiale Beurteilung des Patienten beinhaltet:

- **X**-eXsanguierende Blutung – Erkennen Sie schwere Blutungen nach außen.
- **A**-Airway – Erkennen Sie eine Beeinträchtigung des Atemweges oder das Risiko, dass sich eine solche Beeinträchtigung entwickelt.
- **B**-Breathing – Erkennen Sie eine insuffiziente Atmung oder das Risiko, dass sich eine solche Atmung entwickelt.
- **C**-Circulation – Erkennen Sie die Zeichen einer Minderperfusion. Versorgen Sie leichte und mittelschwere Blutungen.
- **D**-Disability – Erkennen Sie neurologische Defizite.
- **E**-Expose/Environment – Erkennen Sie alle relevanten Verletzungen.

Durch ein Vorgehen in dieser Reihenfolge können wir sicherstellen, dass die roten Blutkörperchen mit Sauerstoff versorgt werden und diese anschließend das Gewebe versorgen können.

FALLBEISPIEL: TEIL 2

Ein Einsatzfahrzeug der Feuerwehr, besetzt mit vier Feuerwehrleuten und geeignetem Gerät zur technischen Rettung, ist bereits vor Ihrem Rettungsmittel eingetroffen. Der 34-Jährige Mann wurde aus der Maschine befreit und sitzt an eine Wand angelehnt. Die Kollegen der Feuerwehr berichten Ihnen, dass das rechte Bein des Patienten in einen freiliegenden Teil der Maschine gezogen wurde. Ein Sturzgeschehen kann ausgeschlossen werden. Auch wurden keine weiteren Verletzungen gefunden.

Der Patient befindet sich in einem großen, gut beleuchteten Raum, in sicherer Entfernung zu der bereits abgeschalteten und teilweise zerlegten Maschine. Er erscheint wach, ist aber blass und kaltschweißig. Sein rechter Unterschenkel ist in blutgetränkte Verbände gewickelt, es tropft weiterhin Blut auf den Boden. Das rechte Hosenbein ist ebenfalls blutgetränkt. Eine Blutspur zieht sich von der Maschine bis zu einer Blutlache neben dem Patienten. Das rechte Hosenbein des Patienten ist zerrissen, die Verbände können die Blutung augenscheinlich nicht kontrollieren. Sie schätzen den bisherigen Blutverlust auf ca. 1,5 l.

Frage:
- Wie ist der Unfallmechanismus?
- Erfordert der Unfallmechanismus Maßnahmen zur Immobilisation der Halswirbelsäule?
- Sind ausreichende Ressourcen vor Ort, um diesen Patienten versorgen zu können?

TIPP

Um den Unfallmechanismus in diesem Fallbeispiel zu beurteilen, sollten Sie folgende Fragen in Ihre Beurteilung einbeziehen:
- Hat der Patient eine persönliche Schutzausstattung genutzt?
- Wie gelangte das Bein in die Maschine?
- Wie wurde das Bein aus der Maschine befreit?
- Wie hoch ist der Blutverlust?
- Wie schwerwiegend war die Blutung, bevor sie verbunden wurde?

FÜR ZUSÄTZLICHE INFORMATIONEN

Abschnitte *Beurteilung der Einsatzstelle* und *Sicherheit* im Kapitel 5: „*Die Einsatzstelle*".

Strukturiertes Herangehen

Sobald festgestellt wurde, dass die Einsatzstelle sicher ist, ist eine schnelle Beurteilung des Patienten erforderlich. Wie auch für alle anderen kritisch erkrankten Patienten ist die Beurteilung des Traumapatienten die Basis für das weitere Management sowie für die jeweilige Transportentscheidung. Sie müssen einen Gesamteindruck des Patienten gewinnen und Werte zur Atmung, zum Kreislauf und zum neurologischen Status als Ausgangspunkt für die weitere Behandlung erheben. Wo lebensbedrohliche Probleme erkannt werden, sind diese sofort zu behandeln. Sofern es die Zeit und der Zustand des Patienten erlauben, sollte eine erweiterte Beurteilung nicht lebensbedrohliche oder sonstige schwerwiegende Verletzungen erfassen. Häufig wird diese erweiterte Beurteilung erst während des Transportes erfolgen.

Die initiale Beurteilung muss zügig und in logischer Reihenfolge erfolgen. Sollten Sie alleine an der Einsatzstelle sein, können Sie, sollten Sie lebensbedrohliche Probleme feststellen, lediglich einige Schlüsselinterventionen durchführen. Sind mehrere Einsatzkräfte vor Ort, kann eine detailliertere initiale Beurteilung durchgeführt werden, während weitere Helfer die Behandlung bereits einleiten. Werden mehrere lebensbedrohliche Probleme festgestellt, erlaubt es die initiale Beurteilung, Interventionen zu priorisieren. Im Allgemeinen gilt folgende Priorisierung: Komprimierbare Blutungen nach außen werden als erstes, Atemwegsprobleme danach, und Atmungsprobleme erst im Anschluss behandelt. Jedes Mitglied des Teams an der Einsatzstelle sollte eine klare Vorstellung von seinen Verantwortlichkeiten haben und davon, wie er diesen nachkommen wird.

Verschiedene Patientengruppen, aber gleiche Beurteilung

Dasselbe Vorgehen bei der initialen Beurteilung wird für alle Patientengruppen genutzt. Alle Patienten, auch ältere Patienten, Kinder oder Schwangere, werden in ähnlicher Weise beurteilt. So wird sichergestellt, dass die Beurteilung alle Bereiche abdeckt und keine wichtigen pathologischen Veränderungen übersehen werden.

Erster Eindruck

Die initiale Beurteilung beginnt mit einem schnellen Gesamtüberblick über den Zustand der Atmung, des Kreislaufs und des Bewusstseins des Patienten, um augenscheinliche Bedrohungen sofort zu erkennen. Dazu gehören:

- Anzeichen einer schweren, komprimierbaren Blutung,
- Beeinträchtigungen des Atemwegs, der Atmung oder des Kreislaufs, und
- augenscheinliche Fehlstellungen.

Bereits bei der initialen Annäherung an den Patienten sollten wir auf massive komprimierbare Blutungen achten. Wir können einen Eindruck gewinnen, ob der Patient ausreichend Luft bewegt, ob er wach oder bewusstlos ist, und ob er sich spontan bewegt. Ein vernünftiger nächster Schritt ist es, den Patienten zu fragen, was passiert sei. Sollte der Patient daraufhin entspannt und in zusammenhängenden, kompletten Sätzen antworten, können wir davon ausgehen, dass er einen freien Atemweg, ausreichende Atemfunktion zum Sprechen, eine hinreichende zerebrale Durchblutung und akzeptable neurologische Grundfunktionen hat. Die Chancen stehen also gut, dass aktuell keine Lebensgefahr besteht.

> - Wäre der Patient bewusstlos und seine Atmung wäre deutlich schneller und flacher (über 30 Atemzüge pro Minute), wie würden Sie dann initial behandeln?

Sofern Ihnen der Patient nicht antworten kann oder sich augenscheinlich in einer vitalen Bedrohung befindet, sollte ein detaillierte initiale Beurteilung zur Erkennung aller lebensbedrohlichen Probleme erfolgen. Ein erster Eindruck über den Zustand des Patienten sollte binnen Sekunden erhoben werden können. Hier kommt auch Ihr „Bauchgefühl" ins Spiel. Etwas, auf das man sich mit Ausbildung und Erfahrung zu verlassen lernt.

Behandlung lebensbedrohlicher Zustände

Bei Patienten mit Verletzungen mehrerer Körperregionen gilt es, die Priorität auf die Identifikation lebensbedrohlicher Zustände und deren Behandlung zu richten. Die Mehrzahl aller Traumapatienten hat nur isolierte Verletzung einzelner Systeme (zum Beispiel isolierte Frakturen einer Extremität). Für diese Traumapatienten erlaubt es in der Regel die Zeit, sowohl eine initiale Beurteilung als auch eine gründliche weiterführende Beurteilung vorzunehmen. Bei kritischen Traumapatienten hingegen bleibt oft lediglich Zeit für eine initiale Beurteilung. Bei diesen kritischen Patienten sollte der Schwerpunkt auf eine schnelle Beurteilung, auf die Einleitung stabilisierender Maßnahmen sowie auf den Transport in eine geeignete medizinische Einrichtung gelegt werden. Der Fokus auf einen schnellen Transport ersetzt nicht die präklinische Behandlung. Allerdings sollte die Behandlung hier schnell und effizient, und gegebenenfalls bereits während der Patient in Richtung aufnehmende Klinik transportiert wird, erfolgen.

> **FALLBEISPIEL: TEIL 3**
>
> Ihre initiale Beurteilung hat Folgendes ergeben:
>
> - X - unkontrollierte massive Blutung nach außen am rechten Bein; kann durch Tourniquet gestoppt werden,
> - A - Atemwege frei,
> - B - regelmäßige, tiefe Atmung mit adäquater Belüftung; kann durch Sauerstoffgabe unterstützt werden,
> - C - die Haut ist kühl und feucht, der Radialispuls schnell,
> - D - Glasgow Coma Scale (GCS): 15; Ausfall von Durchblutung, Motorik und Sensorik am verletzten Bein, und
> - E - Ablederung des rechten Beines vom Knie abwärts, offene Fraktur von Femur und Tibia.
>
> **Fragen:**
> - Was bedroht das Überleben des Patienten?
> - Welche Behandlungen sind für diesen Patienten indiziert?

> **Krank oder nicht krank?**
>
> Durch die schnelle Beurteilung lebenswichtiger Funktionen erlaubt die initiale Beurteilung eine zügige Feststellung, ob der Patient bereits vital bedroht ist oder dies absehbar sein wird.

Die schnelle Festlegung von Prioritäten, ein erster Eindruck und das Erkennen lebensbedrohlicher Verletzungen sind entscheidend. Sie sollten daher die Schritte der initialen Beurteilung und der weiterführenden Beurteilung im Kopf haben und verstehen. Unabhängig vom Schweregrad der Verletzungen sollte dieses prioritätsbasierte Vorgehen zur Beurteilung und Behandlung immer auf die gleiche Weise durchgeführt werden.

> **Beherrschen Sie das X-ABCDE-Schema**
>
> Ähnlich wie beim Advanced Cardiovascular Life Support (ACLS), in dem die Prioritäten der initialen Beurteilung von ABC auf CAB geändert wurde, setzt die initiale Beurteilung von Traumapatienten nun einen Schwerpunkt auf die Beherrschung lebensbedrohlicher Blutungen nach außen als ersten Schritt des Ablaufs fest. Die Schritte der initialen Beurteilung werden sequenziell gezeigt und vermittelt. Viele dieser Schritte können jedoch – und sollten sogar – gleichzeitig gegangen werden. Als Gedächtnisstütze dient das Kürzel X-ABCDE:
>
> - **X** - eXsanguierende Blutung (Blutungskontrolle massiver äußerer Blutungen)
> - **A** - Airway (Atemwegsmanagement und Schutz der HWS)
> - **B** - Breathing (Ventilation und Oxygenierung)
> - **C** - Circulation (Gewebeperfusion und weitere Blutungen)
> - **D** - Disability (neurologische Defizite)
> - **E** - Expose/Environment

X – Lebensbedrohliche äußere Blutungen (Stoppen von starken, äußeren Blutungen)

Während der initialen Beurteilung von Traumapatienten müssen lebensbedrohliche Blutungen nach außen sofort erkannt und behandelt werden. Wenn Sie es mit exsanguierenden Blutungen nach außen zu tun haben, müssen Sie diese stoppen, noch bevor Sie sich um den Atemweg oder beispielsweise die Immobilisation der Wirbelsäule kümmern. Typischerweise beinhalten solche Blutungen arterielle Blutungen der Extremitäten. Sie können aber auch von Verletzungen der Kopfhaut herrühren. Auch im Übergang vom Körperstamm zu den Extremitäten (sogenannten stammnahen Blutung) und anderen Stellen können lebensbedrohliche Blutungen nach außen auftreten.

> **Wann drücken und wann packen?**
>
> Direkter Druck und das Packen der Verletzung mit Hämostyptika sowie Verbände sollten dann angewendet werden, wenn es sich um nicht arterielle Blutungen der Extremitäten und um massive Blutungen am Körperstamm handelt.

Blutungskontrolle

Blutungen nach außen sollten während der initialen Beurteilung erkannt und behandelt werden, da sich sonst das Risiko, dass der Patient verstirbt, massiv erhöht. Die drei Arten externer Blutungen sind kapillare, venöse und arterielle Blutungen.

Eine schnelle Blutungskontrolle ist eines der Kernziele bei der Behandlung von Traumapatienten. Solange äußere Blutungen nicht gestoppt sind, macht eine weitere Behandlung keinen Sinn. Eine Blutungskontrolle kann auf folgende Art und Weise erfolgen:

1. direkter Druck: Der direkte Druck ist genau das, was der Name sagt – der Druck wird direkt auf die Blutungsstelle ausgeübt. Dies erfolgt am besten mithilfe eines Verbandes (zum Beispiel hämostatischer Verbände) unmittelbar an der Blutungsstelle (Wenn diese identifiziert werden kann.) und direktem Druck.
    a. Druck sollte so präzise und fokussiert wie möglich ausgeübt werden. Ein behandschuhter Finger auf einer sichtbar komprimierbaren Arterie ist oft ausgesprochen effektiv.

> **TIPP**
>
> - Kapilläre Blutungen werden durch Abschürfungen der Haut verursacht und eröffnen lediglich die winzigen Kapillaren direkt unter der Hautoberfläche. Kapilläre Blutungen sind im Allgemeinen nicht lebensbedrohlich und bluten bereits nicht mehr, wenn die Rettungskräfte den Patienten erreichen.
> - Venöse Blutungen werden durch Verletzungen der Venen verursacht. Sie führen zu einem gleichmäßigen Fluss dunklen Blutes aus der Wunde. Diese Blutungen sind in der Regel mit direktem Druck gut kontrollierbar. Venöse Blutungen sind in der Regel nicht lebensbedrohlich, außer wenn die Blutungen lange andauern oder ausgesprochen große Venen involviert sind.
> - Arterielle Blutungen werden durch Verletzungen der Arterien verursacht. Sie sind die wichtigste und am schwierigsten zu kontrollierende Ursache für einen Blutverlust. Allgemein zeichnen sich arterielle Blutungen durch spritzendes, helles Blut aus. Sie können sich allerdings auch als massiver kontinuierlicher Blutfluss aus der Wunde manifestieren, wenn eine tiefe Arterie verletzt ist. Selbst Verletzungen kleiner, tief liegender Arterien können zu einem lebensbedrohlichen Blutverlust führen.

b. Der Druck sollte für mindestens drei Minuten (oder nach Herstellervorgaben bei hämostatischen Verbänden) bzw. für zehn Minuten (die Zeit, die es braucht, ein Gerinnsel zu bilden), sofern normale Verbandsstoffe genutzt werden, ausgeübt werden.

c. Widerstehen Sie der Versuchung, den Druck frühzeitig zu lösen, um zu prüfen ob die Blutung bereits steht.

Die Ausübung von direktem Druck auf eine Verletzung erfordert Ihre ungeteilte Aufmerksamkeit und schließt aus, dass Sie an anderen Aspekten der Patientenversorgung teilnehmen. Gegebenenfalls kann ein Druckverband angelegt werden, insbesondere wenn keine weiteren Helfer zur Verfügung stehen. Allerdings ist die Ausübung von direktem Druck eine sehr einfache Handlung, die auch von Laien durchgeführt werden kann, sofern dies notwendig ist und ein Paar Handschuhe zur Verfügung steht.

2. Tourniquet. Tourniquets werden oft benutzt, wenn direkter Druck oder ein Druckverband die Blutung an einer Extremität nicht zum Stehen bringen oder nicht ausreichend Personal verfügbar ist, um andere Maßnahmen zur Blutungskontrolle durchzuführen. Wenn eine lebensbedrohliche, exsanguierende Blutung vorliegt, sollte, anstelle einer anderen Maßnahme zur Blutungskontrolle, immer ein Tourniquet verwendet werden.

Tourniquets sollten an der betroffenen Extremität eine Handbreit proximal der Wunde eingesetzt werden. Andere Maßnahmen zur Blutungskontrolle, wie direkter Druck oder Hämostyptika, können ebenfalls verwendet werden. Sie sollten jedoch die Anlage eines Tourniquets bei schweren arteriellen Blutungen an den Gliedmaßen nicht verzögern.

Gelegentlich können Blutungen von distalen oder kleineren Arterien durch direkten, fokussierten Druck auf die Arterie gestoppt werden. Allerdings sollte dies nur durchgeführt werden, wenn eine solche Blutung durch einen schnell angelegten Druckverband versorgt werden kann oder hinreichend Personal an der Einsatzstelle vorhanden ist, um den manuellen Druck kontinuierlich aufrechtzuerhalten. Ist dieses nicht der Fall, sollte ein Tourniquet an der betroffenen Extremität angelegt werden. Massive Blutungen aus körperstammnahen Bereichen können auch durch das Anlegen eines geeigneten junktionalen Tourniquets, sofern vorhanden, versorgt werden. Auch das Packen der Wunde mit einer hämostatischen Binde und das Anlegen eines Druckverbandes können erwogen werden.

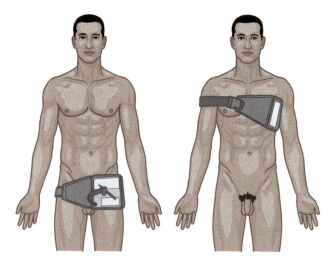

Abb. 2-1 Die „stammnahen Körperregionen" (Junctional Areas) befinden sich im Leisten- und Achselbereich.
© Jones & Bartlett Learning

Stoppen Sie die Blutung

Körperstammnahe Blutungen sind per Definition Blutungen aus Bereichen, an denen zwei anatomische Bereiche zusammenstoßen. Beispiele dieser körperstammnahen Bereiche sind:

- der untere Teil des Abdomens,
- die Leiste,
- die Achseln, und
- die proximalen Anteile der Extremitäten.

Das Anlegen eines Tourniquets oder eines Druckverbandes ist in diesen Bereichen oft weder praktisch umsetzbar noch effektiv.

TIPP

Das „Hochlagern" oder der Druck auf periphere Arterien zum „Abdrücken" wird nicht mehr empfohlen, da die Datenlage die Effizienz dieser Maßnahmen nicht nachweist.

A – Atemwegsmanagement und manuelle HWS-Stabilisierung

Der Patient sollte zügig auf einen freien Atemweg hin (offen und nicht verlegt) überprüft werden. Auch das Risiko einer Verlegung des Atemweges sollte ausgeschlossen werden. Ist der Atemweg verlegt, ist es notwendig, ihn initial manuell (modifizierter

Esmarch-Handgriff oder Reklination des Kopfes) zu öffnen. Blut und andere Körperflüssigkeiten sowie Erbrochenes und Fremdkörper müssen – sofern notwendig – entfernt werden

Wenn im weiteren Verlauf des Einsatzes Material und Zeit zur Verfügung stehen, wird das Atemwegsmanagement unter Verwendung von Absaugung und mechanischen Hilfsmitteln (Guedel Tubus, Wendel Tubus, extragotischer Atemwege und endotracheale Intubation oder transtracheale Atemwege) fortgeführt. Im Vordergrund steht jedoch zuerst immer eine einfache und schnelle Methode, um einen freien Atemweg sicherzustellen.

> **TIPP**
> Bei der Auswahl des richtigen Atemwegsmanagements spielen viele Faktoren, einschließlich der zur Verfügung stehenden Ausrüstung, dem Ausbildungsstand des Fachpersonals an der Einsatzstelle und der Entfernung zum Traumazentrum, eine Rolle.

Ruhigstellung der Wirbelsäule

Sie sollten bei allen Traumapatienten, deren Unfallmechanismus ein signifikantes stumpfes Trauma nahelegt, eine Verletzung der Wirbelsäule vermuten, bis diese im weiteren Verlauf ausgeschlossen werden kann. Während der Sicherung eines offenen Atemweges muss daher die Möglichkeit einer Verletzung der Halswirbelsäule berücksichtigt werden. Exzessive Bewegungen in jede Richtung könnten hier zu weiteren neurologischen Schäden führen. Daher sollte der Verbleib von Kopf und Nacken in einer neutralen Position durch eine manuelle Stabilisierung während des gesamten Atemwegsmanagements sichergestellt werden, insbesondere während des Freimachens der Atemwege und gegebenenfalls notwendigen Beatmung.

Dies darf nicht bedeuten, dass notwendige Maßnahmen zur Sicherung der Atemwege nicht durchgeführt werden. Es gilt diese Maßnahmen durchzuführen, während die Halswirbelsäule vor unnötiger Bewegung geschützt wird. Sofern bereits Hilfsmittel zur Immobilisation der Wirbelsäule platziert wurden und diese zur Neubeurteilung des Patienten oder zur Durchführung therapeutischer Maßnahmen entfernt werden müssen, gilt es sicherzustellen, dass Hals und Nacken manuell stabilisiert werden, bis der Patient wieder in einer adäquaten Wirbelsäulenimmobilisation gelagert werden kann.

> **TIPP**
> Bereits bei ansonsten eher als geringfügig einzustufenden Unfallmechanismen sollten Sie einen hohen Verdacht auf Verletzung der Wirbelsäule bei älteren Patienten und Patienten mit chronischen Erkrankungen haben.

B – Belüftung der Lungen, Oxygenierung/Beatmung

Sobald der Atemweg geöffnet ist, kann die Qualität der Atmung (Ventilation) des Patienten beurteilt werden:

1. Prüfen Sie, ob der Patient atmet. Hierzu wird die Bewegung des Brustkorbs sowie der Luftstrom aus Mund und Nase beurteilt (hören-sehen-fühlen). Ist das Ergebnis nicht eindeutig, sollte der Brustkorb zur Beurteilung der Atemgeräusche beidseitig abgehört werden.
2. Ist keine Atmung feststellbar, muss die Atmung mithilfe einer Masken-Beutelbeatmung unter Nutzung von Sauerstoff unterstützt werden. Dabei sollte die Halswirbelsäule in einer neutralen Position stabilisiert werden, sofern dies indiziert ist. Erst dann kann die Beurteilung des Patienten fortgesetzt werden.
3. Während die Beatmung fortgesetzt wird, sollte ein oraler, nasaler (sofern kein massives Gesichtstrauma vorliegt) oder extragotischer Atemweg (sofern kein Trauma im Oropharynx vorliegt) eingelegt werden. Auch eine Intubation oder andere Möglichkeiten der mechanischen Sicherung der Atemwege können erwogen werden. Eine Absaugbereitschaft um Blut, Erbrochenes oder andere Flüssigkeiten aus den Atemwegen zu entfernen, ist obligat.
4. Sofern der Patient atmend muss beurteilt werden, ob die Ventilation der Lunge adäquat ist (Atemminutenvolumen = Atemfrequenz x Atemzugvolumen).
5. Es gilt sicherzustellen, dass der Patient nicht hypoxisch ist und die Sauerstoffsättigung mindestens 94 % beträgt. Sauerstoffinhalation (und gegebenenfalls assistierte Beatmung) werden genutzt, um eine ausreichende Sauerstoffsättigung aufrechtzuerhalten.
6. Sofern der Patient bei Bewusstsein ist, kann beurteilt werden, ob er ohne Schwierigkeiten in ganzen Sätzen sprechen kann. Zudem können gegebenenfalls Atemnebengeräusche wahrgenommen werden (zum Beispiel Heiserkeit, Stridor oder Giemen).

> **TIPP**
>
> Maßnahmen zum erweiterten Atemwegsmanagement sollten die Zeit an der Einsatzstelle nicht unnötig verlängern. Sofern Maßnahmen im fahrenden Rettungswagen durchgeführt werden können, sollten diese dorthin verlagert werden.

> **Da bleibt einem die Luft weg!**
>
> Verletzungen, die die Ventilation behindern können, sind unter anderem:
>
> - Spannungspneumothorax
> - Rippenserienfrakturen
> - Verletzung des Rückenmarks
> - Verletzung des Gehirns
>
> Diese Verletzungen sollten bereits bei der initialen Untersuchung erkannt oder zumindest vermutet werden. Eine Unterstützung der Atmung ist hier sofort notwendig. Eine Entlastung bei Verdacht auf Spannungspneumothorax durch Nadeldekompression muss sofort erfolgen.

C – Circulation (Kreislauf) und Stoppen von Blutungen (Perfusion und innere Blutungen)

Der nächste Schritt bei der Versorgung des Traumapatienten ist die Beurteilung des Kreislaufsystems auf Einschränkungen oder Versagen. Ein Beladen der Erythrozyten mit Sauerstoff, ohne dass diese den Sauerstoff dann in das Gewebe transportieren können, ist für den Patienten nicht hilfreich. Nach der Beurteilung des Atemweges und der Atmung des Patienten ist daher eine Beurteilung des kardialen Output und der Perfusion des Patienten der nächste Schritt. Blutungen – sei es nach außen oder innen – sind der Hauptgrund für vermeidbare Todesfälle beim Trauma. Der zirkulatorische Status kann durch Prüfung der peripheren Pulse sowie eine Beurteilung der Hautfarbe, Hauttemperatur und der Feuchtigkeit der Haut, beurteilt werden. Potenzielle Orte für massive innere Blutungen sind unter anderem:

- die Brust (beide Pleurahöhlen)
- der Bauchraum (Intraperitonealraum)
- das Becken
- der retroperitoneale Raum
- die Extremitäten (vor allem die Oberschenkel)

Blutung in diesen Bereichen können außerhalb der Klinik nicht einfach gestoppt werden. Sofern vorhanden, sollte ein Beckengurt zügig angelegt werden, sofern eine „open book"-Beckenfraktur vermutet wird. Ziel ist es, den Patienten zügig in eine Einrichtung zu bringen, die sowohl materiell als auch personell eine schnelle Blutungskontrolle im Operationssaal sicherstellen kann (in der Regel ein Traumazentrum).

Der Pulse sollten auf Vorhandensein, Qualität und Regelmäßigkeit geprüft werden. Eine schnelle Pulskontrolle zeigt bereits, ob der Patient tachykard, bradykard oder arrhythmisch ist.

Während der initialen Beurteilung ist ein genaues Auszählen des Pulses nicht nötig. Es reicht eine grobe Schätzung. Die genaue Pulsfrequenz wird später im Verlauf gemessen. Bei Traumapatienten ist es besonders wichtig, behandelbare Gründe für abnormale Vitalzeichen oder Untersuchungsergebnisse zu finden.

> **TIPP**
>
> Eine Beurteilung der Perfusion kann bei älteren Patienten, Kindern oder gut trainierten Patienten ebenso wie bei Patienten, die bestimmte Medikamente (zum Beispiel Betablocker) nehmen, eine Herausforderung darstellen. Ein Schock bei Traumapatienten ist fast immer die Folge einer Blutung nach innen oder außen.

> **Ein Gefühl für den Rhythmus**
>
> Während das Fehlen peripherer Pulse bei gleichzeitigem Vorhandensein zentraler Pulse in der Regel einen erheblichen Blutdruckabfall signalisiert, sollte uns das Vorhandensein peripherer Pulse nicht zu sehr in Sicherheit wiegen.

> **ACHTUNG!**
>
> **Zusammenhang zwischen Puls und Blutdruck**
>
> In der Vergangenheit wurde das Vorhandensein eines peripheren Pulses in der Regel mit einem systolischen Blutdruck von mindestens 80 mm Hg gleichgesetzt. Ein Femoralispuls zeigte demnach einen Blutdruck von mindestens 70 mm Hg systolisch an. Einem Carotispuls wurde ein Blutdruck von 60 mm Hg zugeordnet. Die derzeitige Datenlage kann diese Theorie weder widerlegen noch beweisen. Der Blutdruck wird in der Regel zu hoch eingeschätzt. Allerdings können diese Pulskontrollen als gutes Beurteilungswerkzeug für die periphere Perfusion genutzt werden.

D – Defizite der neurologischen Funktionen

Der nächste Schritt bei der initialen Beurteilung ist die Beurteilung des zentralen Nervensystems – einschließlich des Rückenmarks. Hierzu wird als Erstes der Bewusstseinsgrad des Patienten beurteilt (Level of Consciousness – LOC).

Bis das Gegenteil bewiesen ist, gilt ein verwirrter, unkooperativer oder aggressiver Patient als hypoxisch oder durch eine traumatische Hirnverletzung eingeschränkt. In der Regel möchten Patienten, deren Leben durch einen medizinischen Notfall gefährdet ist, Hilfe. Lehnt ein Patient Hilfe ab, so gilt es herauszufinden, warum. Fühlt sich der Patient bedroht? Sofern dieses der Fall ist, müssen weitere Versuche unternommen werden, den Patienten zu erreichen und sein Vertrauen zu gewinnen. Erscheint die Situation für den Patienten nicht bedrohlich, muss die Ursache eines solchen Verhaltens physiologisch begründet sein. Auch reversible Ursachen müssen identifiziert und behandelt werden.

Während der Beurteilung des Patienten sollte in der Patientengeschichte erfragt werden, ob der Patient zu irgendeinem Zeitpunkt seit der Verletzung das Bewusstsein verloren hat, ob bewusstseinsverändernde oder toxische Substanzen im Spiel sein könnten (wenn ja, welche), und ob vorher bestehende medizinische Probleme einen verminderten Bewusstseinsgrad oder ein ungewöhnliches Verhalten erklären können. Eine genaue Erfassung der Einsatzstelle kann hierbei wertvolle Hinweise liefern.

Ein verminderter Bewusstseinsgrad sollte Sie an die folgenden Möglichkeiten denken lassen:

- eine verminderte Sauerstoffversorgung des Gehirns (entweder durch Hypoxie oder Minderperfusion), oder eine massive verminderte Ventilation (Kohlendioxidnarkose);
- eine Verletzung des Zentralnervensystems (zum Beispiel des Gehirns);
- Drogen oder Alkoholmissbrauch sowie die Exposition gegenüber giftigen Substanzen; und
- Stoffwechselstörungen (zum Beispiel durch Diabetes, Krampfanfälle oder nach Herzstillstand).

Sofern der Patient nicht wach und orientiert ist, oder auch einfache Anweisungen nicht befolgt, sollten die Spontanbewegung der Extremitäten ebenso wie die Pupillen des Patienten beurteilt werden.

- Sind die Pupillen gleich groß, rund und reagieren sie auf Licht?
- Sind die Pupillen im beidseitigen Vergleich identisch? Sind beide Pupillen rund und sehen normal aus?
- Reagieren sie adäquat auf Licht, indem sie sich zusammenziehen, oder gibt es verzögerte Reaktionen bzw. Erweiterungen?

Sofern weniger als 14 Punkte bei der GCS erreicht werden und ein abnormales Ergebnis bei der Beurteilung der Pupillen vorliegt, kann dies ein Hinweis auf eine lebensbedrohliche traumatische Verletzung des Gehirns sein.

Das Bewegungsvermögen aller vier Extremitäten kann Schlüsselhinweise auf mögliche Verletzungen liefern. Eine ausgeprägte Hemiplegie oder Paraplegie sollte zu diesem Zeitpunkt erkannt werden, da sich hieraus erhebliche Konsequenzen für das Management der Wirbelsäulenimmobilisation ergeben.

> **TIPP**
>
> Neuere Studien haben gezeigt, dass alleine die Nutzung der Komponente „beste motorische Antwort" der GCS, insbesondere der Fakt, dass einfache Kommandos nicht befolgt werden können, weniger als sechs Punkte für erhebliche Verletzungen, eine genauso gute Vorhersagequalität bietet, wie die Nutzung der gesamten GCS.

E – Entkleideten Patienten untersuchen/Erhalt von Körperwärme

Ein früher Schritt bei der Beurteilung ist das Entfernen der Kleidung des Patienten. Lediglich diese Exposition ermöglicht es, alle entscheidenden Verletzungen zu finden.

Somit ist die komplette Exposition des Körpers bei einem Verletzten ein wichtiges Segment, um eine effektive Beurteilung durchführen zu können. Allerdings gilt es auch, die massiven Probleme beim Management von Traumapatienten im Auge zu behalten, die eine Hypothermie zur Folge hat. Nur wenn unbedingt nötig sollte im Freien exponiert werden. Sobald sich der Patient in einem beheizten

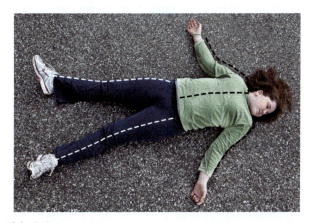

Abb. 2-2 Die Kleidung kann schnell entfernt werden, indem sie entlang der gestrichelten Linien aufgeschnitten wird.
© National Association of Emergency Medical Technicians.

Rettungswagen befindet, kann die Beurteilung vervollständigt werden. Anschließend wird der Patient schnellstmöglich wieder zugedeckt.

> **Keine Diagnose durch die Hose**
>
> Die Weisheit: „Der Körperteil, der nicht exponiert ist, wird immer der Körperteil sein, der am schwersten verletzt ist!" mag nicht immer stimmen, ist aber oft genug wahr, um *immer* eine komplette Untersuchung des Körpers durchzuführen. Dies gilt besonders, da sich Blut in der Kleidung sammeln und durch diese aufgesaugt werden kann, sodass das Blut unter Umständen übersehen wird. Sobald der Körper des Patienten komplett inspiziert wurde, gilt es, die Körperwärme zu erhalten und den Patienten schnellstmöglich zuzudecken.

> **TIPP**
>
> Sollte der Patient Opfer einer Straftat geworden sein, ist besondere Sorgfalt beim Entfernen der Kleidung in Bezug auf die Spurensicherung geboten.

> **FÜR ZUSÄTZLICHE INFORMATIONEN**
>
> Abschnitt *Initiale Untersuchung* im Kapitel 6: *„Der Patient"*.

> **FALLBEISPIEL: TEIL 4**
>
> **Fragen:**
> - Wohin sollte dieser Patient transportiert werden?
> - Wie sollte dieser Patient transportiert werden?
> - Sollte eine weiterführende Beurteilung an der Einsatzstelle stattfinden oder erst während des Transportes durchgeführt werden?

Transport

Sofern lebensbedrohliche Zustände während der initialen Beurteilung festgestellt werden, sollte der Patient, nachdem die notwendigsten Interventionen an der Einsatzstelle erfolgt sind, zügig auf den Transport vorbereitet werden. Der Transport kritisch Verletzter in die nächste geeignete Klinik sollte schnellstmöglich initiiert werden.

Eine begrenzte Zeit an der Einsatzstelle sowie ein zügiger Transportbeginn in die nächste geeignete Einrichtung – idealerweise in ein Traumazentrum – sind fundamentale Grundlagen der präklinischen Versorgung von Traumapatienten.

> **Timing ist alles!**
>
> Die Zeit an der Einsatzstelle soll so kurz wie möglich sein (idealerweise zehn Minuten oder weniger), sofern einer der aufgelisteten lebensbedrohlichen Zustände vorliegt:
>
> 1. eingeschränkter oder bedrohter Atemweg
> 2. verminderte Ventilation, Hinweise können folgende Symptome bieten:
>   a. ausgesprochen schnelle oder langsame Atemfrequenz
>   b. Hypoxie (Sauerstoffsättigung < 94 % unter Sauerstoffgabe)
>   c. Atemnot
>   d. offener Pneumothorax oder Rippenserienfraktur
>   e. Verdacht auf einen geschlossenen Pneumothorax oder Spannungspneumothorax
> 3. erhebliche Blutungen nach außen oder der Verdacht auf erhebliche innere Blutungen
> 4. Veränderungen des neurologischen Status
>   a. GCS ≤ 13 Punkte oder beste motorische Antwort < 6 Punkte
>   b. Krampfanfälle
>   c. sensorische oder motorische Ausfälle
> 5. penetrierende Verletzung des Kopfes, Nackens oder Torso sowie proximal des Ellbogens bzw. Knies an den Extremitäten
> 6. Amputation oder Subamputation proximal der Finger oder Zehen
> 7. jedes erwähnenswerte Trauma in Kombination mit:
>   a. bestehenden Vorerkrankungen (zum Beispiel koronare Herzkrankheit, chronisch obstruktive Erkrankungen der Lunge, Gerinnungsstörungen)
>   b. einem Alter über 55 Jahren
>   c. Unterkühlung
>   d. Verbrennungen
>   e. Schwangerschaft

> **FÜR ZUSÄTZLICHE INFORMATIONEN**
>
> Abschnitt *Lebensrettende Maßnahmen* im Kapitel 6: *„Der Patient"*.

Massenanfall von Verletzten – Dringlichkeitseinstufung

Ein Massenanfall von Verletzten ist definiert als eine Situation, in der die Anzahl von Patienten die Möglichkeiten der einsetzbaren Rettungskräfte überschreitet und somit zusätzliche, oft von außen herangeführte Hilfe benötigt wird. Dieses Konzept gilt sowohl präklinische als auch bei der Versorgung in Krankenhäusern.

> **TIPP**
>
> Die Abkürzung MANV (Massenanfall von Verletzten) steht lokal und regional für durchaus unterschiedliche Ereignisgrößen. Sie kann, je nach Einstufung, für Szenarien stehen, die durch die eigenen, lokalen Kräfte abgearbeitet werden können, oder auch für Ereignisse, die überregionale Hilfe erforderlich machen.

Die Anforderung in solchen Situationen Patienten effektiv zu triagieren, zu behandeln und zu transportieren, all dies unter Zeitdruck, kann überwältigend sein. Daher sind Leitlinien entwickelt worden, die bei diesem Prozess helfen können.

Triage ist eine der wichtigsten Aufgaben in der Katastrophenmedizin und bei MANV. Ziel ist es, die am schwersten betroffenen Patienten zu finden und zu behandeln. Durch die Triage bei MANV soll das bestmögliche Ergebnis für die größtmögliche Anzahl von Betroffenen erreicht werden.

> **Ordnung in das Chaos bringen!**
>
> Ein erfahrener Triageleiter sollte die Dringlichkeitseinstufung bei einem Massenanfall von Verletzten leiten. Diese Führungskraft muss über ein hohes Maß an Erfahrung mit präklinischen Verletzungen verfügen, da er schwierige Entscheidungen treffen muss. Er entscheidet im Zweifelsfall, welche Patienten als kritisch, welche als tödlich verletzt, oder welche als hoffnungslos eingestuft werden.

START-Triage

Für die Zuordnung von Triage-Kategorien existieren verschiedenste Methoden. Eine Methode, der START-Triage-Algorithmus (**S**imple **T**riage **a**nd **R**apid **T**reatment), beinhaltet eine schnelle physiologische Beurteilung sowie eine Einschätzung des Bewusstseins des Patienten. Dieses System bewertet die Atmung, die Perfusion und den Bewusstseinsgrad des Patienten, um Verletzte für die sofortige Behandlung zu priorisieren.

> **TIPP**
>
> Weitere Systeme zur Triage sind unter anderem MASS (Move, Assess, Sort, Send), Smart, JumpStart (ein pädiatrische Algorithmus), mSTART und Sacco.

> **FÜR ZUSÄTZLICHE INFORMATIONEN**
>
> Kapitel 5: *„Die Einsatzstelle"* Handbuchs.

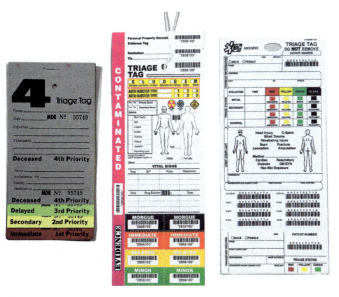

Abb. 2-3 Beispiele für Patientenanhängekarten mit vier Sichtungskategorien.
© File of Life Foundation, Inc.

Gewalt

Jeder Einsatz führt Sie in ein potenziell emotionsgeladenes Geschehen. Sie müssen jederzeit auf unterschwellige Hinweise, dass sich eine Situation verändern könnte, achten. Jede initial sicher erscheinende Einsatzstelle birgt das Risiko, schnell kippen zu können. Der Patient, seine Familie oder auch Zuschauer an der Einsatzstelle werden nicht immer in der Lage sein, die Situation rational zu bewerten. Sie könnten unsere Eintreffzeiten für zu lang halten, auf Worte und Maßnahmen unangemessen reagieren und das „normale" Vorgehen an der Einsatzstelle nicht verstehen. Ein sicheres und professionelles

Auftreten sowie Respekt und Empathie gegenüber dem Patienten können hier Vertrauen schaffen und die Kontrolle über die Einsatzstelle sichern.

> **Bevor wir losfahren...**
>
> In einigen Rettungsdiensten wird bei Einsatzstellen, bei denen Gewalttätigkeiten möglich sind, grundsätzlich die Polizei entsandt. Sie sollten deren Eintreffen abwarten.

Sie sollten sich die Fähigkeit aneignen, die Einsatzstelle zu beobachten. Das Rettungsfachpersonal muss lernen, auf:

- die Anzahl und den Standort von Personen bei Eintreffen an der Einsatzstelle;
- die Bewegung von Zuschauern zur Einsatzstelle und aus der Einsatzstelle heraus;
- Anzeichen von Stress oder Spannung; und auf
- ungewöhnliche oder unerwartete Reaktionen auf die Anwesenheit des Rettungsdienstes zu achten.

> **Passen Sie auf!**
>
> Beobachten Sie die Hände des Patienten und der Zuschauer. Achten Sie auf ausgebeulte Kleidung, Bekleidung, die nicht zum Wetter oder zur Jahreszeit passt, sowie übergroße Kleidung, die getragen werden könnte, um eine Waffe zu verdecken.

Sobald Sie das Entstehen einer Bedrohung wahrnehmen, sollten Sie sich darauf vorbereiten, die Einsatzstelle schnellstmöglich zu verlassen. Eine Beurteilung oder Behandlung des Patienten muss gegebenenfalls im Rettungsfahrzeug zu Ende geführt werden. Die Sicherheit des Rettungsfachpersonals ist oberste Priorität.

> **KRITISCHE FRAGEN**
>
> Denken Sie über folgende Situation nach: Sie und Ihr Partner sind im Wohnzimmer eines Patienten. Während Ihr Partner den Blutdruck des Patienten misst, betritt eine augenscheinlich alkoholisierte Person den Raum. Diese Person sieht verärgert aus und Sie nehmen den Griff einer Waffe, die im Gürtel steckt, wahr. Ihr Partner sieht und hört die Person, die den Raum betritt, nicht, da er sich auf den Patienten konzentriert. Diese auffällige Person beginnt, Ihre Anwesenheit infrage zu stellen und zeigt sich ausgesprochen erregt, insbesondere da Sie in Uniform sind. Ihre Hände bewegen sich immer wieder zum Griff der Waffe und davon weg. Die Person beginnt, auf und ab zu gehen und vor sich hin zu murmeln. Inwieweit sind Sie und Ihr Partner auf diese Art von Situation vorbereitet?

Häusliche Gewalt

Häusliche Gewalt ist ein alltägliches Geschehen in allen Altersgruppen, bei allen Geschlechtern, Einkommensgruppen, Bevölkerungsgruppen, unabhängig von sexueller Orientierung oder Bildung. Alleine in den Vereinigten Staaten sind jährlich 1,3 Millionen Frauen und 835.000 Männer in dokumentierte Fälle von häuslicher Gewalt involviert. Diese Geschehnisse hinterlassen physische und emotionale Verletzungen, die zum Teil Jahre nachwirken. Als Rettungsfachkraft können Sie in Situationen geraten, in denen die Gefahr sofort augenscheinlich ist. Oft ist sie aber auch nicht so offensichtlich.

> **Häusliche Gewalt**
>
> Das CDC definiert häusliche Gewalt als physische, sexuelle oder psychologische Schäden, die durch einen aktuellen oder früheren Lebenspartner verursacht werden. Diese Art von Gewalt kommt sowohl unter heterosexuellen als auch in gleichgeschlechtlichen Beziehungen vor. Die Beziehung muss nicht sexuell sein.
>
> Der Rettungsdienst muss in der Lage sein, häusliche Gewalt zu erkennen. Vier Arten häuslicher Gewalt werden am häufigsten beschrieben:
>
> - physische Gewalt, also die vorsätzliche Verletzung des Anderen
> - sexuelle Gewalt, die in fünf Untergruppen eingeteilt werden kann:
>   - Vergewaltigung
>   - Durchführung sexueller Handlungen an Dritten unter Zwang
>   - ungewollter Geschlechtsverkehr durch nicht physischen Zwang
>   - sexuelle Nötigungen mit Körperkontakt
>   - sexuelle Nötigungen ohne Körperkontakt
> - Stalking
> - physische Aggression

KAPITEL 2 Die Einsatzstelle und Initiale Beurteilung

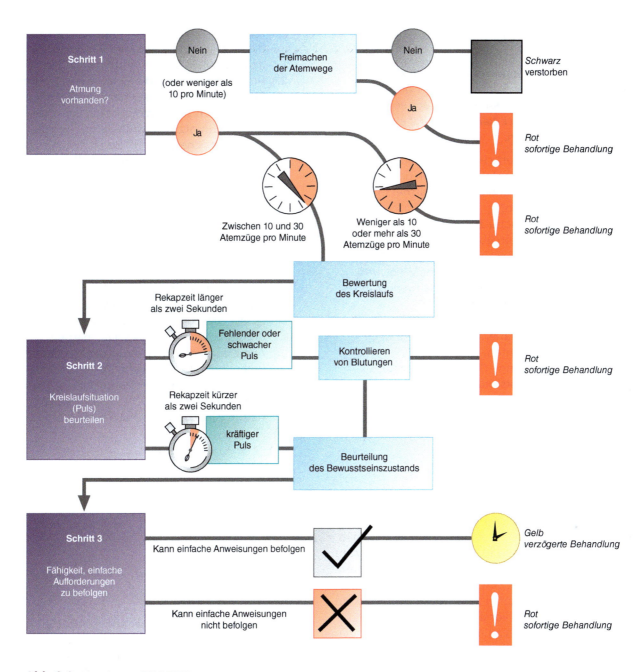

Abb. 2-4 Algoritmus START-Triage.
Mit freundlicher Genehmigung des Hoag Hospital Newport Beach und der Feuerwehr Newport Beach.

Wie bei jeder anderen Einsatzstelle mit dem Potenzial für Gewalt müssen Sie Ihre Umgebung im Auge behalten. Sie betreten möglicherweise eine eskalierende Situation, in der einer der Beteiligten nicht einmal weiß, dass sie gerufen wurden. Dies könnte den Partner weiter erregen. Solange Sie an der Einsatzstelle sind, sollten Sie Körpersprache und Bewegungen aller Beteiligten beobachten. Fragen Sie nach weiteren Personen im Haus, die Sie gegebenenfalls bei ihrem Eintreffen nicht wahrnehmen konnten. Sofern weitere Personen vor Ort sind, sollten Sie besonders aufmerksam sein. Sowohl Sie als auch Ihr Partner sollten mit offenen Augen und Ohren auf diese noch nicht sichtbaren Personen achten und bereit sein, die Einsatzstelle jederzeit zu räumen.

Stellen Sie sicher, dass Sie Ihren Verdacht auf häusliche Gewalt dokumentieren. Asservieren Sie mögliche Beweismittel so, wie Sie es an jedem anderen Ort eines Verbrechens tun würden. Machen Sie sich mit den rechtlichen Rahmenbedingungen bezüglich häuslicher Gewalt und Ihrer Verschwiegenheitspflicht vertraut. Dokumentieren Sie beschreibend und aufmerksam in solchen Situationen.

Erkennen

Aufgrund ihrer Angst und der Kontrolle, die der Täter über sie hat, leiden die Opfer oft stillschweigend. Sie müssen in der Lage sein, einige der Zeichen zu erkennen, die auf einen Missbrauch hinweisen.

- stark eingeschüchterte Patienten – Vermeidet der Patient Augenkontakt mit Ihnen oder dem Partner? Lässt der Patient seinen Partner Ihre Fragen beantworten?
- unangemessen beschützender Partner – Ist der Partner des Patienten übermäßig bemüht, Sie nicht mit dem Patienten alleine zu lassen?
- nicht erklärbare oder ungewöhnliche Verletzung – Gibt es eine Diskrepanz zwischen den Verletzung des Patienten und seiner Geschichte?
- herabsetzendes Verhalten des Partners gegenüber Ihrem Patienten – Erniedrigt der Partner Ihren Patienten?
- Patientenbeurteilung – Gibt es Zeichen für Essstörungen, Angststörungen, Depression, Schlafstörungen oder Apathie seitens des Patienten während der Patientenbeurteilung?

Gewalt an Einsatzstellen kontrollieren

Sie müssen Ihr Vorgehen an solchen Einsatzstellen im Team diskutieren und sich auf ein Vorgehen einigen. Der Versuch, die Situation ad hoc zu lösen, ist zum Scheitern verurteilt. Vereinbarte Schlagworte und Handsignale für Notfälle sowie die Entscheidung, körperlich oder lediglich verbal zu intervenieren, müssen allen Beteiligten bereits vor dem Einsatz klar sein.

Wenn sich beide Teammitglieder allein auf den Patienten fokussieren, können frühe Hinweise übersehen werden und die Situation kann schnell bedrohlich werden. In vielen Situationen können Spannungen und Ängste bei Patienten, bei der Familie und bei Zuschauern reduziert werden, wenn sich ein Behandelnder auf den Patienten konzentriert, während der andere Behandelnde die gesamte Einsatzstelle im Auge hat.

Sicherheitsstrategien

Es gibt verschiedene Methoden, mit Einsatzstellen, die gefährlich werden, umzugehen. Dies schließt folgende Methoden ein:

1. Sei nicht da. Beinhaltet die Einsatzmeldung bereits die Information, dass die Einsatzstelle gefährlich ist, sollten Sie an einer sicheren Stelle in Bereitstellung gehen. Erst wenn die Polizei die Lage geklärt hat und die Einsatzstelle freigibt, sollten Sie sich dorthin begeben.
2. Rückzug. Stellt sich die Einsatzstelle bei Ihrem Eintreffen als gefährlich heraus, sollten Sie sich taktisch zu Ihrem Fahrzeug zurückziehen und die Einsatzstelle verlassen. Gehen Sie an einem sicheren Ort in Bereitstellung und alarmieren Sie weitere Einsatzkräfte.
3. Entschärfen. Sofern sich eine Einsatzstelle während Ihrer Patientenversorgung ins Bedrohliche entwickelt, sollten Sie versuchen, Spannung und Aggression kommunikativ abzubauen, während Sie sich auf den Rückzug vorbereiten.
4. Verteidigen. Als letzten Ausweg müssen Sie sich als Rettungsfachpersonal gegebenenfalls verteidigen. Ziel dieser Verteidigung muss es sein, sich aus der Situation zu befreien und zurückzuziehen. Sie sollten nie den Aggressor verfolgen oder versuchen, diesen unter Kontrolle zu bringen. Stellen Sie sicher, dass die Polizei alarmiert wurde und auf dem Weg ist. Auch hier gilt: Die Sicherheit des Rettungsfachpersonals hat die höchste Priorität.

FÜR ZUSÄTZLICHE INFORMATIONEN

Kapitel 5: *„Die Einsatzstelle"*.

FALLBEISPIEL: ZUSAMMENFASSUNG

Die initiale Beurteilung war abgeschlossen und alle lebensbedrohlichen Probleme wurden behandelt. Der bodengebundene Rettungsdienst traf sich mit dem Hubschrauber. Der Patient wurde in ein Traumazentrum transportiert und zur chirurgischen Versorgung aufgenommen.

Das rechte Bein wurde oberhalb des Knies amputiert. Der Patient wurde eine Woche später zur Rehabilitation entlassen.

Entscheidende Handlung:

- Stillen der äußeren Blutung durch Anlage eines Tourniquet proximal des Oberschenkels in der Leiste
- Sauerstoffgabe zur Hypoxievermeidung
- Wärmeerhalt durch Decke
- intravenöse Volumentherapie zur Unterstützung der Perfusion.

ZUSAMMENFASSUNG

- Die Sicherheit des Personals und des Patienten an der Einsatzstelle hat oberste Priorität.
- Alle lebensbedrohlichen Zustände müssen, sobald sie entdeckt werden, behandelt werden.
- Lebensbedrohliche Verletzungen können subtil sein und verlangen daher ein hohes Maß an Aufmerksamkeit.

FALLBEISPIEL: ÜBERBLICK

Teil 1

Welche Überlegungen und Sorgen zur Sicherheit der Einsatzstelle haben Sie?	An dieser Einsatzstelle sollten Sie sich fragen: ■ Ist die Maschine noch eingeschaltet oder kann sie wieder eingeschaltet werden? ■ Könnten laufenden Maschinen nahe dem Einsatz ein Risiko für Ihre Sicherheit darstellen? ■ Ist gegebenenfalls gefährliches Material (giftige oder entzündliche Betriebsstoffe, usw.) ausgetreten und besteht Rutschgefahr? ■ Ist die Umgebung sicher (Abgase, Lärm, unebener Boden mit Stolperfalle, enge Räume, Risiko von Feuer oder Explosion)? ■ Ist die betroffene Maschine stabilisiert und können Sie sich ihr gefahrlos nähern? ■ Wie viele Arbeiter wurden verletzt? Werden weitere Arbeiter vermisst? ■ Reichen die alarmierten Kräfte aus, um in diesem Einsatz die Sicherheit an der Einsatzstelle sicherzustellen?

Teil 2

Was ist der Unfallmechanismus?	Bedenken Sie das Folgende: ■ Welche Sicherheitsausstattung wurde genutzt (Helme, Handschuhe, usw.)? ■ Wie gelangte das Bein in die Maschine? (Stürzte der Patient in die Maschine, gibt es weitere Verletzungen der Gelenke oder Weichteile, usw.?) ■ Wie wurde das Bein aus der Maschine entfernt? (Wurde das Bein aus der Maschine gezogen oder die Maschine um das Bein abgebaut?) ■ Wie hoch ist der Blutverlust? (War die Blutung schwerwiegend, während das Bein in der Maschine steckte oder wurde sie durch die Maschine tamponiert oder unterbunden?) ■ Wie schwerwiegend war die Blutung, bevor sie verbunden wurde (freier Blutfluss oder pulsierende Blutung, usw.)?
Erforderte der Unfallmechanismus eine Immobilisation der Halswirbelsäule?	Bei diesem Unfallmechanismus gibt es keinen Hinweis, der eine Immobilisation der Halswirbelsäule erfordert.
Reichen Ihre Ressourcen zur Patientenversorgung aus?	Überlegen Sie bereits jetzt, ob die Nachalarmierung eines Hubschraubers zum Transport indiziert ist.

(Fortsetzung)

FALLBEISPIEL: ÜBERBLICK (*FORTSETZUNG*)

Teil 3

Was tötet den Patienten potenziell?	starke Blutung nach außen.
Welche Behandlung des Patienten ist in diesem Fall erforderlich?	1. Stillen der Blutung nach außen durch: direkten Druck; Tourniquet 2. Sauerstoffgabe zum Vermeiden einer Hypoxie aufgrund des Blutverlustes und des Verlustes von Erythrozyten. 3. Eine Schiene und Wundversorgung ist selbst bei fortgeschrittenem Schockgeschehen wichtig, um weitere Verletzungen an Blutgefäßen und/oder Nerven zu vermeiden. Eine gute Schienung wird im Rahmen des Patientenmanagements und des Ergebnisses für den Patienten oft nicht ausreichend berücksichtigt. Eine gute Schienung kann entscheidend dafür sein, welchen permanenten Schaden der Patient zurückbehält.
Sofern der Patient bewusstlos und seine Atmung schnell und flach (> 30 Atemzüge pro Minute) wäre, wie würden Sie diesen Patienten initial behandeln?	Behandeln Sie alle lebensbedrohlichen Probleme zuerst: ■ Der Patient kann durch mehrere Helfer gleichzeitig versorgt werden. ■ Die arterielle Blutung des rechten Beines wird mit direktem Druck und Tourniquet behandelt. ■ Eine Atemwegshilfe sollte eingelegt werden. Der Patient sollte assistiert beatmet werden, um ein adäquates Atemzugvolumen zu erreichen. ■ Vor dem Transport sollte der Atemweg definitiv gesichert werden.

Teil 4

Wohin sollte dieser Patient transportiert werden?	Aufgrund des zerquetschen und pulslosen Beines ist ein Transport in ein Traumazentrum schnellstmöglich notwendig.
Wie sollte der Patient transportiert werden?	Ein luftgestützter Transport ist hier die schnellste Möglichkeit, auch wenn er erst jetzt initiiert wird.
Sollte vor Ort noch eine erweiterte Beurteilung erfolgen oder sollte der Transport eingeleitet werden?	Der Transport sollte eingeleitet werden. Eine erweiterte Beurteilung sollte schnellstmöglich durchgeführt werden, ohne den Transport zu verzögern.

© National Association of Emergency Medical Technicians.

WIEDERHOLUNGSFRAGEN

1. Sie werden zu einem Einsatz mit dem Stichwort häusliche Gewalt gerufen und sind als Erster an der Einsatzstelle. Bei Ihrem Eintreffen hören Sie einen Mann und eine Frau laut streiten. Im Hintergrund weint ein Kind. Sie hören einen lauten Aufschlag, die Frau schreit. Was ist Ihre erste Priorität?
   A. Das sich streitende Paar voneinander trennen, um weitere Verletzungen zu vermeiden.
   B. Das Kind aus dieser Situation retten.
   C. Die Einsatzstelle beurteilen, alle potentiellen Waffen und anderen Gefahren wahrnehmen.
   D. Die Polizei rufen.

2. Beim Betreten des Hauses sehen Sie eine Frau, die augenscheinlich mehrere Prellungen im Gesicht sowie eine Risswunde an der Wange hat. Sie stützt

ihren rechten Arm. Sie sehen eine erhebliche Blutung aus einer langen Wunde an diesem Arm. Um welche Art von Blutung handelt es sich?
   A. kapilläre Blutung
   B. venöse Blutung
   C. arterielle Blutung
   D. Schürfwunden
3. Wie kann diese Blutung am besten behandelt werden?
   A. direkter Druck
   B. Hochlegen des Arms über Herzniveau
   C. Tourniquet
   D. Okklusionsverband
4. Was sollten Sie tun, während Ihr Partner die Blutung versorgt?
   A. Atemweg und Atmung des Patienten überprüfen
   B. das weinende Kind von der Einsatzstelle entfernen
   C. ein Auge auf weitere Gefahren an der Einsatzstelle haben
   D. den Täter von der Einsatzstelle entfernen
5. Die Patientin trägt ein langärmliges Oberteil. Sie können die Wunde nur schwer beurteilen. Was sollten Sie tun?
   A. Die Kleidung mit Vorsicht an der betroffen Stelle entfernen.
   B. Die Bekleidung nicht entfernen. Einfach eine Kompresse auf der Wunde platzieren.
   C. Der Patientin das Hemd ausziehen und in einer für Beweismittel geeigneten Plastiktüte verstauen.
   D. Den bereits vorhandenen Schnitt nutzen, um den Ärmeln aufzuschneiden und diesen dann als behelfsmäßiges Tourniquet nutzen.

MUSTERLÖSUNG

Frage 1: D
Auch wenn Ihr erster Impuls sein wird, die Sicherheit des Opfers zu gewährleisten, müssen Sie zuerst an Ihre eigene Sicherheit denken. Rufen Sie die Polizei!

Frage 2: B
Eine venöse Blutung verursacht einen kontinuierlichen Fluss dunkelroten Blutes.

Frage 3: A
Bei venösen Blutungen reicht in der Regel direkter Druck aus, um die Blutung zu stoppen.

Frage 4: C
Wenn sich beide Helfer auf den Patienten fokussieren, kann die Einsatzstelle schnell bedrohlich werden. Dadurch können frühe Hinweise auf eine Eskalation übersehen werden.

Frage 5: A
Sie sollten nicht durch die Löcher der Kleidung schneiden, die durch eine Schuss- oder Stichverletzung verursacht wurden, wenn Sie die Bekleidung eines Patienten, der Opfer eines Verbrechens war, entfernen. Sofern Bekleidung zerschnitten wird, werden die ermittelnden Beamten Sie fragen, welche Veränderungen warum an der Bekleidung vorgenommen wurden. Alle Bekleidungsstücke, die entfernt wurden, sollten in Papiertüten (nicht Plastik) gelagert und an die ermittelnden Beamten übergeben werden.

QUELLEN UND WEITERFÜHRENDE LITERATUR

National Association of Emergency Medical Technicians. *PHTLS: Prehospital Trauma Life Support*. 9th ed. Burlington, MA: Public Safety Group; 2019.

U.S. Department of Health and Human Services. Chemical Hazards Emergency Medical Management: SALT Triage. https://chemm.nlm.nih.gov/salttriage.htm. Updated September 29, 2017. Stand: 19. Oktober 2018.

U.S. Department of Health and Human Services. Chemical Hazards Emergency Medical Management: START Triage. https://chemm.nlm.nih.gov/startadult.htm. Updated September 29, 2017. Stand: 19. Oktober 2018.

FERTIGKEITSSTATION

Initiale Beurteilung von Traumapatienten

1. Beurteilen Sie die Einsatzstelle bezüglich Sicherheit und bewahren Sie den Überblick über die Lage.
2. Machen Sie sich beim Patienten bemerkbar, bevor sie diesen erreichen.
3. Verschaffen Sie sich einen ersten Eindruck, in dem Sie den Patienten visuell auf starke (exsanguierenden) Blutungen untersuchen, die eine sofortige Behandlung erfordern.

4. Führen Sie eine systematische Untersuchung des Patienten auf starke (exsanguierenden) Blutungen und Wunden durch.
   A. Beurteilen Sie die oberen Extremitäten und Schultern.
   B. Beurteilen Sie das Becken bezüglich Instabilität.
   C. Beurteilen Sie das Gesäß und die unteren Extremitäten.
   D. Beurteilen Sie den Nacken, um starke Blutungen zu finden.
5. Beurteilen Sie, inwieweit der Atemweg des Patienten frei ist. Achten Sie dabei gegebenenfalls auf eine Immobilisation der Halswirbelsäule.
6. Beurteilen Sie die Atemfrequenz und die Effizienz der Atmung.
   A. Beurteilen Sie Brust und Achseln.
   B. Beurteilen Sie den Thorax auf Symmetrie und Fehlstellungen.
   C. Beurteilen Sie den Rücken des Patienten.
7. Prüfen Sie den Puls des Traumapatienten und beurteilen Sie den Status bezüglich Schockzeichen.
   A. Beurteilen Sie das Abdomen und die Flanken bezüglich Verletzungen, Druckdolenz und Abwehrspannung.
8. Beurteilen Sie den neurologischer Status des Patienten (Disability).
9. Exponieren Sie dem Patienten, um nicht sofort sichtbare lebensbedrohliche Verletzungen zu evaluieren. Ergreifen sie Maßnahmen, um eine Hypothermie zu vermeiden.
10. Beurteilen Sie die Effizienz vorangegangener Interventionen bei jedem Schritt und in regelmäßigen Abständen.

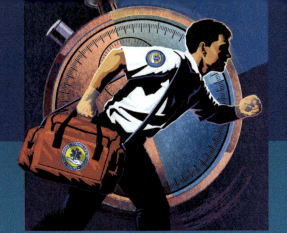

KAPITEL 3

Atemweg

LERNZIELE

- Diskutieren Sie die möglichen Ursachen für eine Obstruktion der Atemwege beim Traumapatienten.
- Führen Sie die Schritte des Primary und des Secondary Surveys der Atemwege beim Traumapatienten korrekt durch.
- Behandeln Sie Atemwegsprobleme basierend auf der Klinik des Patienten korrekt.
- Beschreiben Sie die unterschiedliche Anatomie der Atemwege beim Kind und beim Erwachsenen.

Einführung

Zwei der wichtigsten Dinge, die in der präklinischen Behandlung von Patienten sichergestellt werden müssen, sind das Freihalten der Atemwege sowie die Sicherstellung der pulmonalen Ventilation. Inadäquate Ventilation und insuffiziente Oxygenation der Organe führt zu zusätzlichen Schäden, wie z.B. sekundären Hirnverletzungen. Die Sicherstellung offener Atemwege sowie genügend Ventilation und Oxygenation sind entscheidende Faktoren, um das Outcome des Patienten positiv zu beeinflussen.

Das respiratorische System hat zwei Hauptfunktionen:

1. Es belädt die Erythrozyten mit Sauerstoff.
2. Es eliminiert Kohlendioxid (CO_2) aus dem Körper.

Das Unvermögen des respiratorischen Systems, den Zellen Sauerstoff zur Verfügung zu stellen, resultiert rasch in einem anaeroben Metabolismus und kann schnell zum Tod führen. Der Ausfall der CO_2-Elimination kann zu Koma und Azidose führen.

FALLBEISPIEL: TEIL 1

Sie werden um 21 Uhr zu einem Verkehrsunfall gerufen, bei dem eine 20-jährige Frau mit einem kleinen Geländewagen gegen einen Baum gefahren ist. Das Opfer war in einer klaren Nacht (mit einer Temperatur von 21 °C) auf dem Rückweg von einer Party, unterschätzte eine Kurve, kam mit 80 km/h von der Straße ab und traf gegen einen in einer Böschung stehenden Baum.

Das Fahrzeug blieb aufrecht stehen. Es besteht aber eine knapp 50 cm große Verformung des Motorraums. Der Airbag des Lenkrades löste beim Aufprall nicht aus, die seitlichen Airbags hingegen schon. Die Fahrerin trug ihren Sicherheitsgurt (Dreipunktgurt).

Feuerwehr und Polizei haben die Einsatzstelle sowie das Fahrzeug gesichert. Bei Ihrem Eintreffen ist die Feuerwehr dabei, über die Seitentür Zugang zur Patientin zu schaffen. Die Patientin ist bewusstlos. Sie sehen eine blutende Nase sowie ein Hämatom an der Stirn. Ein Feuerwehrmann stabilisiert die Halswirbelsäule.

Fragen:

- Welches Verletzungsmuster erwarten Sie bei diesem Szenario?
- Welche potenziellen Gefahren bestehen am Fahrzeug?
- Welche Gefahren sind an der Einsatzstelle zu erwarten?

Anatomie

Das respiratorische System setzt sich aus den oberen und unteren Atemwegen, inklusive der Lungen, zusammen. Jeder Teil des Systems spielt eine wichtige Rolle bei der Aufrechterhaltung des Gasaustausches – dem Prozess, bei dem Sauerstoff ins Blut gelangt und Kohlendioxid abgeatmet wird.

Obere Atemwege

Die oberen Atemwege bestehen aus der Nasen- und Mundhöhle. Die Luft wird in der Nasenhöhle aufgewärmt, befeuchtet und Verschmutzungen werden herausgefiltert. Auch durch die Mundhöhle kann Luft eintreten, jedoch werden dadurch die Funktionen der Nasenhöhle umgangen. Im Anschluss daran folgt der Pharynx, der sich aus mit Schleimhaut überzogener Muskulatur zusammensetzt. Er reicht vom weichen Gaumen bis zum oberen Ende des Ösophagus. Der Pharynx ist in drei Abschnitte unterteilt.

- der Nasopharynx (oberer Teil)
- der Oropharynx (mittlerer Teil)
- der Hypopharynx (unterer Teil).

Direkt oberhalb des Larynx sitzt die Epiglottis. Sie ist ein bewegliches Klappenventil, das die Luft in die Trachea sowie Flüssigkeiten und feste Stoffe in den Ösophagus leitet.

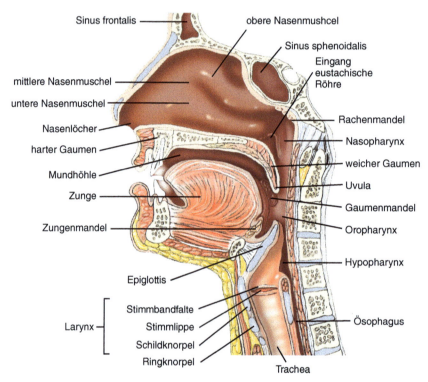

Abb. 3-1 Sagittalschnitt der Nasenhöhle und des Pharynx von medial.
© National Association of Emergency Medical Technicians

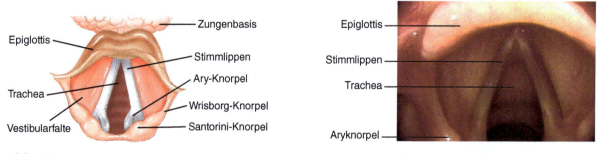

Abb. 3-2 Aufsicht auf die Stimmlippen in Relation zu den paarigen Larynxknorpeln und der Epiglottis. Im Gegensatz zu dem oberen Respirationstrakt, der aus den Zähnen und Muskeln besteht, besteht der Larynx aus dünnem Gewebe und feinem Knorpel, die keine grobe Behandlung vertragen.

A: © National Association of Emergency Medical Technicians. **B:** mit freundlicher Genehmigung von James P. Thomas, M.D., www.voicedoctor.net

Untere Atemwege

Die unteren Atemwege bestehen aus Trachea, Bronchien und den beiden Lungenflügeln. Während der Inspiration fließt die Atemluft erst durch die oberen und unteren Atemwege, bevor sie die Alveolen erreicht, in denen der Gasaustausch stattfindet. Die Trachea teilt sich in den rechten und linken Hauptbronchus auf.

Jeder Hauptbronchus unterteilt sich in mehrere Bronchien, die wiederum in Bronchiolen aufgegliedert sind und schließlich in Alveolen enden. Die Alveolen sind winzige Luftbläschen, die von Kapillaren umgeben sind. Bei dieser ausgesprochenen Nähe von Atemluft und Gefäßsystem findet der Gasaustausch statt.

> **FÜR ZUSÄTZLICHE INFORMATIONEN**
> Abschnitt „Anatomie" im Kapitel 7: „Atemwege und Ventilation"

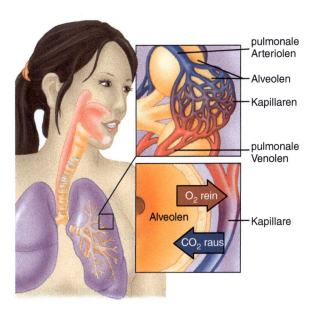

Abb. 3-3 Diffusion von Sauerstoff und Kohlendioxid an der alveolar-kapillären Membran in den Alveolen der Lunge.
© Jones & Bartlett Learning

Physiologie

Die Atemwege leiten die Umgebungsluft durch Nase, Mund, Pharynx, Trachea und Bronchien in die Alveolen. Mit jedem Atemzug nimmt ein durchschnittlicher Erwachsener mit ca. 70 kg Körpergewicht ein Volumen von ungefähr 500 ml Luft auf. Davon verbleiben pro Atemzug ca. 150 ml Luft in den oberen Atemwegen und erreichen nie die Alveolen, um am Gasaustausch teilzunehmen. Daher wird dieser Raum als *Totraum* bezeichnet, da die dort verbliebene Luft dem Körper nicht zum Gasaustausch zur Verfügung steht.

> **Totraum**
> Die Atemwege beinhalten bis zu 150 ml Luft, die nie die Alveolen erreicht und entsprechend nie am Gasaustausch teilnimmt. Dieses Volumen wird als Totraum bezeichnet.

Wenn Umgebungsluft die Alveolen erreicht, diffundiert der Sauerstoff durch die Alveolarmembran in die Blutbahn und haftet sich hauptsächlich an den roten Blutkörperchen an.

Das Herz-Kreislauf-System verteilt den Sauerstoff anschließend im Körpergewebe, in dem Sauerstoff als „Treibstoff" für den Energiemetabolismus benötigt wird. Während Sauerstoff von den Alveolen durch die Zellwand und das Kapillarendothel in die roten Blutkörperchen diffundiert, wird Kohlendioxid in umgekehrter Richtung vom Plasma an die Alveolen abgegeben.

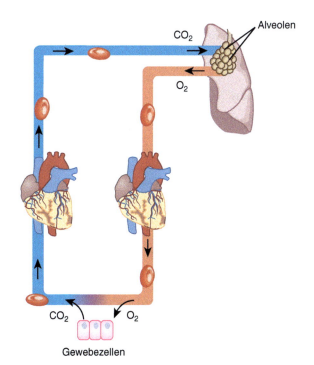

Abb. 3-4 Sauerstofftransport von den Alveolen über die roten Blutkörperchen zum Gewebe. Das Hämoglobin in den roten Blutkörperchen übernimmt den Sauerstofftransport zu den Geweben, wo er wieder abgegeben wird. Das Kohlendioxid (CO_2) wird größtenteils mit dem Blutplasma transportiert.
© National Association of Emergency Medical Technicians

Die Möglichkeiten, eine Atemtätigkeit zu beurteilen, werden laufend verbessert. Trotzdem beginnt eine zielgerichtete Unterstützung der Oxygenierung des Traumapatienten mit der Applikation von Sauerstoff, um eine Hypoxie zu behandeln bzw. zu vermeiden.

> **FÜR ZUSÄTZLICHE INFORMATIONEN**
>
> Abschnitt „Physiologie" im Kapitel 7: „Atemwege und Ventilation"

Pathophysiologie

Das Leistungsvermögen des respiratorischen Systems kann durch ein Trauma vermindert werden, sodass eine adäquate Sauerstoffversorgung und suffiziente CO_2-Abatmung nicht mehr möglich ist. Der Vorgang stellt sich wie folgt dar:

- verminderte Sauerstoffaufnahme durch Hypoventilation
  - Verlegung der Atemwege
  - Hypoventilation durch Rippenfrakturen, Pneumothorax oder instabilen Thorax
  - verminderte Sauerstoffaufnahme durch Lungenkontusion

> **Nur atmen**
>
> Hypoventilation ist das Ergebnis eines reduzierten Atemminutenvolumens. Unbehandelt führt eine Hypoventilation zu CO_2-Retention, Azidose und im weiteren Verlauf zum Tod. Die Versorgung eines Patienten beinhaltet die Verbesserung der Atemfrequenz und der Atemtiefe, indem die Atemwege freigelegt werden und, falls nötig, assistiert beatmet wird.
>
> Hyperventilation kann eine Vasokonstriktion verursachen, die gerade bei Patienten mit Schädel-Hirn-Traumata zu massiven Schädigungen führen kann. Große Tidalvolumina können den venösen Rückstrom reduzieren. Dies kann besonders für Patienten im Schockzustand schädlich sein.

Die häufigste Ursache für die Verlegung der oberen Atemwege ist das Zurückfallen der Zunge mit Verlegung der Hypopharynx. Dieser Zustand führt zur Verlegung der Atemwege mit schnarchenden Geräuschen und abnormen Thoraxbewegungen. Bei Traumapatienten kommt verkomplizierend hinzu, dass sich sowohl Blut als auch Sekret in den oberen Atemwegen ansammeln können. Dieser Zustand kann durch einfache Manöver, wie den modifizierten Esmarch-Handgriff oder den Trauma-Chin-Lift, korrigiert werden.

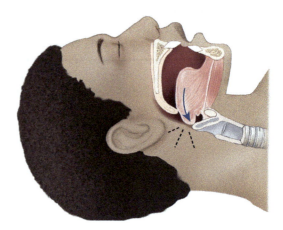

Abb. 3-5 Bewusstlose Person, bei der der Zungenboden aufgrund des verminderten Muskeltonus zurückfällt und den Hypopharynx verschließt. Der Sauerstoff kann nicht durch die Trachea in die Lunge gelangen.
© National Association of Emergency Medical Technicians

Eine andere häufige Ursache ist eine aufgrund eines eingeschränkten Bewusstseins oder massiven Traumas verursachte Ansammlung von Sekret, Blut oder Fremdkörpern im Hypopharynx. Dadurch ist ein selbstständiges Freihalten der Atemwege nicht mehr möglich.

> **Was ist das für ein Geräusch?**
>
> Gurgelnde Atemgeräusche sind ein sicheres Anzeichen dafür, dass der Patient nicht in der Lage ist, seine Atemwege selbstständig offen zu halten, und es jederzeit zu einer Aspiration und/oder Verlegung der Atemwege kommen kann. Das Problem kann zeitweilig durch Absaugen der oberen Luftwege behoben werden.

Die dritte Lokalisation einer Obstruktion der oberen Luftwege ist der Larynx, verursacht durch ein direktes Trauma am Larynxknorpel oder bedingt durch ein Inhalationstrauma mit nachfolgender Schleimhautschwellung. Die Klinik manifestiert sich in Heiserkeit und einem Stridor. Häufig ist hier ein fortgeschrittenes Atemwegsmanagement, wie die endotracheale Intubation oder eine chirurgische Atemwegssicherung, notwendig.

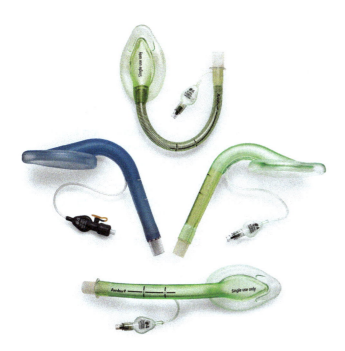

Abb. 3-6 Larynxmaske.
Mit freundlicher Genehmigung von Ambu, Inc.

FALLBEISPIEL: TEIL 2

Die Patientin ist an das Lenkrad geprallt, als das Fahrzeug mit dem Baum kollidierte. Der frontale Airbag löste nicht aus. Die Patientin weist Schürfungen im Halsbereich unterhalb der Mandibula in Nähe des Schildknorpels auf.

Primary Survey:

X – keine starke Blutung erkennbar

A – geräuschvolle gurgelnde Atemgeräusche

B – flache Atmung

C – Radialispuls palpabel

D – Die Patientin ist bewusstlos und reagiert auf Schmerzreiz. Glasgow Coma Scale (GCS): 7 (E2, V2, M3)

E – mäßiges Nasenbluten; Hämatom an der Stirn die Patientin kann aufgrund der klemmenden Türen nicht geborgen werden.

Fragen:

- Kann die Patientin ihre Atemwege offen halten?
- Erwarten Sie Probleme der Atemwege?
- Welche zusätzlichen Untersuchungen möchten Sie zu diesem Zeitpunkt durchführen?
- Inwiefern sind Sie aufgrund des Unfallhergangs bezüglich der Atemwege besorgt?

> **FÜR ZUSÄTZLICHE INFORMATIONEN**
> Abschnitt „*Pathophysiologie*" im Kapitel 7: „*Atemwege und Ventilation*"

Beurteilung der Atemwege

Das effektive Management der Atemwege setzt eine korrekte Beurteilung der Atemwege voraus. Ein Patient, der wach ist und mit normaler Stimme spricht, hat einen offenen Atemweg. Bei Patienten mit eingeschränktem Bewusstseinszustand dagegen hat die Beurteilung der Atemwege oberste Priorität, bevor man sich in einem weiteren Schritt den geringfügigeren Verletzungen zuwendet.

Folgende Punkte sollten im Primary Survey beurteilt werden:

- die Position der Atemwege und des Patienten
- Geräusche der oberen Atemwege
- indirekte Zeichen einer Atemwegsverlegung
- Brustkorbbewegungen

Position der Atemwege und des Patienten

Sobald Sie den Patienten sehen, beobachten Sie seine Position. Bei Patienten in Rückenlage besteht bei getrübtem Bewusstsein ein erhöhtes Risiko für eine Atemwegsverlegung durch Zurückfallen des Zungengrundes.

Bewusstlose Traumapatienten werden womöglich zur Wirbelsäulenimmobilisation in Rückenlage auf dem Spineboard/auf der Vakuummatratze gelagert. Patienten mit Anzeichen eines reduzierten Bewusstseinszustandes benötigen eine regelmäßige Beurteilung bezüglich einer Atemwegsverlegung und ggf. das Einbringen von Hilfsmitteln zur Atemwegsicherung.

> **Auf die Position kommt es an**
>
> Patienten in Seitenlage mit offenen Atemwegen können ihre Atemwege nach Umlagerung in Rückenlage verlegen. Patienten mit einem Mittelgesichtstrauma und aktiven Blutungen sollten in der Position, in der sie gefunden werden, verbleiben, wenn sie so ihre Atemwege freihalten können. Wenn diese Patienten in Rückenlage verbracht werden, kann es zu einer Verlegung der Atemwege oder einer möglichen Aspiration von Blut kommen.

Beurteilung der Atemwege

Geräusche, die von den oberen Atemwegen verursacht werden, sind selten ein gutes Zeichen. Sie sind meist Ursache einer partiellen Verlegung der oberen Atemwege. Je nach Art des Geräusches können diese Hinweise auf die Lokalisation und Ursache geben.

Schnarchen, Gurgeln und Stridor sind kritische Befunde. Ein Stridor kann aber in der Behandlung herausfordernd sein. Dabei handelt es sich um ein hochfrequentes Pfeifen, ausgelöst durch:

- direktes Trauma
- Fremdkörper
- Schleimhautschwellung, z.B. nach Inhalationstrauma

TIPP
Eine Schwellung ist herausfordernd, da sie am engsten Ort der oberen Atemwege auftritt. Sie müssen umgehend handeln, um die Obstruktion zu beseitigen und die Atemwege offen zu halten.

FALLBEISPIEL: TEIL 3

Vitalzeichen:
- Blutdruck: 154/108 mm Hg
- Herzfrequenz und -qualität: 70/min, radial palpabel
- Atemfrequenz: 20/min, flache Thoraxhebungen
- SpO_2: 94 % unter Raumluft
- Haut: warm, trocken
- Temperatur: 37,0 °C

Ein erneuter Primary Survey zeigt:

X – keine starke Blutung erkennbar

A – offene Atemwege, Halswirbelsäule ist stabilisiert

B – weiterhin flache Atmung

C – Radialispuls palpabel, mäßiges Nasenbluten, Hämatom an der Stirn

D – Die Patientin ist bewusstlos und reagiert auf Schmerzreiz. GCS 7 (E2, V2, M3), rechte Pupille dilatiert und nicht reagibel

E – Die Patientin wurde aus dem Fahrzeug gerettet und befindet sich in sicherer Distanz vom Fahrzeug auf dem Spineboard.

Fragen:
- Ist eine Stabilisierung der Halswirbelsäule indiziert?
- Ist ein Atemwegsmanagement indiziert?
- Welche zusätzlichen Untersuchungen können durchgeführt werden, während sich die Patientin noch im Fahrzeug befindet?
- Welche zusätzlichen Informationen möchten Sie über Ihre Patientin in Erfahrung bringen?
- Welche Behandlungsoptionen haben Sie zum aktuellen Zeitpunkt?
- Ist die Patientin stabil oder instabil?
- Wie sieht Ihr Behandlungsplan aus?
- Welchen Plan verfolgen Sie in der Einschätzung der Atemwege?
- Wie stellen Sie fest, ob die Patientin adäquate Atemwege und eine adäquate Atmung hat?
- Benötigt die Patientin Sauerstoff?

Reduzierte Bewegungen des Brustkorbes können ein Hinweis auf eine Verlegung der Atemwege sein. Der Einsatz der Atemhilfsmuskulatur und eine erhöhte Atemarbeit bzw. Anstrengung können Hinweise für eine Beeinträchtigung der Atemwege sein.

Zur Überwindung eines verlegten Atemwegs muss der Patient vermehrte Atemarbeit leisten. Dies führt zu einem steigenden negativen Druck intrathorakal, sodass man Einziehbewegungen zwischen den Rippen und am Jugulum beobachten kann. Diese Bewegungen lassen sich besonders gut bei Kindern beobachten. Bei zunehmender Obstruktion des Atemweges kann es zu einer „Schaukelatmung" kommen.

FÜR ZUSÄTZLICHE INFORMATIONEN
Abschnitt „Beurteilung von Atemwegen und der Beatmung" im Kapitel 7: „Atemwege und Ventilation"

Management

Das Management der Atemwege ist ein kontinuierlicher Prozess. Es ist entscheidend, die Atemwege korrekt zu behandeln, um dem Patienten eine Atmung zu ermöglichen.

Die Behandlung kann dabei herausfordernd sein. Meist genügen aber – zumindest vorübergehend – einfache Maßnahmen. Je nach Situation können diese Techniken unmittelbar und ohne zusätzliches Material durchgeführt werden. Sie können zu einem besseren Outcome führen als komplexe Techniken, die Zeit, Personal und Material binden.

Um die Atemwege zu behandeln müssen Sie:

- **Beurteilen** — Ist der Atemweg offen und kann der Patient ihn offen halten?
- **Position** — Viele Atemwegsprobleme können gelöst werden, indem man den Patienten (re)positioniert, um die Atemwege frei zu legen und ein Zurückfallen der Zunge zu vermeiden.
- **Absaugen** — Entfernen Sie Blut und Sekret von den Atemwegen und beseitigen Sie Fremdkörper, abgebrochene Zähne, usw., bevor Sie ein Hilfsmittel einführen.
- **Hilfsmittel**
  - Benutzen Sie Hilfsmittel in der korrekten Größe und in der einfachsten Ausführung, um den Atemweg freizuhalten.
  - Nutzen Sie bevorzugt nasopharyngeale oder oropharyngeale Hilfsmittel anstelle von supraglottischen oder endotrachealen Hilfsmitteln.
- **Ventilation** — Beatmen Sie den Patienten, falls er selber nicht oder ungenügend atmet.
- **Oxygenation** — Applizieren Sie Sauerstoff. Denken Sie daran, dass die Richtlinien der American Heart Association (AHA) eine Sauerstoffsättigung von mindestens 94 % anstreben.

Grundlegende Techniken

Die Sicherung und Aufrechterhaltung der Atemwege kann in drei unterschiedliche Ebenen unterteilt werden. Die Anwendung dieser Maßnahmen sollte patientenorientiert, situationsangepasst und der Schwere der Verletzung entsprechend sein.

Manuelle Manöver sind die einfachsten Methoden zum Freimachen der Atemwege. Hierfür wird keinerlei Ausrüstung, sondern nur die Hände des Rettungsdienstmitarbeiters benötigt. Selbst wenn der Patient noch einen Würgereflex hat, kann man mit dem manuellen Manöver die Atemwege freihalten. Bei der Anwendung von manuellen Manövern im Atemwegsmanagement gibt es keinerlei Kontraindikationen bei einem Traumapatienten. Unter manuellen Manövern versteht man das Trauma-Chin-Lift (Anheben des Kinns) und der Trauma-Jaw-Thrust (modifizierter Esmarch-Handgriff) sowie das manuelle Ausräumen von Fremdmaterial aus dem Atemweg.

Der erste Schritt im Management der Atemwege ist eine kurze visuelle Inspektion des Oropharynx. Fremdkörper (wie z.B. Essensreste, abgebrochene Zähne, Zahnprothesen) sowie Blut werden mithilfe eines Handschuhs manuell entfernt oder können abgesaugt werden.

Beim bewusstlosen Patienten erschlafft die Zunge, fällt in den hinteren Oropharynx zurück und blockiert die Atemwege. Manuelle Manöver zur Beseitigung

> **TIPP**
>
> Wägen Sie das Risiko gegen den Nutzen von stark invasiven Maßnahmen ab. Solche setzen ein Beherrschen der Maßnahme sowie die entsprechende Aufsicht der medizinisch verantwortlichen Person voraus. Sie sollten nicht unnötig durchgeführt werden.

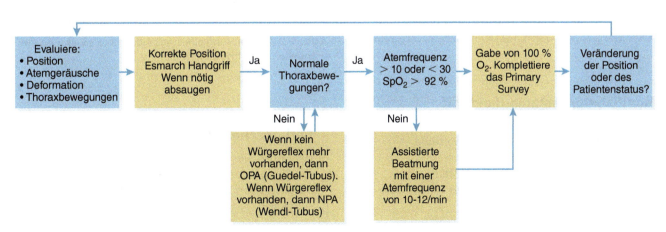

Abb. 3-7 Basis Atemwegsmanagement Algorithmus.
© Jones & Bartlett Learning

dieser Obstruktion sind einfach, da die Zunge mit der Mandibula (Unterkiefer) verbunden ist. Jedes Manöver, das den Unterkiefer nach vorne schiebt, wird die Zunge vom hinteren Oropharynx weghalten.

> **Trauma-Chin-Lift**
>
> Dieses Manöver wird angewendet, um eine Vielzahl von anatomischen Atemwegsverlegungen bei spontan atmenden Patienten zu beheben. Das Kinn sowie die unteren Schneidezähne werden mit den Fingern gefasst und der Unterkiefer nach vorne gezogen. Tragen Sie immer Handschuhe zum Schutz vor Körperflüssigkeiten.

Ein Traumapatient benötigt womöglich entschlossenes Absaugen der oberen Atemwege. Unter Umständen haben sich große Mengen an Blut und Erbrochenem in den Atemwegen angesammelt. Unter Umständen ist eine einfache Absaugvorrichtung damit überfordert. Eine Drehung des Patienten („Logroll") ist eine schnelle und effiziente Methode, um große Mengen an Blut oder Erbrochenes zu entfernen.

Die beste Technik den Mund und den Pharynx abzusaugen, ist den Absaugkatheter seitlich in den Mund zuschieben, lateral der Zähne. Diese Maßnahme ist am wenigsten reizend und kann auch dann durchgeführt werden, wenn der Patient die Zähne aufeinanderbeißt.

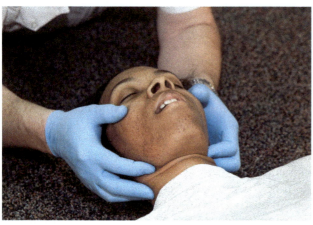

A

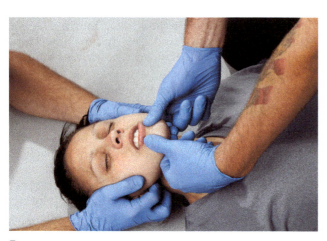

B

Abb. 3-8 A. Trauma-Jaw-Thrust, **B.** Trauma-Chin-Lift.
A: © National Association of Emergency Medical Technicians. B: © Jones & Bartlett Learning. Fotografiert von Darren Stahlman.

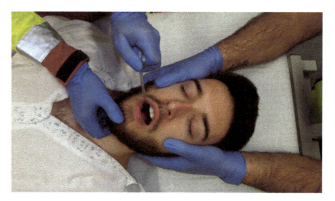

Abb. 3-9 Verwendung eines Absaugkatheters während der manuellen HWS Immobilisation.
© Achim Thamm

> **Modifizierter Esmarch-Handgriff**
>
> Bei vermuteten Verletzungen von Kopf, Hals oder Gesicht wird die Halswirbelsäule inline immobilisiert. Der modifizierte Esmarch-Handgriff erlaubt es, die Atemwege ohne Bewegung des Kopfes und der Wirbelsäule freizuhalten.

> **Geriatrischer Atemweg**
>
> Beachten Sie, dass beim geriatrischen Patienten die Fähigkeit, seinen Atemweg zu schützen, aufgrund von Vorerkrankungen eingeschränkt sein kann.

Die bedeutendste Komplikation bei längerem Absaugen ist eine Hypoxie, die zu einer Hypoxämie in den Organen führt.

> ### FALLBEISPIEL: TEIL 4
>
> Die Patientin hat Blut und Sekret in ihren Atemwegen. Sie bleibt bewusstlos und kann ihre Atemwege nicht freihalten.
>
> Fragen:
>
> - Wie beseitigen Sie Sekret aus den Atemwegen?
> - Was tun Sie, falls das Opfer beginnt, zu erbrechen?
> - Wäre ein oropharyngeales Atemwegshilfsmittel in dieser Situation nützlich?
> - Welche Kontraindikationen gibt es?
> - Wann sollten Sie bei dieser Patientin ein nasopharyngeales Atemwegshilfsmittel anwenden?
> - Welche Kontraindikationen gibt es?
> - Was vermuten Sie, geschieht bei dieser Patientin?
> - Wie behandeln Sie ihren Atemweg?
> - Wie lautet Ihr „Plan B" bezüglich der Atemwege?
> - Könnte ein supraglottisches Hilfsmittel in dieser Situation zielführend sein?

> ### FÜR ZUSÄTZLICHE INFORMATIONEN
>
> Abschnitt „Management" im Kapitel 7: „Atemwege und Ventilation"

Unterschiede zwischen den Atemwegen von Erwachsenen und Kindern

Es gibt mehrere anatomische Unterschiede, die die Behandlung von Kindern erschweren. Kinder haben einen prominenten Hinterkopf, eine große Zunge sowie einen weiter vorne (anterior) gelegenen Atemweg. Zudem haben insbesondere kleine Kinder einen überproportional großen Hirnschädel im Vergleich zum Gesichtsschädel. Der große Hirnschädel führt zu einer Flexion im Bereich der Halswirbelsäule.

Aufgrund dieser Faktoren haben Kinder ein höheres Risiko für eine anatomisch bedingte Atemwegsverlegung.

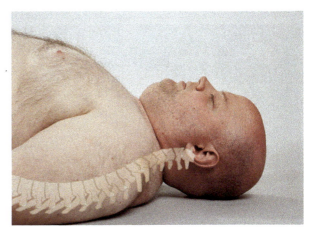

A

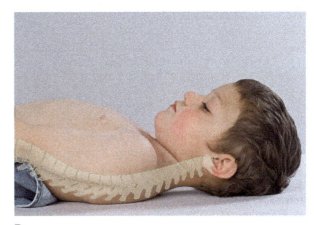

B

Abb. 3-10 Im Vergleich zu Erwachsenen **(A)** hat das Kind einen größeren Hinterkopf und weniger Schultermuskulatur. Auf einer flachen Unterlage führen diese Faktoren zu einer Flexion der Halswirbelsäule **(B)**

A: © Jones & Bartlett Learning. Fotografiert von Darren Stahlman. **A:** © National Association of Emergency Medical Technicians.

Sie sollten dafür sorgen, dass die Halswirbelsäule während des Atemwegsmanagements manuell stabilisiert wird. Diese Stabilisation sollte aufrechterhalten bleiben, bis ein Halskragen angebracht wurde. Mit einer 2 bis 3 cm dicken Unterlage unter dem Oberkörper des Kindes kann die Beugung im Nacken verringert und der Atemweg offengehalten werden. Sollte das Kind bei der Atmung Unterstützung benötigen, beatmen Sie es mittels Beatmungsmaske. Die Luft zur Beatmung sollte mit reinem Sauerstoff angereichert werden (mindestens 15 l/min).

> **Schützen Sie die Atemwege!**
>
> Liegt kein Trauma vor, wird der pädiatrische Atemweg am besten geschützt, indem das Gesicht des Patienten geringfügig nach vorne und oben geführt wird – auch bekannt als „Schnüffelstellung".

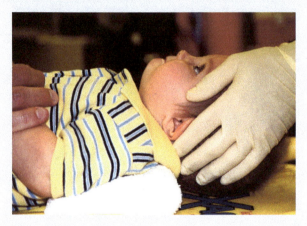

Abb. 3-11 Schnüffelstellung oder Schnüffelposition.
© American Academy of Orthopaedic Surgeons

> **TIPP**
>
> Verwenden Sie eine passende Gesichtsmaske und zum Einhalten einer korrekten Geschwindigkeit die Hilfe „Einatmung, Ausatmung, Ausatmung". Achten Sie auf ein Heben und Senken des Brustkorbes. Falls eine end-tidale CO_2-Messung ($etCO_2$) möglich ist, streben Sie einen Wert von 4,6 und 5,3 kPa (35 bis 40 mm Hg) an.

Ein oropharyngealer Atemweg kann erwogen werden. Wenden Sie diese bei erhaltenen Würgreflex aber nicht an, da der Patient erbrechen könnte.

> **Denken Sie an die Epiglottis**
>
> Wird die korrekte Größe gewählt, können Larynxmaske und Larynxtubus als supraglottische Hilfsmittel eingesetzt werden, falls eine einfache Beutel-Masken-Beatmung nicht gelingt. Bei kleinen Kindern (unter 20 kg) können diese Hilfsmittel eine iatrogene Obstruktion der oberen Atemwege verursachen, da sie die verhältnismäßig große Epiglottis (Kehlkopfdeckel) auf die Atemwege falten können.

Im Vergleich zum Erwachsenen ist der Larynx des Kindes kleiner und weiter vorne und kopfwärts gelegen, was die Visualisierung der Stimmbänder im Rahmen der Intubation erschwert. Die endotracheale Intubation sollte für jene Situationen vorbehalten sein, in der eine Beutel-Masken-Beatmung ineffektiv ist.

> **ACHTUNG!**
>
> Nasotracheale Intubationen sind bei Kindern nicht empfohlen, da sie einen spontan atmenden Patienten benötigen. Zudem wird der steile Winkel am nasopharyngealen Übergang blind passiert, was zu starken Blutungen führen kann. Bei Frakturen der Schädelbasis könnte der Tubus in die Schädelgrube eindringen.
>
> Ein chirurgischer Atemweg ist bei Traumata von Kindern gewöhnlich nicht indiziert. Bei älteren Kindern (ab 12 Jahren) kann er erwogen werden.

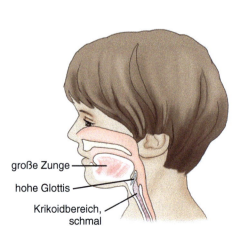
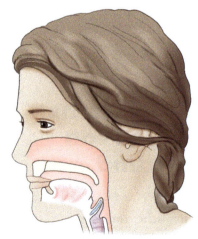

große Zunge
hohe Glottis
Krikoidbereich, schmal

Abb. 3-12 Vergleich der Atemwege des Kindes und des Erwachsenen.
© National Association of Emergency Medical Technicians

> **FALLBEISPIEL: TEIL 5**
> - Wie bereiten Sie die Patientin auf eine Intubation vor?
> - Wie planen Sie, die Intubation durchzuführen?
> - Welche Form einer pharmakologisch assistierten Intubation wählen Sie?
> - Wie kontrollieren Sie anschließend die korrekte Lage des Endotrachealtubus?

> **FÜR ZUSÄTZLICHE INFORMATIONEN**
> Abschnitt *„Airway"* im Kapitel 14: *„Pädiatrisches Trauma"*

Auswahl von Atemweghilfsmitteln

Wurde der Atemweg geöffnet, kann er durch Positionierung und unter Anwendung von Hilfsmitteln offen gehalten werden. Das Atemwegshilfsmittel sollte nach einer Risiko-Nutzen-Bewertung entsprechend dem Ausbildungsstand des Helfers sowie patientenorientiert nach dem Motto „Was ist das beste Atemweghilfsmittel für diesen Patienten in dieser speziellen Situation?" ausgewählt werden.

In Abhängigkeit von der jeweiligen Situation stehen verschiedene Arten von Atemwegshilfen zur Verfügung:

- Basishilfsmittel
  - Hilfsmittel, die nur die Zunge vom hinteren Pharynx abheben
    - Oropharyngealtubus - Guedel-Tubus
    - Nasopharyngealtubus - Wendl-Tubus
  - Für die Ventilation wird ein Beatmungsbeutel benötigt.
- komplexere Hilfsmittel
  - Hilfsmittel, die den oralen Pharynx verschließen (supraglottische Hilfsmittel)
    - Kombitubus
    - Larynxmaske
    - Larynxtubus
  - Hilfsmittel, die die Trachea vom Ösophagus isolieren
    - Endotrachealtubus
    - chirurgischer Atemweg
  - Für die Ventilation wird keine Maske benötigt.

> **Übung macht den Meister**
>
> Je häufiger komplexe Maßnahmen, wie die endotracheale Intubation oder die Notfallkoniotomie geübt werden, desto größer ist die Wahrscheinlichkeit eines Erfolges.
>
> Ein Rettungsdienstmitarbeiter, der komplexe Maßnahmen bisher nur theoretisch erlernt hat, wird einen schwierigen Atemweg weniger erfolgreich managen als ein erfahrener Rettungsdienstmitarbeiter, der diese Interventionen schon mehrfach in seiner Berufslaufbahn durchgeführt hat. Je mehr Arbeitsschritte eine Maßnahme beinhaltet, umso schwieriger ist es, sie zu erlernen und zu beherrschen. Bei komplexen Interventionen ist die Wahrscheinlichkeit des Scheiterns größer, da mehr Wissen benötigt wird und mehr einzelne Schritte beherrscht werden müssen. „Komplexe Interventionen beinhalten ein größeres Risiko für den Patienten." Gerade beim Management von Atemwegsproblemen trifft diese Aussage besonders zu.

Einfache Hilfsmittel zur Atemwegssicherung

Einfaches Atemwegsmanagement beinhaltet Hilfsmittel; deren Anwendung nur minimale Schulung voraussetzt. Im Vergleich zum potenziellen Benefit eines offen gehaltenen Atemwegs sind die Risiken dieser Hilfsmittel verschwindend klein. Beispiele dafür sind der Guedel- und Wendl-Tubus.

> **Auf die Größe kommt es an: der Atemweg bei Übergewichtigen**
>
> Bariatrische Patienten benötigen mehr Sauerstoff, um ihren erhöhten Grundumsatz zu decken. Die Lungenfunktion nimmt jedoch mit steigendem Gewicht nicht zu. Denken Sie daran, dass die Atemfrequenz dieser Patienten deutlich über der eines normalgewichtigen Erwachsenen liegen kann.

sie aber mehr Zeit und Personal. Sie benötigen mehrere Elemente der Ausrüstung und womöglich eine medikamentöse Unterstützung, um das Hilfsmittel einzuführen (z. B. zur Visualisierung der Trachea). Beispiele sind Endotracheal-Tuben oder supraglottische Atemwege. Auch die chirurgische Atemwegssicherung (z. B. offene oder über Seldinger-Technik durchgeführte Koniotomie) fällt in diese Kategorie. Das Risiko eines Misserfolges ist bei diesen Maßnahmen groß.

> **TIPP**
>
> Kontinuierliche Überwachung von Sauerstoffsättigung und etCO$_2$ wird dringend empfohlen, was die Anwendung von fortgeschrittenen Hilfsmitteln zur Atemwegssicherung nochmals komplizierter gestaltet.

> **Alles eine Frage des Timings**
>
> Die Fahrzeit zum Zielkrankenhaus kann ein Faktor sein. Zur Illustration dient ein Patient, dessen Atemweg mittels Guedel-Tubus effektiv offen gehalten wird, während die Fahrzeit zum Trauma-Zentrum kurz ist. Sie können sich dafür entscheiden, den Patienten nicht zu intubieren, sondern einen schnellen Transport anzustreben. Anwender müssen bei der Entscheidung zur Verwendung von komplexen Hilfsmitteln zur Atemwegssicherung deren Vor- und Nachteile abschätzen.

> **TIPP**
>
> Techniken und Hilfsmittel zur Atemwegssicherung ändern sich regelmäßig. Es ist wichtig, diese Änderungen zu verfolgen.

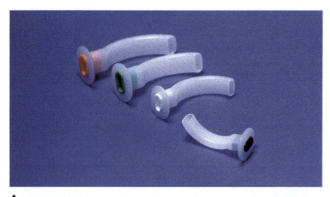

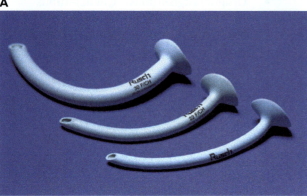

Abb. 3-13 A. Oropharyngeale Atemwegshilfe. **B.** Nasopharyngeale Atemwegshilfe
© Jones & Bartlett Learning, mit freundlicher Genehmigung MIEMSS.

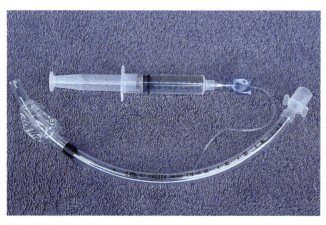

Abb. 3-14 Endotrachealtubus.
© Jones & Bartlett Learning

Fortgeschrittene Hilfsmittel zur Atemwegssicherung

Bei den fortgeschrittenen Hilfsmitteln benötigt man einen erheblichen Aufwand, um die Anwendung zu erlernen, und um die Fertigkeit beizubehalten. Im Vergleich zu Basismaßnahmen bieten sie einen besseren Schutz der Atemwege. Gerade in der Präklinik binden

> **Übersicht zu Atemwegstechniken**
>
> **Einfache Techniken zur Atemwegssicherung**
>
> **Prinzip:** Im Normalzustand sind die oberen Atemwege offen und der Ösophagus ist verschlossen. Basismaßnahmen der Atemwegssicherung im Rahmen des Basic Life

Support (BLS) halten die Atemwege offen, sodass Luft über die Glottis in die Lungen gelangt.

Spezifische Fertigkeiten:
- Positionierung
- Absaugung
- Trauma-Chin-Lift, modifizierter Esmarch-Handgriff
- Guedel- und Wendl-Tubus

Sie können bei Patienten mit vorhandenem Würgereflex angewendet werden (außer Guedel-Tubus).

Sie bieten keinen Schutz gegen Aspiration.

Fortgeschrittene Techniken zur Atemwegssicherung

Prinzip: Isolierung der Atemwege vom Ösophagus, so dass Luft selektiv durch die Glottis in die Lunge gelangt

Spezifische Fertigkeiten:

Supraglottische Atemwegshilfen (Larynxmasken, Larynxtubus)

Okklusion des Oesophagus, während die Atemwege offen gehalten werden
- nur bei bewusstlosen Patienten
- nur geringgradiger Schutz vor Aspiration

Endotracheale Intubation

Einführung eines Tubus durch die Glottis in die Trachea
- nur bei narkotisierten (und ggf. relaxierten) Patienten
- Schutz der Atemwege gegen Aspiration und Okklusion durch Schwellung

Chirurgischer Atemweg

Tubus geht durch die cricothyroidale Membran in die Trachea
- Da Pharynx und Glottis umgangen werden, kann es auch beim wachen Patienten (in Lokalanästhesie) durchgeführt werden.
- Schutz der Atemwege gegen Aspiration

FÜR ZUSÄTZLICHE INFORMATIONEN

Abschnitt „Auswahl von Atemweghilfsmitteln" im Kapitel 7: *Atemwege und Ventilation"*

Kontinuierliche Qualitätssteigerung bei der Intubation

Das Risiko einer Hypoxie durch lange Intubationsversuche bei einem Patienten mit schwierigem Atemweg muss den Vorteilen einer Intubation vor Ort gegenübergestellt werden.

Prognosefaktoren für eine schwierige Intubation
- fliehendes Kinn
- kurzer Hals
- große Zunge
- kleine Mundöffnung
- Immobilisation der Halswirbelsäule oder Zervikalstütze
- Gesichtstrauma
- Blutung in den Atemwegen
- aktives Erbrechen
- erschwerter Zugang zum Patienten
- Adipositas

Die Entscheidung zur Durchführung einer Intubation sollte nach dem Erfassen potenzieller Intubationsschwierigkeiten erfolgen. Die medizinisch verantwortliche Person soll alle präklinischen Intubationsversuche und invasive Techniken nachprüfen; insbesondere falls der Vorgang medikamentös unterstützt durchgeführt wurde. Spezifische Punkte beinhalten:

- das Einhalten von Leitlinien
- die Anzahl der Versuche
- die Bestätigung der korrekten Tubuslage und das Vorgehen dazu
- Outcome und Komplikationen
- korrekte Indikation für die Anwendung von Anästhetika
- korrekte Dokumentation der Medikation und des Monitorings während und nach der Intubation
- Vitalwerte vor, während und nach der Intubation

Die Eselsbrücke „LEMON" wurde entwickelt, um potenzielle, zu erwartende Schwierigkeiten einer Intubation festzustellen. LEMON steht für Look externally (Inspektion des Atemweges von außen), Evaluation der 3-3-2-Regel, Mallampati, Obstruktion und Neck mobility (Halsmobilität).

Die positive Seite

Trotz der Schwierigkeiten dieser Intervention bleibt die endotracheale Intubation die bevorzugte Methode der Atemwegssicherung, weil sie:

- die Atemwege vom Ösophagus isoliert;
- ein gutes Dichthalten der Maskenbeatmung unnötig macht;
- das Risiko einer Aspiration signifikant reduziert (Erbrochenes, Fremdkörper, Blut);
- ein tief tracheales Absaugen ermöglicht; und
- ein Überblähen des Magens vermeidet.

FÜR ZUSÄTZLICHE INFORMATIONEN

Abschnitt *„Kontinuierliche Qualitätskontrolle"* im Kapitel 7: *„Atemwege und Ventilation"*

Pharmakologisch assistierte Intubation

Jede medikamentös unterstützte Intubation benötigt Zeit. Intubierte Patienten sollten für den Transport sediert werden. Sedierung reduziert die Atemarbeit und den „Kampf gegen das Beatmungsgerät". Zur Sedierung sollten kleine Dosen Benzodiazepine intravenös titriert werden.

Vorsichtiges Vorgehen und Übung sind bei der Verwendung von Medikamenten zur Intubation unbedingt erforderlich.

Den Kampf vermeiden

Eine Muskelrelaxation kann erwogen werden, falls der Patient sich signifikant wehrt, der Atemweg mittels Intubation gesichert ist und falls Personal mit der entsprechenden Expertise verfügbar ist. Patienten sollten jedoch *nicht* ohne entsprechende Sedierung relaxiert werden.

Tabelle 3-1 pharmakologisch assistierte Intubation

Indikationen	Ein Patient, der eine Atemwegskontrolle benötigt, diese aber wegen unkooperativen Verhaltens unmöglich macht (z. B. bedingt durch Hypoxie, SHT, Hypotension oder Intoxikation).
relative Kontraindikationen	Möglichkeiten einer Alternative (z. B. supraglottische Atemwegshilfen)
	Mittelgesichtsfrakturen, die eine erfolgreiche Intubation gegebenenfalls unmöglich machen
	HWS-Deformationen oder Schwellungen, die die Intubation verkomplizieren
	bekannte Allergien gegen die benötigten Medikamente
	Krankheiten, die den Gebrauch der benötigten Arzneimittel verhindern
absolute Kontraindikationen	Unvermögen, jemanden intubieren zu können
	Unvermögen, den Atemweg mit Maskenbeatmung oder oropharyngealem Hilfsmittel offenhalten zu können
Komplikationen	Unvermögen, den Tubus bei einem sedierten und relaxierten Patienten korrekt zu platzieren; Patienten, die medikamentös behandelt und dann nicht intubiert wurden, müssen so lange manuell beatmet werden, bis die Wirkung der Medikamente nachlässt
	Hypoxie oder Hyperkapnie während des verlängerten Intubationsvorgangs
	Aspiration
	Hypotension; praktisch alle Medikamente für die Intubation haben als Nebenwirkung einen Blutdruckabfall zur Folge.

© National Association of Emergency Medical Technicians

FÜR ZUSÄTZLICHE INFORMATIONEN

Abschnitt „*Endotracheale Intubation*" im Kapitel 7: „*Atemwege und Ventilation*"

KRITISCHE FRAGEN

Was sind die Vorteile einer RSI (Rapid Sequence Intubation)?

- Sie verhindert einen möglichen Rückfluss von Mageninhalt und dessen Aspiration in die Atemwege.

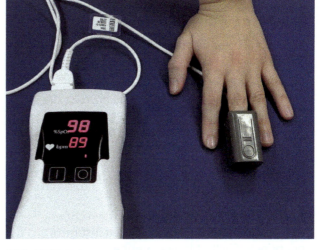

Abb. 3-15 Pulsoxymeter.
© Jones & Bartlett Learning

Beurteilung

Der technische Fortschritt im Monitoring hat die Effektivität der Behandlung wesentlich beeinflusst, z. B. durch Geräte wie Pulsoxymetrie oder Kapnographie. Es bleibt aber entscheidend, dass Sie den Patienten behandeln und nicht den Monitor. Wichtige Indikatoren bei der Bewertung, ob eine Beatmung effektiv ist oder nicht, sind z. B. Thoraxhebungen, eine Verbesserung des Hautkolorits oder des Bewusstseins.

Pulsoxymetrie

Der adäquate Gebrauch des Pulsoxymeters erlaubt es, früh pulmonale Einschränkungen bzw. Kreislaufprobleme festzustellen. Die Pulsoxymetrie ist im präklinischen Bereich aufgrund der Zuverlässigkeit, der einfachen Anwendung und der universellen Anwendbarkeit sehr nützlich.

> **Dünne Luft**
>
> In der Höhe sind Normwerte für SpO_2 tiefer als auf Meereshöhe. Rettungsdienstmitarbeiter sollten wissen, welche Werte von SpO_2 in der Höhe akzeptabel sind, falls Sie in solcher Umgebung tätig sind.

Eine normale SpO_2 ist auf Meereshöhe größer als 94 %. Wenn die SpO_2 kleiner als 90 % ist, sind schwere Einschränkungen beim Sauerstofftransport zu erwarten.

Um sicherzustellen, dass das Pulsoxymeter korrekt misst, sollte Folgendes beachtet werden:

1. Benutzen Sie die richtige Größe und den richtigen Typ des Sensors.
2. Kontrollieren Sie, dass Licht und Sensor korrekt platziert sind.
3. Kontrollieren Sie, ob die Lichtquelle und der Sensor sauber, trocken und in einem guten Zustand sind.
4. Achten Sie darauf, dass der Sensor nicht an einem stark geschwollenen Finger fixiert ist.
5. Entfernen Sie evtl. vorhandenen schwarzen Nagellack oder richten Sie den Messstrahl parallel zum Nagelbett aus.

Kapnographie

Die Kapnographie oder das end-tidale CO_2-($etCO_2$-) Monitoring wird im Operationssaal und auf Intensivstationen seit Jahren angewandt. Weitere Entwicklungen haben dazu geführt, dass die Geräte klein und handlich wurden, sodass sie auch in der Präklinik als weiteres Hilfsmittel, das mit den anderen Informationen zum Patientenzustand korreliert werden muss, eingesetzt werden können.

KRITISCHE FRAGEN

Ist die Pulsoxymetrie absolut verlässlich?

Beachten Sie die Limitationen

Physiologische Zustände, die zu einer ungenauen SpO_2-Messung führen, sind:

- ein Schockzustand, der über periphere Vasokonstriktion dazu führen kann, dass die Kapillaren schlecht durchblutet sind.
  - Hypothermie kann ebenfalls zu einer schlechten Kapillarperfusion führen.
- die Intoxikation mit Kohlenmonoxid oder Cyaniden, die zu Fehlmessungen führen können.

Falls die Messung der Pulsoxymetrie nicht mit dem Zustand Ihres Patienten übereinstimmt, orientieren Sie Ihr Management an der klinischen Präsentation.

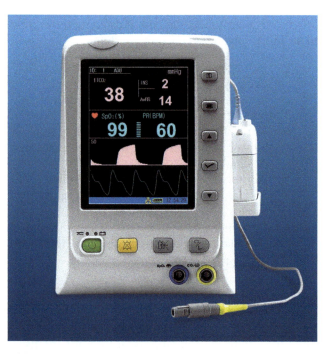

Abb. 3-16 Hand Kapnometer
Mit freundlicher Genehmigung von DRE Medical Equipment.

Wissen, wann gemessen werden soll

Die initiale Transportentscheidung wird aufgrund der vorliegenden Klinik gefällt. Beispielsweise wäre es unangebracht, am Unfallort Zeit in das Monitoring des Patienten zu investieren, während er massiv Blut verliert. Stattdessen sollte die Kapnographie auf dem Weg ins Zielkrankenhaus installiert werden.

Dieses Verfahren platziert den Sensor direkt im Hauptstrom des ausgeatmeten Gases. Wenn der Patient mit dem Beatmungsbeutel beatmet wird, wird der Sensor zwischen Beatmungsbeutel und Tubus platziert. Der Normwert für $etCO_2$ liegt beim kritisch verletzten Patienten zwischen 30 und 40 mm Hg.

Kapnographie ist der Goldstandard zum Monitoring der korrekten Tubuslage. Ein plötzlicher Abfall des $etCO_2$ kann aus einer Dislokation des Tubus resultieren oder eine schlechtere Perfusion bedeuten. In diesem Fall sollte der Patient sofort neu beurteilt und die Tubuslage kontrolliert werden.

TIPP

Ein vorhandenes $etCO_2$ ist der Beweis dafür, dass Gasaustausch stattfindet. Gewöhnlich wird $etCO_2$ monitorisiert, sobald eine fortgeschrittene Atemwegssicherung gemacht wurde.

FALLBEISPIEL: TEIL 6

Während des Transports fällt die Sauerstoffsättigung (SpO_2) auf 89 %. Gleichzeitig fällt das $etCO_2$ auf 35 mm Hg.

Fragen:

- Wie monitorisieren Sie die Patientin, nachdem der Atemweg gesichert ist?
- Zu welcher Art Zielkrankenhaus transportieren Sie die Patientin?

FÜR ZUSÄTZLICHE INFORMATIONEN

Abschnitt *„Beurteilung"* im Kapitel 7: *„Atemwege und Ventilation"*

Längerer Transport

Die Atemwegskontrolle des Patienten hat eine hohe Priorität und fordert vom Rettungsdienstmitarbeiter wichtige und komplexe Entscheidungen. Insbesondere komplexe Interventionen zur Atemwegssicherung sind von vielen Faktoren abhängig:

- Verletzungsmusters des Patienten
- klinischen Erfahrung des Helfers
- verfügbare Geräte
- Distanz zum Zielkrankenhaus

Vor der Entscheidung zur Atemwegssicherung sollten die Vorteile und Risiken aller zur Verfügung stehenden Möglichkeiten abgewogen werden. Eine Verlängerung des Transportweges bzw. der Transportzeit verringert die Hemmschwelle für den Einsatz einer Intubation. Für einen Transport von 15 bis 20 Minuten mag eine Masken-Beutel-Beatmung genügend sein. In der Luftrettung ist die Hemmschwelle für eine Intubation niedrig, da die enge und laute Umgebung eine Beurteilung der Atemwege sowie deren Behandlung schwierig macht.

DOPES

Bei einer Zustandsverschlechterung des intubierten Patienten muss umgehend eine Neubeurteilung stattfinden.

- Verwenden Sie die Eselsbrücke „DOPES".

D — Dislokation
- Überprüfen Sie die Tiefe, auf der der Endotrachealtubus eingelegt ist, mit der Tiefe beim initialen Einlegen. Passen Sie die Tiefe an, falls dies notwendig ist.

O — Obstruktion
- Auskultieren Sie den Patienten und saugen Sie ihn endotracheal ab, falls dies nötig ist.

P — Pneumothorax
- Auskultieren Sie den Patienten und führen Sie eine Nadel-Thorakotomie auf der Seite aus, falls einseitig fehlende Atemgeräusche festgestellt werden.

E — Equipment
- Überprüfen Sie Ihre Geräte und tauschen Sie sie ggf. aus. Falls Sie ein Beatmungsgerät verwenden, wechseln Sie auf einen Beatmungsbeutel und überprüfen Sie damit die Compliance der Lunge.

S — Stomach distension - Magenüberblähung
- Überprüfen Sie visuell und auskultatorisch, ob es zur Ventilation und Aufblähung des Magens kommt, und korrigieren Sie die Tubusfehllage.

Führen sie ein Primary Survey durch.
- Da sich der Zustand des Patienten verändert hat, sollte die initiale Beurteilung wiederholt werden, um lebensbedrohliche Probleme zu erkennen.

FÜR ZUSÄTZLICHE INFORMATIONEN

Abschnitt „Längerer Transport" im Kapitel 7: „Atemwege und Ventilation"

Frischen Sie Ihre Mathematik auf

Vor einem längeren Transport sollten Sie den voraussichtlichen Sauerstoffbedarf berechnen und sicherstellen, dass genügend Sauerstoff vorhanden ist. Als Grundregel empfiehlt es sich, zum erwarteten Verbrauch 50 % mehr Sauerstoff mitzunehmen.

Tabelle 3-2 Größe der Sauerstoffflasche und Applikationsdauer

Flussrate (Liter/Min)	Flaschengrösse (in Litern) und Applikationsdauer				
	2 L	3 L	5 L	10 L	20 L
2	3h 20min	5h	8h 20min	16h 40min	33h 20min
5	1h 20min	2h	3h 20min	6h 40min	13h 20min
10	40min	1h	1h 40min	3h 20min	6h 40min
15	27min	40min	1h 7min	2h 13min	4h 27min

Anmerkung: Diese Angaben basieren darauf, dass die Flaschen zu Beginn mit 200 bar gefüllt sind.

© Jones & Bartlett Learning

ZUSAMMENFASSUNG

- Das Management von Atemwegsverletzungen kann sich schwierig gestalten. Traumata können zu einer Verletzung der Atemwege respektive deren Strukturen führen.
- Kennen Sie Ihre Grenzen. Falls die Intubation nicht zu Ihren Stärken zählt, überlassen Sie sie jemandem, der darin bessere Fertigkeiten besitzt.
- Beginnen Sie mit den einfachen und arbeiten Sie sich zu den fortgeschrittenen Techniken vor.
  - Falls eine einfache Maßnahme die Atemwege freihält, bleiben Sie dabei, außer der Patient benötigt eine komplexere Maßnahme.
- Übung macht den Meister.
- Arbeiten Sie als Team zusammen.
  - Weisen Sie jedem Helfer eine Aufgabe zu, sodass durch simultan ausgeführte Tätigkeiten Zeit gespart werden kann.
- Ein „verlorener" Atemweg macht alle anderen Maßnahmen zunichte. Ein Patient ohne erhaltenen Atemweg verstirbt ungeachtet aller weiteren richtig durchgeführten Interventionen.

FALLBEISPIEL: ZUSAMMENFASSUNG

Ein Secondary Survey wird auf dem Weg zu einem Traumazentrum durchgeführt. Die Patientin musste aufgrund einer Hirnblutung operiert werden. Sie wurde in eine Rehabilitationseinrichtung entlassen und hat sich gut erholt. Sie besucht Schulen, um andere davon abzuhalten, betrunken am Steuer zu sitzen. Sie bedankt sich bei Ihnen für Ihre Hilfe.

Kritische Punkte:

- Beurteilung der Atemwege, um potenziell lebensbedrohliche Punkte zu identifizieren
- Festlegung der optimalen Strategie zum Atemwegsmanagement
- erneute Beurteilung des Patienten nach Abschluss das Atemwegsmanagements

FALLBEISPIEL: ÜBERBLICK

Teil 1	
Welches Verletzungsmuster erwarten Sie bei diesem Szenario?	traumatisch bedingte Atemwegsobstruktion
Welche potenziellen Gefahren bestehen am Fahrzeug?	Fahrzeugunfälle beinhalten eine Reihe von Gefahren, die beurteilt und gebannt werden müssen, wie z. B.: - Airbags - elektrische Kurzschlüsse - Feuer - Treibstoff - Stabilität
Welche Gefahren sind an der Einsatzstelle zu erwarten?	Gefahren der Unfallstelle: - Gefahrenstoffe - Verkehr
Teil 2	
Hält die Patientin ihre Atemwege offen?	Nein, sie ist bewusstlos und zeigt geräuschvoll gurgelnde Atemgeräusche.

Erwarten Sie Probleme der Atemwege?	Möglicherweise. Die Patientin ist noch nicht aus dem Fahrzeug gerettet und ist bewusstlos. Halten Sie die Atemwege so gut als möglich offen, bis die technische Rettung durchgeführt werden kann. Wenden Sie dazu den modifizierter Esmarch-Handgriff an oder führen Sie ein orales Hilfsmittel ein.
Welche zusätzlichen Untersuchungen möchten Sie zu diesem Zeitpunkt durchführen?	Sobald die technische Rettung erfolgt ist, wird die Erstbeurteilung wiederholt. Achten Sie beim Atemweg auf mögliche Schwierigkeiten, wie abgebrochene Zähne oder Verletzungen von Wange oder Zunge, usw.
Inwiefern sind Sie aufgrund des Unfallhergangs bezüglich der Atemwege besorgt?	Ein Auslösen des Airbags kann Gesichtsverletzungen und –verbrennungen hervorrufen, die wiederum die Atemwege des Patienten beeinträchtigen können. In diesem Fall haben jedoch nur die seitlichen Airbags ausgelöst und die Patientin ist aufgrund der wirkenden Kräfte mit dem Kopf gegen das Lenkrad geprallt. Zudem hatte sie eine Sitzposition nahe an der Lenksäule.
Teil 3	
Ist eine Stabilisierung der Halswirbelsäule indiziert?	Ja. Mit der möglicherweise vorliegenden Verletzung des Halses liegt eine ablenkende Verletzung vor, die eine adäquate Beurteilung bezüglich einer Wirbelsäulenverletzung erschwert.
Ist ein Atemwegsmanagement indiziert?	Ja. Da aufgrund der weiteren Beurteilung der Verdacht auf ein Schädel-Hirn-Trauma besteht, soll die Patientin kontrolliert beatmet werden.
Welche zusätzlichen Untersuchungen können durchgeführt werden, während sich die Patientin noch im Fahrzeug befindet?	Erhebung von Atemtiefe, Pulsoxymetrie, Auskultation von Atemwegen und Lunge
Welche zusätzlichen Informationen möchten Sie über Ihre Patientin in Erfahrung bringen?	Aufgrund der Bewusstlosigkeit besteht diese Möglichkeit nicht.
Welche Behandlungsoptionen haben Sie zum aktuellen Zeitpunkt?	Weitere Beurteilung, Wiederholung des Primary Surveys und lebenserhaltende Maßnahmen
Ist die Patientin stabil oder instabil?	Zu diesem Zeitpunkt ist die Patientin instabil mit Anzeichen eines steigenden Hirndruckes.
Wie sieht Ihr Behandlungsplan aus?	Management der Atemwege im Wissen, dass eine zu aggressive Maskenbeatmung zu Regurgitation und Aspiration führen kann. Beurteilung weiterführen und entscheiden, ob eine Immobilisation der Wirbelsäule indiziert ist. Vorbereiten für den Transport.
Welchen Plan verfolgen Sie in der Einschätzung der Atemwege?	Prüfung der Stabilität des Gesichts, Inspektion der Mundhöhle bezüglich abgebrochener Zähne oder Blutungen von Wange respektive Zunge. Suche nach möglichen Obstruktionen.

(Fortsetzung)

FALLBEISPIEL: ÜBERBLICK (*FORTSETZUNG*)

Wie stellen Sie fest, ob die Patientin adäquate Atemwege und Atmung hat?	Unauffällige Atmung mit symmetrischen Thoraxhebungen, SpO_2 von 94 % oder höher sowie normale Auskultationsbefunde
Benötigt die Patientin Sauerstoff?	Ja. Es gibt Evidenz, dass diese Patientin von Sauerstoff profitiert; ggf. apnoische Oxygenation vor Sicherung der Atemwege.
Teil 4	
Wie beseitigen Sie Sekret aus den Atemwegen?	Mittels eines möglichst dicken Katheters; Versuchen Sie, den Katheter auf der Seite des Mundes einzuführen (weniger Reflexe, kleineres Risiko des Kauens auf dem Katheter).
Was tun Sie, falls das Opfer beginnt, zu erbrechen?	Seien Sie bereit, die Patientin auf die Seite zu drehen (Logroll), falls sie erbricht.
Wäre ein oropharyngeales Atemwegshilfsmittel in dieser Situation nützlich?	Ein oropharyngeales Atemwegshilfsmittel ist einfach und effizient. Überprüfen Sie aber vorrangig, ob die Patientin einen Würgereflex hat.
Was sind die Kontraindikationen für ein oropharyngeales Atemwegshilfsmittel?	Patienten bei Bewusstsein respektive mit vorhandenem Würgereflex
Wann sollten Sie bei dieser Patientin ein nasopharyngeales Atemwegshilfsmittel anwenden?	Ein nasopharyngeal eingeführtes Hilfsmittel ist effizient und wird gut toleriert, auch bei teils erhaltenem Bewusstsein. Es muss jedoch auf ein absolut korrektes Einlegen geachtet werden. Es sollte parallel zur Gaumenplatte, nicht in Richtung Hirn eingelegt werden. Bei Hinweisen auf eine Schädelbasisfraktur ist Zurückhaltung geboten.
Was sind die Kontraindikationen für ein nasopharyngeales Atemwegshilfsmittel?	Schwere Kopfverletzung mit Epistaxis (Nasenbluten), vorangegangene Nasenbeinfraktur
Was vermuten Sie, geschieht bei dieser Patientin?	Die Patientin kann aufgrund ihrer Kopfverletzung ihre Atemwege nicht mehr offen halten.
Wie behandeln Sie ihren Atemweg?	Anheben der Kopfseite des Rettungsbrettes, um die Atmung zu erleichtern; Oxygenation mittels Beutel-Masken-Beatmung, bis die Atemwege gesichert werden können; Vermeiden einer engen Zervikalstütze; schneller Transport in ein Traumazentrum, das in 15 Minuten Fahrzeit erreicht werden kann
Wie lautet Ihr „Plan B" bezüglich der Atemwege?	Falls eine Intubation nicht gelingt, kann auf einen supraglottischen Atemweg ausgewichen werden respektive umgekehrt. Das Einlegen eines Endotrachealtubus kann erschwert sein und muss medikamentös unterstützt werden. Eine Intubation sollte nur von einem darin erfahrenen Anwender durchgeführt werden.
Könnte ein supraglottisches Hilfsmittel in dieser Situation zielführend sein?	Beim supraglottischen Atemwegshilfsmittel besteht das Risiko einer Aspiration. Entsprechend ist ein Endotrachealtubus die beste Option.

Teil 5	
Wie bereiten Sie die Patientin auf eine Intubation vor?	Vorbereitung der Hilfsmittel sowie Endotrachealtuben in verschiedenen Größen, Vorbereitung von Absaugung, Medikamenten und der Materialien für den „Plan B"
Wie planen Sie, die Intubation durchzuführen?	Eine „Rapid Sequence Intubation" (RSI) respektive einer modifizierten RSI sollte durchgeführt werden.
Welche Form einer pharmakologisch assistierten Intubation wählen Sie?	Erklären Sie, was Sie tun und weshalb Sie es tun. Applikation von Medikamenten; Präoxygenation vor der Intubation

Wie kontrollieren Sie anschließend eine korrekte Lage des Endotrachealtubus?	Es gibt mehrere Möglichkeiten zur Lagekontrolle:
	■ beobachtend
	  1. visuelle Passage des Endotrachealtubus durch die Stimmbänder
	  2. Beschlagen des Endotrachealtubus bei Exspiration
	  3. Thoraxhebungen bei der Beatmung
	  4. Atemgeräusche beidseitig bei Auskultation an mehreren Punkten
	  5. adäquate Compliance des Beatmungsbeutels während der Ventilation
	■ Messungen
	  1. Verbesserung der Sauerstoffsättigung
	  2. mehrfach positives Kapnographie-Signal bei Ausatmung
	Die Tubuslage sollte mittels einer sicheren Methode überprüft werden. Goldstandard ist die Kapnographie.

Teil 6	
Wie monitorisieren Sie die Patientin, nachdem der Atemweg gesichert ist?	Mindestens SpO_2 und $etCO_2$; dazu regelmäßige Beurteilungen des klinischen Zustandes
Zu welcher Art Zielkrankenhaus transportieren Sie die Patientin?	Zu einem Traumazentrum aufgrund des Unfallmechanismus sowie dem Verdacht eines schweren Schädel-Hirn-Traumas.

© National Association of Emergency Medical Technicians.

WIEDERHOLUNGSFRAGEN

1. Sie gelangen in einer Chemiefabrik aufgrund einer Explosion und eines Feuers zum Einsatz. Es gibt mehrere Verletzte, die Triage hat begonnen. Ihr erster Patient ist ein 40-jähriger Patient, in dessen Nähe sich die Explosion ereignet hat. Er ist bewusstlos und hat schwere Verletzungen. Sie stellen gurgelnde Atemgeräusche fest. Wieso sollten Sie beim Traumapatienten zuerst den modifizierter Esmarch-Handgriff anwenden?
   A. Es ist eine einfache Technik, die den Atemweg immer öffnen kann.
   B. Er erlaubt Ihnen, den Atemweg ohne oder nur mit minimaler Bewegung des Kopfes respektive der Halswirbelsäule zu öffnen.
   C. Andere Techniken und Interventionen führen seltener zum Erfolg.
   D. Er kann beim spontan atmenden Patienten eine Vielzahl anatomischer Atemwegsobstruktionen beheben.

2. Der Patient entwickelt eine Apnoe. Sie vermuten eine Verletzung der Halswirbelsäule. Welche Form der Atemwegssicherung sollten Sie anwenden?
   A. Supraglottisches Atemwegshilfsmittel
   B. Blinde nasotracheale Intubation
   C. Oropharyngeales Atemwegshilfmittel
   D. Chirurgischer Atemweg

3. Sie haben sich dafür entschieden, den Patienten orotracheal zu intubieren. Was müssen Sie zuerst tun?
   A. Präoxygenieren, um eine maximale Sauerstoffsättigung zu erreichen.
   B. Positionierung des Patienten in der „Schnüffelposition"
   C. Fremdkörper aus der Mundhöhle ausräumen
   D. Unmittelbaren Transport vorbereiten

4. Ihr nächster Patient ist ein Feuerwehrmann, der einer Rauchgasinhalation ausgesetzt war. Seine Atemwege schwellen schnell an. Welche Form der Atemwegssicherung benötigt er vermutlich?
   A. Supraglottischer Atemweg
   B. Endotracheale Intubation
   C. Modifizierter Esmarch-Handgriff
   D. Nasopharyngealer Atemweg

5. Weshalb ist es wichtig, eine korrekte Platzierung des Endotrachealtubus in der Trachea zu verifizieren?
   A. Eine falsche Platzierung ist für den Patienten unangenehm.
   B. Die Sauerstoffsättigung kann ansonsten nicht mehr korrekt gemessen werden.
   C. Eine unerkannte ösophageale Fehlintubation kann zu ausgedehnter Hypoxie, Hirnschaden und schließlich zum Tod führen.
   D. Sie könnten angeklagt werden.

6. Wieso sollten Sie eine Kapnographie verwenden?
   A. Um eine korrekte Messung der Hypotonie zu erreichen.
   B. Um eine korrekte Platzierung der Atemwegssicherung festzustellen.
   C. Um eine Hyperventilation zu monitorisieren.
   D. Um eine korrekte Einstichstelle der Entlastungspunktion zu gewährleisten.

7. Wieso ist es wichtig, eine unbeabsichtigte Hyperventilation zu vermeiden?
   A. Sie fördert den anaeroben Metabolismus.
   B. Sie fördert den Austritt von Luft in die Pleurahöhle.
   C. Sie steigert die Wahrscheinlichkeit, einen Schock zu entwickeln.
   D. Sie kann das Outcome beim Schädel-Hirn-Trauma negativ beeinflussen.

8. Wieso kann beim Kind die Behandlung einer Atemwegsobstruktion schwieriger sein?
   A. Kinder sind zu jung, um Ihr Vorgehen zu verstehen, und werden sich unkooperativ verhalten.
   B. Kinder haben einen größeren Kopf und eine größere Zunge. Deshalb besteht ein höheres Risiko für eine Atemwegsobstruktion.
   C. Kinder haben einen kleineren Kopf, daher steht weniger Platz zur Verfügung, die Obstruktion zu entfernen.
   D. Die Epiglottis eines Kindes ist kleiner und steifer als die eines Erwachsenen.

MUSTERLÖSUNG

Frage 1: B
Manuelle Manöver wie der modifizierte Esmarch-Handgriff oder der Trauma-Chin-Lift sollen immer die erste Intervention sein, falls Sie einen Verletzten mit Atemwegsverlegung behandeln. Bei Patienten mit vermuteter Verletzung von Kopf, Hals oder Gesicht wird die Halswirbelsäule in Neutralposition gehalten.

Frage 2: A
Der Vorteil der supraglottischen Atemwegssicherung besteht darin, dass sie ohne relevante Bewegung der Halswirbelsäule durchgeführt werden kann. Dies kann bei vermuteter zervikaler Verletzung von Vorteil sein.

Frage 3: A
Vor Durchführung einer invasiven Maßnahme an den Atemwegen wird der Patient mit hohem Sauerstoffgehalt präoxygeniert. Dazu werden einfache Atemwegshilfsmittel verwendet.

Frage 4: B
Eine endotracheale Intubation ist indiziert bei Unfähigkeit zur Erhaltung durchgängiger Atemwege, bei Bewusstseinsminderung, bei Verbrennungen der oberen Atemwege oder bei Anzeichen einer drohenden Atemwegsverlegung.

Frage 5: C
Unerkannte ösophageale Intubation kann zu ausgedehnter Hypoxie führen. Entsprechend wichtig ist eine korrekte Lageprüfung.

Frage 6: B
Kapnographie dient unter anderem der Verifikation einer korrekt platzierten Atemwegssicherung. Sie kann nur beschränkte Aussagen zu Hypotonie und

Hyperventilation machen und dient nicht der korrekten Entlastungspunktion.

Frage 7: D
Unbeabsichtigte Hyperventilation kann das Outcome beim Schädel-Hirn-Trauma negativ beeinflussen.

Frage 8: B
Kinder haben im Vergleich zu Erwachsenen einen größeren Kopf sowie eine größere Zunge. Entsprechend größer ist das Potential für eine Atemwegsobstruktion beim pädiatrischen Patienten. Bei Kindern muss der korrekten Positionierung spezielle Beachtung geschenkt werden, um die Atemwege offenzuhalten.

QUELLEN UND WEITERFÜHRENDE LITERATUR

Crewdson, K, Lockey, DJ, Røislien, J, Lossius, HM, and Rehn, M. The success of pre-hospital tracheal intubation by different pre-hospital providers: a systematic literature review and meta-analysis. *Critical Care*. 2017; 21(31). https://ccforum.biomedcentral.com/articles/10.1186/s13054-017-1603-7. Stand: 15. November 2018.

Moy, HP. Evidence-based EMS: Endotracheal intubation. *EMS World*. 2015;44(1):30-2, 34. https://www.emsworld.com/article/206057/evidence-based-ems-endotracheal-intubation. Stand: 15 November 2018.

National Association of Emergency Medical Technicians. *PHTLS: Prehospital Trauma Life Support*. 9th ed. Burlington, MA: Public Safety Group; 2019.

Piepho T, Cavus E, Noppens R, Byhahn C, Dörges V, Zwissler B, Timmermann A: S1 Leitlinie: Atemwegsmanagement. AWMF-Register Nr.: 001/028 https://www.awmf.org/uploads/tx_szleitlinien/001-028l_S1_Atemwegsmanagement_2015-04_01.pdf. Stand: 19. Mai 2019.

FERTIGKEITSSTATION

Trauma-Jaw-Thrust: Modifizierter Esmarch-Handgriff (Ein-Helfer-Methode)

1. Sowohl beim Trauma-Jaw-Thrust (modifizierter Esmarch-Handgriff) als auch beim Trauma-Chin-Lift wird die manuelle Stabilisierung der Halswirbelsäule in der Neutralposition aufrechterhalten, während der Unterkiefer nach vorne geschoben wird. Durch dieses Manöver wird der Zungengrund vom Hypopharynx abgehoben und der Mund leicht geöffnet.
2. Der Retter kniet sich hinter den Kopf des in Rückenlage befindlichen Patienten und legt beide Hände seitlich an dessen Kopf. Die Finger zeigen dabei nach kaudal.
3. Je nach Größe der Hände werden die Finger um den Unterkieferwinkel gelegt.
4. Mit leichtem Druck kann der Unterkiefer nun nach vorne und leicht nach fußwärts geschoben werden.

Trauma-Chin-Lift (Zwei-Helfer-Methode)

1. Ihr Partner kniet oder liegt hinter dem Kopf des Patienten und stabilisiert den Kopf des Patienten in einer neutralen Inline-Position.
2. Sie positionieren sich neben dem Oberkörper des Patienten mit Blickrichtung zum Patienten.
3. Mit der Hand, die den Füßen des Patienten näher ist, greifen Sie den Unterkiefer des Patienten oder die untere Zahnreihe mit dem Daumen im Mund und Zeige- und Mittelfinger unter dem Kinn des Patienten.
4. Durch leichten Zug am Unterkiefer nach vorne und fußwärts öffnen Sie den Atemweg.

Oropharyngeale Atemwegshilfe: Guedel-Tubus. (Einlage mittels Trauma-Chin-Lift)

1. Ihr Partner bringt den Kopf des Patienten in die neutrale Inline-Position und stabilisiert die Halswirbelsäule manuell. Gleichzeitig hält er mithilfe des Trauma-Jaw-Thrust (modifizierter Esmarch-Handgriff) den Atemweg frei.
2. Sie wählen einen Guedel-Tubus in der korrekten Größe aus. Der Guedel-Tubus sollte dabei vom Mundwinkel des Patienten bis zum Ohrläppchen reichen.
3. Der Atemweg des Patienten wird mithilfe des Trauma-Chin-Lift-Manövers geöffnet. Der Oropharyngealtubus wird so gedreht, dass das gebogene Ende mit der Öffnung zur Nase des Patienten zeigt, und zur Mundöffnung hin gekippt.

4. Der Guedel-Tubus wird in den Mund eingeführt und dabei der Anatomie entsprechend um 180° gedreht.
5. Der Guedel-Tubus wird so weit vorgeschoben, bis er hinter der Zunge liegt und diese vom Hypopharynx abhebt. Der Rand am proximalen Ende des Guedel-Tubus soll dabei an der Außenseite der Zähne liegen.

Oropharyngeale Atemwegshilfe: Guedel-Tubus. (Einlage mittels Holzspatel)

1. Ihr Partner bringt den Kopf des Patienten in die neutrale Inline-Position und stabilisiert die Halswirbelsäule manuell. Gleichzeitig hält er mithilfe des Trauma-Jaw-Thrust (modifizierter Esmarch-Handgriff) den Atemweg frei.
2. Sie wählen einen Guedel-Tubus in der korrekten Größe aus.
3. Sie öffnen nun den Mund des Patienten mit den Fingern am Kinn und platzieren einen Holzspatel so, dass die Zunge nach vorn bewegt wird und der Atemweg frei bleibt.
4. Der Guedel-Tubus wird jetzt mit dem distalen Ende in den Mund eingeführt und dem Gaumen folgend in den Rachen vorgeschoben. Das distale Ende zeigt nun in Richtung der Füße des Patienten.
5. Der Guedel-Tubus wird so weit vorgeschoben, bis sein proximales Ende vor der Zahnreihe des Patienten liegt. Der Holzspatel wird entfernt.

Nasopharyngeale Atemwegshilfe: Wendl-Tubus

1. Ihr Partner bringt den Kopf des Patienten in die neutrale Inline-Position und stabilisiert die Halswirbelsäule manuell. Gleichzeitig hält er mithilfe des Trauma-Jaw-Thrust (modifizierter Esmarch-Handgriff) den Atemweg frei.
2. Sie inspizieren die Nasenlöcher des Patienten mit einer Lampe und entscheidet sich für das größere, gerade und am wenigsten verengte Nasenloch (meist das rechte).
3. Sie wählen den Wendl-Tubus in einer Größe aus, die etwas kleiner ist als der Innendurchmesser des ausgewählten Nasenlochs.
4. Auch die richtige Länge ist wichtig: Der Tubus muss lang genug sein, um einen Luftweg zwischen Zunge und hinterer Pharynxwand zu schaffen. Die Strecke von der Nase des Patienten bis zu dessen Ohrläppchen bietet einen guten Anhalt für die korrekte Länge des Wendl-Tubus (beim Abmessen den Nasopharyngealtubus nicht strecken).
5. Das distale Ende des Wendl-Tubus wird auf der nicht angeschrägten Seite mit einem entsprechenden Gel oder Wasser befeuchtet.
6. Der Wendl-Tubus wird langsam in anteroposteriorer Richtung am Boden der Nasenhöhle entlang in das ausgewählte Nasenloch vorgeschoben. Tritt am posterioren Ende des Nasenlochs ein Widerstand auf, kann dieser gewöhnlich durch leichtes Drehen des Tubus und mit sanftem Druck überwunden werden, ohne eine Verletzung zu verursachen. Bleibt der Widerstand bestehen oder tritt erneut auf, sollte der Wendl-Tubus zurückgezogen, noch einmal am distalen Ende befeuchtet und erneut eingeführt werden. Gelingt auch dieser Versuch nicht, sollte das andere Nasenloch verwendet werden.
7. Schieben Sie den Tubus vor, bis die Erweiterung am Nasenausgang liegt. Hustet oder würgt der Patient, wird der Tubus leicht zurückgezogen.

Beutel-Masken-Beatmung (Ein-Helfer-Methode)

1. Knien Sie am Kopf des Patienten und stabilisieren Sie mit Ihren Knien Kopf und Halswirbelsäule des Patienten in einer neutralen Inline-Position.
2. Führen Sie eine Atemwegshilfe ein. In Abhängigkeit des Patientenzustandes wird ein oropharyngeales oder nasopharyngeales Hilfsmittel verwendet.
3. Platzieren sie die Beatmungsmaske über Mund und Nase.
4. Halten Sie die Maske mit Druck nach unten fest und gleichzeitig die Atemwege des Patienten offen. Dies können Sie dadurch erreichen, dass sie Mittel-, Ring- und kleiner Finger an den Unterkiefer legen und leichten Druck nach oben ausüben. Daumen und Zeigefinger sind um den Anschluss des Beatmungsbeutels in Form eines „C" um die Maske gelegt – daher auch der Begriff „C-Griff".
5. Beatmen Sie den Patienten, indem Sie den Beatmungsbeutel mit der anderen Hand oder gegen Ihren Körper drücken.
6. Beobachten Sie die Ventilation, um eine Überblähung zu vermeiden und eine korrekte Beatmungsfrequenz sicherzustellen.
7. Achten Sie auf eine kontinuierliche Überwachung der Sauerstoffsättigung.

Zwei-Helfer-Methode für die Maskenbeatmung

1. Ihr Partner kniet am Kopf des Patienten und stabilisiert Kopf und Halswirbelsäule des Patienten in einer neutralen Inline-Position.
2. Führen Sie eine Atemwegshilfe ein. In Abhängigkeit des Patientenzustandes wird ein oropharyngeales oder nasopharyngeales Hilfsmittel verwendet.
3. Platzieren Sie die Beatmungsmaske über Mund und Nase.
4. Ihr Partner hält mit beiden Daumen die Maske in Position, während er den Unterkiefer mit den übrigen Fingern nach oben in die Maske zieht. Zeitgleich wird mit den restlichen Fingern die Stabilisierung von Kopf und Nacken aufrechterhalten.
5. Knien Sie neben dem Patienten und beatmen Sie ihn mit beiden Händen mittels Beutel.

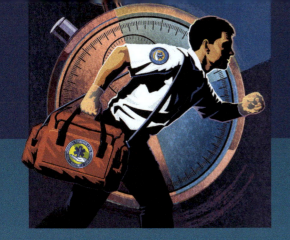

KAPITEL 4

Atmung, Ventilation und Oxygenierung

LERNZIELE

- Erkennen von inadäquater Atmung im Rahmen der Beurteilung des Traumapatienten
- Behandeln von lebensgefährlichen Verletzungen, die beim Traumapatienten Atemwege und Atmung beeinträchtigen
- Wahl derjenigen Atemwegssicherung mit dem besten Nutzen-Risiko-Verhältnis
- Wahl der Art und Weise, wie entsprechend der klinischen Situation des Patienten am wirkungsvollsten zusätzlicher Sauerstoff zugeführt werden kann
- Festlegen, wann ein Traumapatient ventiliert und wann oxygeniert werden soll
- Ventilation und Oxygenierung des Traumapatienten mittels grafischer Kapnometrie monitorisieren

Einführung

Sie wissen bereits, wie wichtig es ist, einen Atemweg zu sichern. Als nächster Schritt muss eine adäquate Atemtätigkeit – Ventilation und Oxygenierung – sichergestellt werden. Die Atmung kann, besonders beim Traumapatienten, auf vielerlei Arten beeinträchtigt werden. Verletzungen können die Lunge direkt (z. B. Lungenkollaps) oder indirekt (z. B. Rippenkontusion und schmerzbedingt verminderte Atemvolumina) betreffen.

Die im Thorax befindlichen Organe spielen eine wichtige Rolle bei Oxygenierung, Ventilation, Perfusion und Sauerstoffhaushalt. Eine Verletzung des Thorax kann zu hoher Morbidität führen, insbesondere wenn Verletzungen nicht schnell erkannt und behandelt werden.

FALLBEISPIEL: TEIL 1

Sie werden zu einem Sportplatz gerufen. Ein 16 Jahre alter Junge sei beim Baseball-Training unbeabsichtigt getroffen worden. Er hat Atemnot. Ein Traumazentrum ist bodengebunden 15 Minuten, ein Regionalspital bodengebunden fünf Minuten entfernt.

Sie werden beim Eintreffen umgehend zum Patienten geführt. Ein Trainer betreut ihn. Zudem stehen viele besorgte Spieler um ihn herum. Der Trainer informiert Sie, dass der Junge von einem Baseball mit hoher Geschwindigkeit getroffen worden sei.

Der Patient ist wach und orientiert, sitzt aufrecht und leicht nach vorne gelehnt mit aufgestütztem Arm in der Kutscher-Position und hält sich die rechte Brust. Er wirkt gestresst.

Fragen:
- Welche möglichen Verletzungen können dazu führen, dass ein Baseballspieler so starke Atemprobleme hat?
- An welchem anatomischen Ort erwarten Sie Verletzungen?
- Welche Probleme bezüglich Ventilation/Oxygenierung erwarten Sie bei diesen Verletzungen?
- Wie entstehen diese Probleme bezüglich Ventilation/Oxygenierung?

> **FÜR ZUSÄTZLICHE INFORMATIONEN**
> Abschnitt „Anatomie" im Kapitel 10: „Thoraxtrauma"

Physiologie

Mit jedem Atemzug gelangt Luft in die Lungen. Die Luftbewegung in und aus den Alveolen resultiert aus Veränderungen des intrathorakalen Drucks, der durch die Kontraktion und Relaxation spezifischer Muskelgruppen entsteht. Die primäre Muskelarbeit wird durch das Zwerchfell (Diaphragma) geleistet. Die Muskulatur zieht sich zusammen, sobald sie stimuliert wird. Daraus resultiert eine Abwärtsbewegung des Zwerchfells.

Unterstützt wird das Zwerchfell durch die Interkostalmuskulatur, die die Rippen horizontal stellt. Die Abflachung des Zwerchfells sowie die Kontraktion der Interkostalmuskulatur sind aktive Bewegungen, die einen Unterdruck innerhalb des Thorax erzeugen. Dies bewirkt das Einströmen der atmosphärischen Luft in den Bronchialbaum.

Die Ausatmung ist dagegen ein passiver Vorgang und resultiert aus der Entspannung des Zwerchfells und der Atemmuskulatur. Dies kann allerdings zu einem aktiven Vorgang werden, falls Luft in den unteren Atemwegen gefangen bleibt.

> **TIPP**
> Auch weitere Muskulatur, beispielsweise der Musculus sternocleidomastoideus und die Musculi scaleni, die am Brustkorb ansetzt, kann zu dem für die Einatmung notwendigen Unterdruck beitragen. Wenn die Atemarbeit beim Patienten zunimmt, kann man die Nutzung dieser Atemhilfsmuskulatur feststellen.

> **In einem offenen System gibt es keinen negativen Druck**
> Das Generieren des negativen Drucks innerhalb des Thorax gegenüber dem Atmosphärendruck setzt einen intakten Brustkorb voraus. Bei einem Traumapatienten, der eine offene Thoraxverletzung hat, ist die nicht mehr gegeben. Eine offene Verbindung zwischen Umgebungsluft und dem Thoraxraum führt dazu, dass Luft durch die Wunde in den Thorax strömt, anstatt durch die Atemwege in die Lunge hinein. Eine Verletzung der knöchernen Strukturen kann die Fähigkeit des Patienten einschränken, einen für die Ventilation benötigten Negativdruck zu erzeugen.

Zur Beurteilung der Atmung gehört die Prüfung des Lufteinstroms in die Lunge, des Gasaustauschs und des Transports des Sauerstoffs zu den Körperzellen. Sie müssen bei Ihrem Patienten eine effektive Atmung sicherstellen. Zielgerichtete Beurteilung und Management inadäquater Oxygenierung und Ventilation sind entscheidende Punkte, die das Outcome des Patienten verbessern.

Oxygenierung

Der Prozess der Oxygenierung beinhaltet drei Phasen:

1. Der **Gasaustausch** stellt den Transfer von Sauerstoff-Molekülen von der Luft ins Blut sicher.
2. Der **Sauerstoff-Transport** beinhaltet die Bindung des Sauerstoffs an Hämoglobin sowie dessen Transport in die Peripherie.
3. Bei der **Zellatmung** wird der vom Blut transportierte Sauerstoff in die Körperzellen aufgenommen und mittels Glykolyse sowie dem Citratzyklus in Energie umgewandelt.

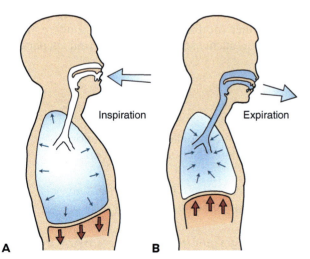

Abb. 4-1 Durch die Zunahme des intrathorakalen Volumens während der Inspiration entsteht ein Unterdruck, wodurch Luft in die Lunge einströmt. Sobald sich die Muskulatur entspannt, kehrt der Thorax in seine Ausgangsposition zurück und die Luft entweicht aufgrund der intrathorakalen Druckzunahme. Bei entspanntem Diaphragma und geöffneter Glottis sind der intra- und der extrathorakale Druck identisch. **A** Inspiration; **B** Exspiration.
© National Association of Emergency Medical Technicians

> **TIPP**
> Je größer der (Partial-)Druck eines Gases ist, desto mehr Gas wird in der Flüssigkeit gelöst.

TIPP

Die Menge Sauerstoff, die in einer Minute vom Körper zur Energiebereitstellung verbraucht wird, wird Sauerstoffverbrauch genannt. Sie hängt von einer adäquaten Pumpfunktion des Herzens sowie der Versorgung der Peripherie mit sauerstoffhaltigem Blut ab.

Es ist hier nicht nötig, die Prozesse im Detail zu kennen. Trotzdem ist es wichtig, ein Verständnis dafür zu haben, welche Rolle diese Prozesse in der Energiebereitstellung haben. Die Abgabe von Sauerstoff in die Umgebung geschieht in den Kapillaren. Entsprechend führt jede Störung dieser Abgabe zu einer Sauerstoffunterversorgung.

Eine adäquate Oxygenierung setzt alle drei zuvor genannten Phasen voraus.

FÜR ZUSÄTZLICHE INFORMATIONEN

Abschnitt *„Physiologie"* im Kapitel 10: *„Thoraxtrauma"*

FALLBEISPIEL: TEIL 2

Ihr Primary Survey ergibt folgende Befunde:

- **X** – keine
- **A** – offen
- **B** – 30 Atemzüge/Min, verminderte Thoraxhebungen, abgeschwächte Atemgeräusche auf der rechten Seite, schwere Atemnot
- **C** – Lippen und Nagelbetten sind zyanotisch.
- **D** – Glasgow Coma Scale (GCS): 15 (A4, V5, M6)
- **E** – Schürfungen rechtsseitig am Thorax; Krepitationen bei Palpation in diesem Bereich; keine Atembewegungen sichtbar auf der rechten Seite

Anmerkung: Die einzelnen Schritte im Primary Survey werden sequenziell gelehrt und gezeigt. Viele davon können – und sollen – simultan ausgeführt werden. Dieses Fallbeispiel fokussiert auf die Atmung des Patienten und die Möglichkeiten, diese zu verbessern.

Fragen:

- Wie ist Ihr Gesamteindruck?
- Was fällt Ihnen bezüglich der Atmung des Patienten auf?
- Benötigt der Patient Unterstützung bei Ventilation oder Oxygenierung? Falls ja, weshalb?
- Was sind Hinweise auf lebensbedrohliche Verletzungen, die Ihre sofortige Aufmerksamkeit benötigen?
- Weshalb ist es für den Patienten wichtig, die verletzte Stelle freizumachen?
- Schauen Sie sich die Prellung an! Falls es von außen so aussieht, wie sieht es wohl auf der Innenseite aus?
- Weshalb bewegt sich der Thorax in der Mitte der Verletzung in die gegenteilige Richtung zur umgebenden Thoraxwand?
- Welche weiteren Verletzung oder Komplikationen kann ein instabiler Thorax verursachen?
- Was können Sie fühlen, falls Sie den Patienten bitten, einmal tief zu atmen? Welche Aussage erlaubt Ihnen diese Feststellung?
- Was würden Sie bei einer Auskultation auf der rechten Seite hören?
- Wo liegen die Behandlungsprioritäten bei diesem Patienten?
- Wie behandeln Sie das instabile Segment?
- Wie gehen Sie die Ventilationsprobleme an?
- Wie gehen Sie die Oxygenierungsprobleme an?
- Zu welcher Kategorie von Zielkrankenhaus transportieren Sie Ihren Patienten?
- Welche Punkte beurteilen respektive behandeln Sie während des Transports? Weshalb?

Beurteilung

Bei einer Beurteilung der Ventilation werden zuerst die Thoraxbewegungen beobachtet. Sie sollten darauf achten, ob adäquate und symmetrische Thoraxhebungen und -senkungen sichtbar sind. Sie sollten sich auf drei wichtige Parameter fokussieren: auf Atemfrequenz, Atemvolumen sowie die Symmetrie der Atemgeräusche.

Die körperliche Untersuchung beinhaltet drei Qualitäten: Inspektion (Betrachten), Palpation (Tasten) und Auskultation. Sie sollte auch die Erhebung der Vitalzeichen beinhalten.

- **Inspektion**
  - Eine Zyanose (Blaufärbung) der Haut, speziell aber um den Mund und an den Lippen, kann auf eine fortgeschrittene Hypoxie hindeuten.
  - Achten Sie auf die Atemfrequenz und darauf, ob der Patient Atemnot zu haben scheint (Schnappatmung, Nutzung der Atemhilfsmuskulatur am Hals, Nasenflügeln).
    - Ist die Trachea mittig oder ist sie zu einer Seite verschoben?
    - Sind die Halsvenen gestaut?
  - Untersuchen Sie den Brustkorb auf Prellmarken, Schürfungen, Lazerationen und darauf, ob sich die Brustwand im Rahmen der Atmung symmetrisch bewegt.
    - Zeigt ein Teil der Brustwand eine paradoxe Atmung (Sie bewegt sich bei Inspiration nach innen statt nach außen; entsprechend umgekehrt bei Exspiration)? Untersuchen Sie etwaige Wunden genau und achten Sie auf die Bildung von Luftblasen bei Ein- und Ausatmung.
- **Auskultation**
  - Untersuchen Sie den ganzen Thorax. Einseitig verminderte Atemgeräusche können auf einen Pneumothorax oder Hämatothorax auf dieser Seite hinweisen.
  - Lungenkontusionen können sich in abnormalen Atemgeräuschen (Knistern) äußern.
- **Palpation**
  - Tasten Sie die Thoraxwand mit den Händen und Fingern ab, um Druckschmerzen, Krepitationen (Knochen oder subkutanes Emphysem) sowie einen instabilen knöchernen Thorax festzustellen.

> **TIPP**
> Eine wiederholte Erhebung der Atemfrequenz ist ein wichtiges Hilfsmittel, um eine Verschlechterung des Patienten festzustellen. Eine sich entwickelnde Hypoxie kann sich mit einer steigenden Atemfrequenz ankündigen.

> **TIPP**
> Denken Sie daran, dass kleine Kinder Bauchatmer sind, die von der Zwerchfelltätigkeit abhängig sind. Zurren Sie sie entsprechend für den Transport nicht zu fest, um die Beweglichkeit des Abdomens nicht zu stark einzuschränken.

> **FÜR ZUSÄTZLICHE INFORMATIONEN**
> Abschnitt „Beurteilung" im Kapitel 10: „Thoraxtrauma"

Penetrierende Thoraxverletzungen

Bei penetrierenden Verletzungen durchbricht ein Objekt die Thoraxwand, tritt in die Thoraxhöhle ein und kann dort Organe schädigen. Falls dabei eine Verbindung zwischen der Thoraxhöhle und der Umgebungsluft entsteht, kann Luft in den Pleuraspalt eindringen. Dabei kollabiert die Lunge, was wiederum eine effektive Ventilation der kollabierten Anteile der Lunge verhindert. Auch Verletzungen, die den Pleuraspalt nicht eröffnen, können trotzdem zu einem Lungenkollaps führen, falls die Verletzung zu einer Ruptur von Lungengewebe oder kleinen Atemwegen geführt hat. In diesem Falle tritt Luft bei Inspiration aus den Atemwegen oder dem Lungengewebe aus, was ebenfalls zu einem Pneumothorax führt.

Um die eingeschränkte Atemkapazität auszugleichen, steigert das Atemzentrum die Atemfrequenz, was zu einer erhöhten Atemarbeit führt. Während der Patient die gesteigerte Atemarbeit eine gewisse Zeit tolerieren mag, besteht das Risiko eines Atemversagens, falls die Störung nicht erkannt und behandelt wird. Dies wiederum würde sich mit gesteigerter Atemnot äußern, da die Menge Kohlendioxid im Blut steigt und der Sauerstoffgehalt sinken würde.

Falls bei wiederholtem Eintritt von Luft in den Pleuraspalt kein Austritt möglich ist, führt dies zu einem steigenden Druck im Pleuraspalt, einem Spannungspneumothorax.

Dies führt zu einer weiteren Verschlechterung der Ventilation. Auch der Kreislauf ist beeinträchtigt, da der venöse Rückfluss zum Herzen mit steigendem intrathorakalem Druck abnimmt. Ein Schock kann die Folge sein.

Verletztes Gewebe und eröffnete Gefäße bluten. Penetrierende Verletzungen des Thorax können zu Blutungen in den Pleuraspalt führen (Hämatothorax). Blutungsquelle sind die Muskulatur des Brustkorbes, interkostale Gefäße sowie die Lunge. Eine Verletzung von großen Gefäßen im Brustkorb führt zu katastrophalen Blutungen.

Eine verletzte Lunge kann auch in die Lunge hinein bluten. Dabei werden die Alveolen geflutet, was sie an der Teilnahme am Gasaustausch hindert. Je mehr Alveolen geflutet werden, desto stärker werden Ventilation und Oxygenierung beeinträchtigt.

> **Verschiebung der Mittellinie**
>
> In extremen Fällen werden die mediastinalen Strukturen (Organe und Gefäße, die sich zwischen den beiden Lungen befinden) auf die Gegenseite verdrängt. Der venöse Rückfluss ist hochgradig vermindert, was in vermindertem Blutdruck sowie einer Jugularvenen-Stauung führt. Unter Umständen kann das klassische – aber späte – Bild der Trachealverschiebung zur unverletzten Seite hin festgestellt werden.

> **Hämato + Pneumo = Hämatopneumo**
>
> Es ist nicht ungewöhnlich, dass eine Lungenverletzung sowohl zu einem Hämato- als auch zu einem Pneumothorax führt, was als Hämatopneumothorax bezeichnet wird. Ein Hämatopneumothorax führt zu einem Lungenkollaps und einer eingeschränkten Ventilation, ausgelöst sowohl durch die Luft im Pleuraspalt als auch durch eine Ansammlung von Blut in der Thoraxhöhle.
>
> Der Hämatothorax ist aus zwei Gründen die schlimmere Verletzung: Im Gegensatz zu Luft ist Blut nicht komprimierbar und führt zu einem zunehmenden Druck auf die Vena cava. Zudem kann sich der Patient aufgrund eines hohen Blutverlustes im tiefen Schock befinden.

Stumpfe Thoraxverletzungen

Eine auf den Brustkorb einwirkende stumpfe Kraft wird auf die inneren Organe, insbesondere zur Lunge, weitergeleitet. Die auf sie einwirkende Energie kann das Lungengewebe verletzen und so Einblutungen in die Alveolen verursachen. Dieses Verletzungsmuster wird Lungenkontusion genannt und entspricht im Prinzip einer Quetschung der Lunge. Diese kann durch übermäßige Flüssigkeitsgabe weiter verschlechtert werden. Die Auswirkungen auf Ventilation und Oxygenierung sind vergleichbar mit denen bei penetrierenden Traumata.

Falls die einwirkende Kraft die viszerale Pleura einreißt, kann Luft in den Pleuraspalt einströmen. So entsteht ein Pneumothorax, eventuell sogar ein Spannungspneumothorax.

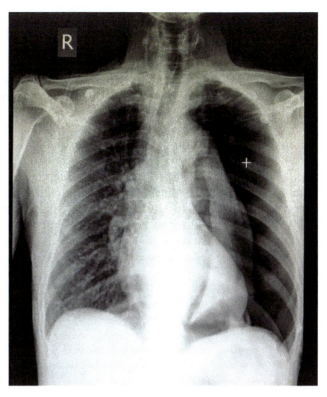

Abb. 4-2 Röntgenaufnahme des Thorax: Lungenkontusion auf der rechten Seite.
© Richman Photo/Shutterstock.

> **FALLBEISPIEL: TEIL 3**
>
> Ihr Secondary Survey ergibt folgende Befunde:
>
> - Blutdruck: 118/54 mm Hg
> - Herzfrequenz und Pulsqualität: 128 Schläge/Min, fehlender Radialispuls, schwacher und fadenförmiger Carotispuls
> - Atemfrequenz: 30 Atemzüge/Min, flache und schnelle Atmung
> - SpO_2: 90 % bei Raumluft
> - Blutzucker: 120 mg/dl (6.7 mmol/l)
> - Haut: blass, Zyanose an Lippen und an den Nagelbetten
> - Temperatur: warme und trockene Haut, 37 °C
> - Schmerzen: 7/10 aufgrund der Rippenfrakturen
> - GCS: 15 (A4, V5, M6)
>
> **Frage:**
> Was bereitet Ihnen hauptsächlich Sorgen?

Ein stumpfes Thoraxtrauma kann zu Rippenfrakturen führen. Die gebrochenen Rippen können die Lunge verletzen, was wiederum einen Pneumo- bzw. Hämatothorax zur Folge hat (ausgelöst durch Blutungen aus den gebrochenen Rippen, dem verletzten Lungengewebe sowie den verletzten Interkostalmuskeln). Ebenso können durch stumpfe Krafteinwirkungen, die charakteristischerweise mit plötzlicher Dezelerationsenergie (Abbremsen) assoziiert sind, die großen Gefäße im Brustkorb ein- oder zerreißen. Ist die Aorta davon betroffen, führt dies zu katastrophalen und unkontrollierbaren Blutungen. Schließlich kann ein stumpfes Thoraxtrauma in bestimmten Fällen sogar derart verletzend auf die Brustwand einwirken, dass ein instabiler Thorax mit einer entsprechenden Verschiebung des intrathorakalen Drucks und konsekutiver Beeinträchtigung der Ventilation entsteht. Denken Sie daran, dass Rippen bei Kindern biegsamer und dadurch innere Verletzungen häufiger sind.

> **FÜR ZUSÄTZLICHE INFORMATIONEN**
> Abschnitt „*Pathophysiologie*" im Kapitel 10: „Thoraxtrauma"

Rippenfrakturen

Rippenfrakturen sind bei ca. 10 % aller Traumata zu finden. Mit multiplen Rippenfrakturen ist am häufigsten eine Lungenkontusion assoziiert. Diese kann zu rupturierten Alveolen und einem Pneumothorax führen.

Eines der ersten Ziele in der initialen Behandlung eines Patienten mit Rippenfrakturen ist die adäquate Analgesie, die Beruhigung des Patienten sowie eine schmerzlindernde Positionierung der Arme, beispielsweise mithilfe einer Schlinge oder einer Schiene.

Von größter Wichtigkeit ist die regelmäßige Reevaluation der verletzten Person. Außerdem muss immer an eine mögliche Verschlechterung der Atmung und an ein sich entwickelndes Schockgeschehen gedacht werden. Halten Sie den Patienten zu tiefen Atemzügen und zum Husten an, um ein Kollabieren der Alveolen (Atelektasen) und in der Folge Pneumonien oder andere Komplikationen zu verhindern.

Sauerstoffgabe und eine Unterstützung der Atmung können notwendig sein, um eine adäquate Oxygenierung zu garantieren.

> **TIPP**
> Eine starre Immobilisation des Thorax mittels Tape oder Verband sollte vermieden werden, da diese Maßnahme Atelektasen und Pneumonien begünstigt.

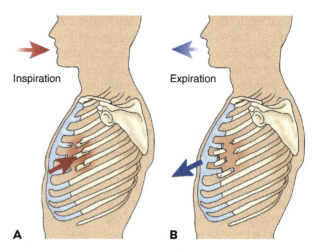

Abb. 4-3 Paradoxe Atmung. **A** Geht die Stabilität des Thorax durch an zwei oder mehreren Stellen frakturierte Rippen verloren, so wird die Brustwand während der Inspiration durch den höheren Umgebungsdruck nach innen gedrückt. **B** In der Exspirationsphase steigt der Druck in der Brusthöhle an und der verletzte Abschnitt des Thorax wird nach außen bewegt.

© National Association of Emergency Medical Technicians

Instabiler Thorax

Ein instabiler Throax (Flail Chest) entsteht, wenn mindestens zwei benachbarte Rippen an mehreren Stellen gebrochen sind. Es entsteht dadurch ein Knochensegment, das nicht mehr mit dem Rest des Brustkorbs in Verbindung steht. Während der Inspiration hebt die Atemmuskulatur durch Kontraktion den Thorax an und senkt das Zwerchfell. Das Knochenstück dagegen bewegt sich aufgrund des Unterdrucks im Brustkorb in entgegengesetzter Richtung nach innen. In der Initialphase werden Atembemühungen kaum wahrnehmbar sein, da die Muskeln spastisch und die Atmung flach ist. Achten Sie bei der Palpation auf Krepitationen und suchen Sie bei der Auskultation nach auffälligen Atemgeräuschen.

Wie bei der einfachen Rippenfraktur bereitet ein instabiler Thorax Schmerzen. Die Atemfrequenz ist gesteigert und der Patient atmet aufgrund der Schmerzen nicht tief durch. Eventuell zeigt sich eine Hypoxie, erkennbar mithilfe der Pulsoxymetrie oder durch Vorliegen einer Zyanose.

Die Versorgung eines instabilen Thorax zielt, genau wie bei einfachen Rippenfrakturen, auf Analgesie, Unterstützung der Ventilation sowie ein Monitoring bezüglich Verschlechterung ab. Bei Patienten, die Schwierigkeiten mit der Aufrechterhaltung einer adäquaten Oxygenierung haben, können eine unterstützende Beutel-Masken-Beatmung, NIV oder die endotracheale Intubation – insbesondere im Hinblick auf längere Transportzeiten – nötig sein. Jede Form der Überdruckbeatmung kann einen Pneumothorax schnell in einen Spannungspneumothorax verwandeln.

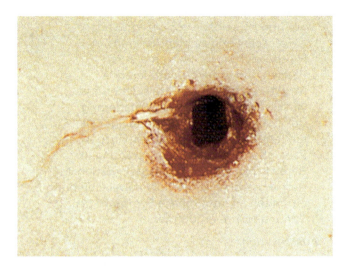

Abb. 4-4 Eine Schuss- oder Pfählungsverletzung bei penetrierenden Thoraxtraumata erzeugt eine Verbindung von extra- nach intrathorakal, durch die Luft in den Pleuraspalt ein- und ausströmen kann.

Mit freundlicher Genehmigung von Norman McSwain, MD, FACS, NREMT-P

Offener Pneumothorax

Wie bei einem einfachen Pneumothorax gelangt beim offenen Pneumothorax Luft in den Pleuraspalt und lässt die Lunge zusammenfallen. Ursache ist eine offene Wunde in der Brustwand, die zu einer Verbindung zwischen der Umgebungsluft und dem Pleuraspalt führt. Versucht der Patient einzuatmen, strömt die Luft aufgrund des intrathorakalen Unterdrucks während der Inspirationsphase durch die Läsion von außen in den Pleuraspalt ein. Bei großen Verletzungen kommt es während der verschiedenen Atemphasen zu einem ungehinderten Ein- und Ausströmen der Luft in den Pleuraspalt.

Bei der Beurteilung eines Patienten mit offenem Pneumothorax ist in der Regel eine deutliche Atemnot zu erkennen. Der Patient ist gewöhnlich ängstlich und tachypnoisch (schnelle Atmung). Das initiale Management des offenen Pneumothorax beinhaltet das Abdichten der Läsion in der Brustwand und die Verabreichung von Sauerstoff.

Falls trotz dieser Maßnahmen eine zunehmende respiratorische Insuffizienz eintritt, ist eine endotracheale Intubation und kontrollierte Beatmung notwendig. Bei Überdruck-Beatmung muss der Patient sorgfältig bezüglich möglicher Entwicklung eines Spannungspneumothorax überwacht werden. Bei Zeichen einer

> **TIPP**
>
> Die beste Methode, einen Eintritt von Luft in den Pleuraspalt zu verhindern, ist die Abdichtung der thorakalen Wunde mit einem Okklusivverband, der jedoch das Ausströmen von Luft ermöglicht. Dazu sind diverse kommerzielle Produkte erhältlich. Alternative können improvisierte Alternativen, wie eine luftundurchlässige, an drei Seiten verklebte Folie verwendet werden.

zunehmenden respiratorischen Dekompensation wird der Verband angehoben, um eine zwischenzeitlich entwickelte Spannung zu entlasten. Falls dies nicht erfolgreich ist, sollte eine Nadel-Dekompression erfolgen.

Spannungspneumothorax

Der Spannungspneumothorax ist ein lebensbedrohlicher Notfall. Dringt kontinuierlich Luft in den Pleuraspalt ein, ohne wieder entweichen zu können, steigt der intrathorakale Druck an. Dadurch nimmt die Beeinträchtigung der Lungenfunktion zu und der venöse Rückfluss wird behindert. Dies hat zusammen mit dem verminderten Gasaustausch ein ausgeprägtes Schockgeschehen zur Folge. Die Ausprägung der genannten Symptome nimmt mit fortschreitendem Druckaufbau zu.

Zu Beginn äußern die Patienten oft Angst und Unbehagen. Üblicherweise werden Brustschmerzen und Kurzatmigkeit beklagt. Verstärkt sich der Spannungspneumothorax, werden die Patienten motorisch unruhig und entwickeln eine Tachypnoe und Dyspnoe. In schweren Fällen zeigen sich Zyanose, Apnoe und ein Kreislaufstillstand.

Die höchste Priorität bei der Behandlung liegt auf der Entlastung des Spannungspneumothorax. Eine Entlastung sollte bei Vorliegen der folgenden drei Symptome durchgeführt werden.

1. zunehmende Atemnot oder Schwierigkeiten bei der Beatmung
2. einseitig abgeschwächtes oder fehlendes Atemgeräusch
3. dekompensierter Schock (systolischer Blutdruck < 90 mm Hg mit verminderter Pulsamplitude)

Eine Nadeldekompression kann mit einem großlumigen intravenösen Zugang (10-14 Gauge) mit einer Mindestlänge von 8 cm erfolgen. Die Nadel wird vorgeschoben, bis ein Entweichen von Luft wahrgenommen wird; nicht weiter. Die sorgfältige Überwachung des Patienten ist im Anschluss an eine solche Maßnahme zwingend erforderlich.

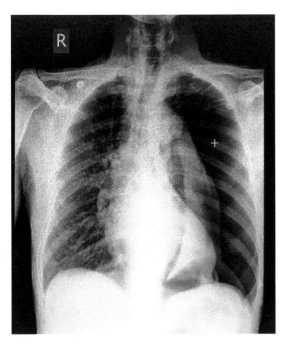

Abb. 4-5 Röntgen-Aufnahme des Thorax: Spannungspneumothorax links.
© Noppadon Seesuwan/Shutterstock

Thorax palpiert werden, in schweren Fällen sogar über der Abdominalwand oder im Gesicht.
- Die *Verschiebung der Trachea* tritt üblicherweise erst im weiteren Verlauf auf und ist, selbst wenn sie vorhanden ist, oft schwierig zu identifizieren. Im Halsbereich ist die Luftröhre durch Faszien und andere stabilisierende Strukturen fest mit der Halswirbelsäule verbunden. Somit ist eine Verlagerung der Trachea aus der Mittellinie eher als ein intrathorakales Phänomen anzusehen, kann aber bei schwerer Ausprägung im Bereich des Jugulums getastet werden. Im Rettungsdienst ist die Trachealverschiebung ein selten anzutreffendes Symptom des Spannungspneumothorax.

Auskultation
- *Abgeschwächte Atemgeräusche auf der verletzten Seite.* Der hilfreichste Teil der körperlichen Untersuchung besteht in der Suche nach abgeschwächten Atemgeräuschen auf der betroffenen Thoraxseite. Um dieses Symptom verwerten zu können, muss das Rettungsdienstpersonal in der Lage sein, normale Atemgeräusche von abgeschwächten zu unterscheiden. Diese Differenzierung erfordert viel praktische Erfahrung, die am besten durch das Auskultieren aller Patienten erlangt werden kann. Meistens sind die Atemgeräusche nicht nur abgeschwächt, sondern fehlen vollständig auf der betroffenen Seite.

Zeichen eines Spannungspneumothorax

Obwohl die folgenden Anzeichen im Zusammenhang mit dem Spannungspneumothorax immer wieder diskutiert werden, können sie fehlen oder präklinisch schwierig zu erheben sein.

Inspektion
- Eine *Zyanose* ist präklinisch zum Teil schwierig zu erkennen. Schlechtes Licht, die unterschiedlichsten Hautfarben sowie die beim Traumapatienten häufig verschmutzte Haut lassen eine eindeutige Beurteilung oft nicht zu.
- *Gestaute Halsvenen* werden als klassische Zeichen eines Spannungspneumothorax beschrieben. Da diese Patienten häufig auch eine erhebliche Menge an Blut verloren haben, kann eine prominente Stauung fehlen.

Palpation
- *Subkutane Hautemphyseme* sind ein häufiger Befund. Die Luft wird bei steigendem intrathorakalem Druck durch das Gewebe des Thorax gepresst. Aufgrund der erheblichen Drucksteigerung im Brustkorb bei einem Spannungspneumothorax können Hautemphyseme oft über dem gesamten

---

Soll ich den Verband entfernen?

Bei Patienten mit einem offenen Pneumothorax und angelegtem Okklusivverband sollte der Verband kurz geöffnet oder entfernt werden, damit die angesammelte Luft durch die Wunde entweichen kann. Dies muss ggf. bei Wiederauftreten eines Spannungspneumothorax von Zeit zu Zeit wiederholt werden. Wird auf diese Weise keine Verbesserung erzielt oder handelt es sich um einen geschlossenen Pneumothorax, muss das geübte Rettungsdienstpersonal eine Entlastungspunktion durchführen.

Hämatothorax

Von einem Hämatothorax wird gesprochen, wenn Blut in den Pleuraspalt fließt. Da der Pleuraspalt für 2.500 bis 3.000 ml Blut Platz bietet, kann ein Hämatothorax zu einem kritischen Blutverlust führen. Die entstehende Hypovolämie im Kreislaufsystem ist für den Patienten gefährlicher als das Zusammenfallen der Lunge durch den Hämatothorax.

Die Untersuchung zeigt einen kritischen Patienten, wobei der Zustand direkt von der nach intrathorakal verlorenen Blutmenge und dem Ausmaß der Lungenkompression auf der betroffenen Seite abhängt. Brustschmerz und Kurzatmigkeit sind auch hier wieder die markanten Symptome, meist mit Anzeichen eines signifikanten Schocks. Die Atemgeräusche sind auf der verletzten Thoraxseite abgeschwächt oder aufgehoben.

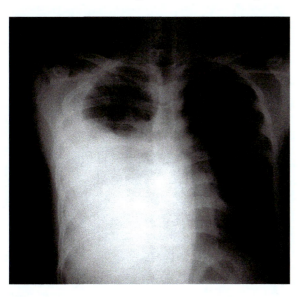

Abb. 4-6 Röntgen-Aufnahme des Thorax: Hämatothorax rechts.
© Medicshots/Alamy Stock Photo

Die Wahrscheinlichkeit einer kardiopulmonalen Dekompensation steigt bei Auftreten eines Pneumothorax in Verbindung mit einem Hämatothorax. Die Behandlung erfordert eine lückenlose Überwachung, um eine Verschlechterung schnell erkennen und behandeln zu können. Hochdosierter Sauerstoff sollte wie üblich verabreicht und der Patient ggf. via Beutel-Maske oder Endotrachealtubus beatmet werden.

> **FÜR ZUSÄTZLICHE INFORMATIONEN**
>
> Abschnitt „Untersuchung und Management spezifischer Verletzungen" im Kapitel 10: „Thoraxtrauma"

Beatmungshilfen

Alle Traumapatienten erhalten Unterstützung der Oxygenierung mit Sauerstoff, um eine Hypoxie zu korrigieren respektive komplett zu vermeiden. Bei der Entscheidung, welches Hilfsmittel verwendet wird, sollten die folgenden Mittel in Betracht gezogen werden, inklusive deren Sauerstoff-Konzentration.

Beatmungsbeutel

Der Beatmungsbeutel besteht aus einem sich selbst aufblasenden Beutel und einem Rückschlagventil. Er kann entweder mit Masken, mit Tuben oder mit supraglottischen Atemwegshilfen verwendet werden. Die meisten Beatmungsbeutel haben ein Volumen von 1.600 ml und können eine Sauerstoffkonzentration von 90–100 % abgeben, wenn O_2-Reservoirbeutel verwendet werden. Einige Modelle haben einen CO_2-Detektor gleich mit eingebaut. Wenn auch nicht sehr spektakulär, so ist der Beatmungsbeutel doch das bevorzugte Hilfsmittel des Rettungsfachpersonals und kann bei korrekter Anwendung Leben retten.

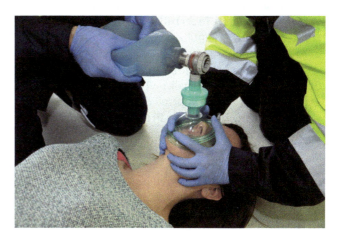

Abb. 4-7 Beatmungsbeutel.
© National Association of Emergency Medical Technicians

> **TIPP**
>
> Ein einzelner Helfer, der mit dem Beatmungsbeutel und einer Maske ventiliert, appliziert evtl. ein ungenügendes Tidalvolumen, da es schwierig sein kann, die Maske dicht auf dem Gesicht zu halten und den Beutel richtig zusammenzudrücken. Daher ist regelmäßige Übung notwendig, um eine effektive Ventilation des Traumapatienten zu gewährleisten.

Beatmungsgeräte

Überdruckbeatmungsgeräte sind in Deutschland, Österreich und der Schweiz für die in der Notfallrettung eingesetzten Rettungsmittel nach DIN EN 1789 Typ C vorgeschrieben. In den Vereinigten Staaten werden sie in der Luftrettung schon seit geraumer Zeit während langer Transportzeiten genutzt. Bodengebundene Rettungsdienste setzen dort inzwischen auch vermehrt Beatmungsgeräte ein, um Atemfrequenz, Tidalvolumen und das Atemminutenvolumen zu kontrollieren. Nur CE-zertifizierte Geräte mit adäquaten Alarmen und einer Druckkontrolle dürfen eingesetzt werden. Das Personal muss aktenkundig eingewiesen sein. Die Geräte müssen nicht die gleiche Komplexität aufweisen wie diejenigen im Krankenhaus und benötigen nur wenige Beatmungsmodi.

- **Assist Control (A/C) Ventilation** ist der weltweit am häufigsten genutzte Beatmungsmodus im rettungsdienstlichen Alltag. Bei diesem werden Beatmungshübe von einstellbarem Volumen und Atemfrequenz appliziert. Bei Atembemühungen des Patienten werden zusätzliche Beatmungshübe mit im Vergleich zu kontrollierten Beatmungshüben **unverändertem** Tidalvolumen appliziert.
- **(Synchronised) Intermittent Mandatory Ventilation ((S)IMV)** appliziert eine definierte Frequenz. Falls der Patient Atembemühungen zeigt, werden diese zugelassen oder unterstützt. Bei Atembemühungen des Patienten sind die zusätzliche Tidalvolumina **ungleich** im Vergleich zu den kontrollierten Beatmungshüben.
- **Positive End-Expiratory Pressure (PEEP)** hält beim Patienten ein erhöhtes Druckniveau während der Exspiration, um die Alveolen und kleinen Atemwege offen zu halten und damit die Oxygenierung zu verbessern und die Lunge schonender zu beatmen. PEEP kann mit allen üblichen Beatmungsformen kombiniert werden.

TIPP

Mit Erhöhung des end-exspiratorischen Druckes und des mittleren intrathorakalen Druckes bei Applikation von PEEP kann dieser den venösen Rückstrom zum Herzen reduzieren. Bei Kreislaufinstabilität kann dies zu einer weiteren Blutdrucksenkung führen. Bei traumatischen Hirnverletzungen kann durch Applikation von PEEP der venöse Abfluss behindert werden.

FÜR ZUSÄTZLICHE INFORMATIONEN

Abschnitt „Beatmungsgeräte" im Kapitel 7: „Atemwege und Ventilation"

Beurteilung von Ventilation und Durchblutung

Kapnographie

Die Kapnographie oder das end-tidale-CO_2-($etCO_2$-) Monitoring wird im Operationssaal und auf Intensivstationen seit Jahren angewandt. Weiterentwicklungen haben dazu geführt, dass die Geräte klein und handlich wurden, sodass sie auch in der Präklinik eingesetzt werden können.

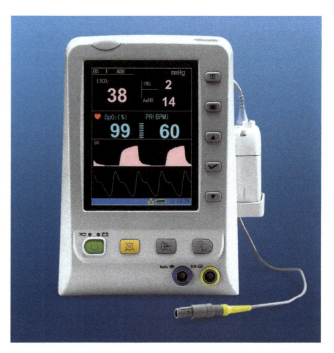

Abb. 4-8 Hand Kapnometer.
Mit freundlicher Genehmigung von DRE Medical Equipment

Die meisten Geräte verwenden dazu das *Hauptstromverfahren*. Dieses Verfahren platziert den Sensor direkt im Hauptstrom des ausgeatmeten Gases. Wenn der Patient mit dem Beatmungsbeutel beatmet wird, wird der Sensor zwischen Beatmungsbeutel und Tubus platziert. Das normale $etCO_2$ bei einem kritischen Traumapatienten liegt zwischen 30 und 40 mm Hg. Während der Messwert die Messung zum Ende der Exspiration angibt, zeigt die grafische Darstellung das CO_2 zu jedem Zeitpunkt des Atemzyklus. Auch wenn diese Messwerte den p_aCO_2 des Patienten nicht exakt wiedergeben, sind regelmäßige Messungen meist vorteilhaft für den Patienten.

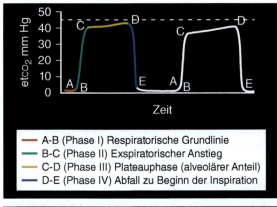
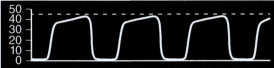

Abb. 4-9 Normale Kurvenform der Kapnographie. Die Exspiration (A bis D) zeigt einen stattfindenden Gasaustausch, bei dem CO_2 in die Atemluft abgegeben wird. Die dazwischen eingeatmete Atemluft (Inspiration D bis zum nächsten A) enthält kein CO_2.

© Jones & Bartlett Learning

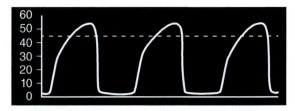

Abb. 4-12 Kapnographie beim akuten Asthmaanfall.
© Jones & Bartlett Learning

Kontinuierliche Kapnographie ist ein weiteres Werkzeug im Management des präklinischen Traumapatienten und muss mit weiteren klinischen Informationen korreliert werden. Das Verständnis der Kapnographie gibt Ihnen frühzeitige Informationen darüber, was bei Ihrem Patienten vorgeht.

> **TIPP**
>
> Initiale Entscheidungen über Transport und Zielkrankenhaus sollten auf Patientenzustand und Umgebungsbedingungen basieren. Beispielsweise wäre es nicht angebracht, den Patienten zu monitorisieren, während er relevant blutet. Eine Kapnographie sollte in einer solchen Situation unterwegs installiert werden.

Die weiteren Kurven zeigen, wie die Kapnographie bei verschiedenen Zustandsbildern verändert wird. Die Erste zeigt einen Patienten nach einem Kreislaufstillstand (Return of Spontaneous Circulation [ROSC]). Die Zweite einen Patienten, der sich zusehends im Schockzustand befindet. Der dritte einen Patienten, der sich im akuten Asthmaanfall präsentiert. Jede der genannten Situationen hat unterschiedliche Einflüsse auf die Qualität und Quantität von Ventilation und Durchblutung der Alveolen.

Die Kapnographie ist der Goldstandard zur Lagekontrolle des Endotrachealtubus. Ein plötzlicher Abfall muss zu einer erneuten Beurteilung von Patient und Tubuslage führen. Nachweis von CO_2 in der Exspiration ist beweisend dafür, dass ein Gasaustausch in der Lunge stattfindet.

> **TIPP**
>
> Bei Verwendung einer Atemwegssicherung sollte die Kapnographie installiert werden.

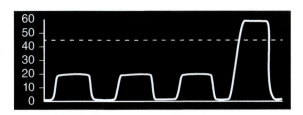

Abb. 4-10 Kapnographie bei ROSC nach einem Kreislaufstillstand.
© Jones & Bartlett Learning

> **FÜR ZUSÄTZLICHE INFORMATIONEN**
>
> Abschnitt *„Beatmungsgeräte"* im Kapitel 7: *„Atemwege und Ventilation"*

Längere Transportzeiten

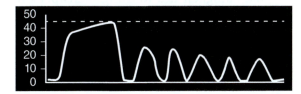

Abb. 4-11 Kapnographie bei Entwicklung eines Schocks.
© Jones & Bartlett Learning

Bei Patienten mit festgestellter oder vermuteter Thoraxverletzung und langen Transportwegen liegen die Behandlungsprioritäten im Atemwegsmanagement, der Unterstützung von Ventilation und Oxygenierung, der Blutungskontrolle und einer adäquaten Volumensubstitution. Bei längerem Transport muss ggf. die Indikation zur endotrachealen Intubation großzügig gestellt werden.

Streben Sie mittels Sauerstoffgabe und Ventilation eine Sauerstoffsättigung von 94 % oder mehr an. Der Zustand von Patienten mit einer Lungenkontusion verschlechtert sich im Verlauf der Zeit. Die Anwendung von CPAP (Continuous Positive Airway Pressure) respektive PEEP (Positive End-Expiratory Pressure) mittels Beatmungsgerät oder entsprechenden Hilfsmitteln kann dabei helfen, die Oxygenierung zu verbessern.

Patienten mit signifikantem Thoraxtrauma können jederzeit einen Spannungspneumothorax entwickeln. Während des Transportes wird der Patient auf entsprechende Hinweise überwacht. Bei abgeschwächten oder fehlenden Atemgeräuschen, pulmonaler Verschlechterung oder zunehmenden Beatmungsdrücken einerseits sowie Hypotonie andererseits sollte eine Nadeldekompression erfolgen.

TIPP

Das Einlegen einer Thoraxdrainage kann durch entsprechend ausgebildetes Personal durchgeführt werden. Insbesondere kann dies vor einem Lufttransport der Fall sein. Weitere Indikationen für eine Thoraxdrainage sind ein offener Pneumothorax sowie eine vorherige Nadel-Dekompression.

FALLBEISPIEL: ZUSAMMENFASSUNG

Unterwegs haben Sie eine erneute Beurteilung vorgenommen. Der Patient wurde in ein Traumazentrum transportiert, in dem der instabile Thorax sowie die Lungenkontusion analog zu einem Erwachsenen therapiert werden. Er wird intubiert und auf die Intensivstation verlegt. Nach einem kurzen Aufenthalt erholt er sich und kehrt zu seinem Baseballteam zurück.

Kritische Punkte:

- Beurteilung von Atemwegen und Atmung, um potenziell lebensbedrohliche Zustände zu erkennen
- Festlegung einer Behandlungsstrategie, um eine weitere Zustandsverschlechterung zu vermeiden
- Der Zustand der Atemwege muss wiederholt beurteilt werden, um den Erfolg einer Behandlung sicherzustellen.

FÜR ZUSÄTZLICHE INFORMATIONEN

Abschnitt „Längerer Transport" im Kapitel 7: „Atemwege und Ventilation" sowie im Kapitel 10: „Thoraxtrauma"

ZUSAMMENFASSUNG

- Ventilation bezieht sich auf die eigentliche Atemtätigkeit, d. h. die Verschiebung von Atemluft in und aus der Lunge. Oxygenierung bezieht sich auf den Gasaustausch.
- Ein Patient kann u. a. mit diesen Methoden oxygeniert werden:
    - Sauerstoff-Nasenbrille
    - Sauerstoff-Maske ohne Rückatmung
    - Beatmungsbeutel
    - High-flow Sauerstoff-Nasenbrille
- Atemwegshilfsmittel, die die Ventilation des Patienten verbessern, beinhalten:
    - nasopharyngealer Atemweg (Wendl-Tubus)
    - oropharyngealer Atemweg (Guedel-Tubus)
    - supraglottischer Atemweg
    - Endotrachealtubus
    - Koniotomie (Nadel- oder chirurgisch)
    - Thorakotomie (Entlastungspunktion oder chirurgisch)
- Hilfsmittel, um die Ventilation und Oxygenierung des Patienten zu beurteilen, beinhalten:
    - Kapnographie
    - Pulsoxymetrie (SpO_2)
    - die Fähigkeit des Rettungsdienstpersonals, den Patienten zu auskultieren und klinisch zu beurteilen

FALLBEISPIEL: ÜBERBLICK

Teil 1

Welche möglichen Verletzungen können dazu führen, dass ein Baseballspieler so starke Atemprobleme hat?	- Rippenbrüche - instabiler Thorax - Lungenkontusion - Pneumothorax - Spannungspneumothorax - Zwerchfellruptur - Sternumfraktur - Herzkontusion
An welchem anatomischen Ort erwarten Sie die Verletzungen?	- Rippen - Lungen - Zwerchfell - Sternum
Welche Probleme bezüglich Ventilation/Oxygenierung erwarten Sie bei diesen Verletzungen?	- Schmerzen durch Rippenbrüche - Schmerzen und Entfaltungsprobleme der Lunge bei instabilem Thorax - Blut in den Alveolen bei Lungenkontusion; entsprechende Schwierigkeiten beim Gasaustausch (O_2 und CO_2) - Schmerzen und Einschränkungen von Oxygenierung und Ventilation aufgrund eines Lungenkollapses respektive von aufgebautem Druck im Pleuraspalt - Ruptur oder Abriss des Zwerchfells, das für die Ventilation entscheidend ist
Wie entstehen diese Probleme bezüglich Ventilation/Oxygenierung?	- Muskuloskelettale Verletzungen behindern den Patienten dabei, Luft zu holen (Rippenfrakturen, kollabierte Lunge, Zwerchfellverletzungen), was zur Folge hat, dass die Ventilation des Patienten unterstützt werden muss. - Nebeneffekte dieser Verletzungen – Blut in den Alveolen, Lungenkontusion, (Spannungs-)Pneumothorax, Hautemphysem – führen zu einer Behinderung des Gasaustauschs von Sauerstoff und Kohlendioxid und damit zu Problemen der Ventilation und Oxygenierung.

Teil 2

Wie ist Ihr Gesamteindruck?	Der Patient ist wach und sitzt aufrecht und leicht nach vorne gelehnt mit aufgestützten Armen in der Kutscher-Position. Er kann in kurzen Sätzen sprechen. Er hat einen offenen Atemweg und atmet genügend gut, um sich aufrecht zu halten und adäquate Aussagen zu machen.
Was fällt Ihnen bezüglich der Atmung des Patienten auf?	Er zeigt eine schnelle, flache Atmung sowie eine Sprechdyspnoe.

(Fortsetzung)

FALLBEISPIEL: ÜBERBLICK (FORTSETZUNG)

Benötigt der Patient Unterstützung bei Ventilation oder Oxygenierung? Falls ja, weshalb?	Ja. Schon vor Inspektion oder Palpation des Thorax erkennen Sie, dass der Patient diese schnelle flache Atmung nicht lange aufrecht erhalten kann.
	Die Fremdanamnese, dass der Patient von einem schnell geschlagenen Ball getroffen wurde, lässt Sie an Rippenfrakturen und eine Lungenkontusion denken.
	Falls die Alveolen des Patienten mit Blut gefüllt werden, kann er keinen effizienten Gasaustausch mit Sauerstoff und Kohlendioxid mehr durchführen. Dieser Patient benötigt zusätzlichen Sauerstoff und möglicherweise Atemunterstützung mit Überdruckbeatmung.
Was sind Hinweise auf lebensbedrohliche Verletzungen, die Ihre sofortige Aufmerksamkeit benötigen?	Fragmente von Rippenfrakturen können einen Pneumothorax verursachen, was eine unmittelbare Behandlung erfordert.
Weshalb ist es für den Patienten wichtig, die verletzte Stelle freizumachen?	Damit zeigt sich Ihnen das wahre Ausmaß der Verletzung. Gleichzeitig lässt es Sie an weitere Verletzungen denken, die seine Ventilation und Oxygenierung beeinträchtigen können.
Schauen Sie sich die Prellung an! Falls es von außen so aussieht, wie sieht es wohl auf der Innenseite aus?	Prellungen an der Außenseite des Thorax nähren Ihren Verdacht, dass es auch auf der Innenseite gleich große oder sogar größere Prellungen gibt.
Weshalb bewegt sich der Thorax in der Mitte der Verletzung in die gegenteilige Richtung zur umgebenden Thoraxwand?	In diesem Bereich zeigt sich eine paradoxe Atembewegung.
Welche weiteren Verletzungen oder Komplikationen kann ein instabiler Thorax verursachen?	Ein instabiles Segment kann zu Blutungen aufGrund der gebrochenen Rippen führen. Die scharfen Ecken der gebrochenen Rippen können zu weiteren Lungenkontusionen, einem Pneumothorax oder Spannungspneumothorax führen.
Was können Sie fühlen, wenn Sie den Patienten bitten, einmal tief zu atmen? Welche Aussage erlaubt Ihnen dies?	Der Patient wird über Schmerzen klagen. Eventuell spüren Sie die paradoxe Bewegung. Die interkostale Muskulatur stabilisiert das instabile Segment gewöhnlich. Da diese Muskulatur ermüdet, wird die paradoxe Bewegung zunehmend wahrnehmbar werden. Die Stelle wird druckdolent sein, eventuell spüren Sie Krepitation aufgrund der Bewegung der Knochen gegeneinander.
Was würden Sie bei einer Auskultation auf der rechten Seite hören?	Sie hören womöglich abgeschwächte Atemgeräusche rechts. Bei jedem Patienten mit Atemnot und einseitig abgeschwächten Atemgeräuschen müssen Sie einen Pneumothorax vermuten.

Wo liegen die Behandlungsprioritäten bei diesem Patienten?	Unterstützen Sie Ventilation und Oxygenierung des Patienten. Zwei Störungen beeinträchtigen den Gasaustausch: das instabile Segment sowie die Lungenkontusion. Die Lungenkontusion beeinträchtigt den Gasaustausch in diesem Bereich, da die Alveolen mit Blut gefüllt sind. Unterstützen Sie die Ventilation mittels Beatmungsbeutel oder mit CPAP (Continuous Positive Airway Pressure). Der Patient wird ununterbrochen überwacht.
Wie behandeln Sie das instabile Segment?	Legen Sie Wert auf eine gute Analgesie, ohne damit die Atemfrequenz respektive die Atemtätigkeit zu beeinträchtigen. Sauerstoffgabe kann diesem Patienten helfen. Überwachen Sie ihn bezüglich möglicher Verschlechterung.
Wie gehen Sie die Ventilationsprobleme an?	Mittels Analgesie ermöglichen Sie dem Patienten, besser zu atmen.
Wie gehen Sie die Oxygenierungsprobleme an?	Sie applizieren zusätzlichen Sauerstoff und monitorisieren kontinuierlich SpO_2 und $etcO_2$, um eine Verschlechterung des Zustands schnell festzustellen.
Zu welcher Kategorie Zielkrankenhaus transportieren Sie Ihren Patienten?	Dieser Patient sollte in ein Traumazentrum transportiert werden.
Welche Punkte beurteilen respektive behandeln Sie während des Transports? Weshalb?	Unterwegs sollte der Secondary Survey durchgeführt.

Teil 3

Was bereitet Ihnen hauptsächlich Sorgen?	Mit Unterstützung der Atmung mittels Überdruckbeatmung können Sie einen (Spannungs-)Pneumothorax auslösen. Gegebenenfalls wird eine Nadel-Dekompression notwendig.

© National Association of Emergency Medical Technicians.

WIEDERHOLUNGSFRAGEN

1. Sie werden zu einem 36 Jahre alten Mann gerufen, der beim Raubüberfall auf einen Lebensmittelladen mit einem Messer verletzt wurde. Ihr Patient sitzt aufrecht und leicht nach vorne gelehnt. Er versucht Ihnen zu erklären, was geschehen ist, muss den Satz aber nach wenigen Worten aufgrund von Atemnot unterbrechen. Sie stellen über der rechten Brust eine klaffende Verletzung von 5 cm Länge fest, die von einer geringen Menge „blubbernd" blutiger Flüssigkeit bedeckt ist. Er schwitzt stark und hat einen schnellen Radialispuls. Rechtsseitig auskultieren sie abgeschwächte Atemgeräusch. Die übrige Untersuchung ist unauffällig. Wie ist Ihr erster Eindruck bezüglich der Verdachtsdiagnose?
    A. einfacher Pneumothorax
    B. offener Pneumothorax
    C. Hämatothorax
    D. Hämatopneumothorax

2. Was ist Ihre erste Intervention?
   A. Die Blutung stoppen.
   B. Sauerstoff-Applikation
   C. einen Chest Seal anbringen und Sauerstoff-Applikation
   D. Legen eines venösen Zugangs

3. Leider haben Sie keinen Chest Seal mit eingebautem Ventil verfügbar. Was können Sie stattdessen verwenden?
   A. Nehmen Sie eine Folie, schneiden Sie ein rechteckiges Stück aus und kleben Sie es an drei Seiten über die Verletzung.
   B. Verwenden Sie eine Fettgaze, um einen Lufteintritt zu verhindern.
   C. Lassen Sie die Wunde offen, damit darüber Gasaustausch stattfinden kann.
   D. Wenden Sie manuellen Druck an, indem Sie Ihre Hand mit Handschuhen auf die Wunde legen. So können Sie bei Bedarf Druck ablassen.

4. Die Atmung des Patienten verschlechtert sich. Was sollten Sie tun?
   A. Pressen Sie den Verband an allen Ecken an, um zu verhindern, dass Luft in die Wunde gelangt.
   B. Entfernen Sie den Verband und wenden Sie eine Überdruckbeatmung an.
   C. Manipulieren Sie nicht am Verband. Beatmen Sie den Patienten mittels (S)IMV.
   D. Heben Sie den Verband für wenige Sekunden an und unterstützen Sie die Atemtätigkeit mittels Beatmungsbeutel.

5. Es läuft nicht gut. Die Atemtätigkeit des Patienten bessert sich nicht; die Atemgeräusche schwächen sich auf der verletzten Seite weiter ab. Was geschieht wohl?
   A. Die Blutung in die Alveolen führt zu einer Lungenkontusion.
   B. Luft ist im Pleuraspalt gefangen, der pleurale Druck steigt an. Es entwickelt sich ein Spannungspneumothorax.
   C. Blut ist im Pleuraspalt gefangen; er hat einen Hämatothorax.
   D. Die Stichverletzung hat zu Rippenfrakturen geführt, die einen instabilen Thorax verursachen.

6. Der Patient ist hypoxisch geworden und kann mit den getroffenen Maßnahmen nicht oxygeniert werden. Sein systolischer Blutdruck ist auf 85 mm Hg gefallen. Was ist Ihr nächster Schritt?
   A. den Verband entfernen
   B. intubieren
   C. Nadel-Dekompression des Thorax rechts
   D. Einlage einer Thoraxdrainage

MUSTERLÖSUNG

Frage 1: B
Die Lokalisation der Wunde, die „blubbernde" Flüssigkeit sowie abgeschwächte Atemgeräusche sind wegweisend für die Diagnose eines offenen Pneumothorax.

Frage 2: C
Als erstes wird mittels Chest Seal verhindert, dass weitere Luft in den Pleuraspalt gelangt. Ein zweiter Helfer gibt parallel dazu Sauerstoff über eine Maske mit Reservoir.

Frage 3: A
Falls kein Chest Seal mit Ventilfunktion verfügbar ist, empfiehlt PHTLS die Anwendung einer Folie, die an drei Seiten angeklebt wird. Falls auch dies nicht verfügbar ist, kann auch ein luftdichter Chest Seal oder getränkte Gaze verwendet werden, um einen Lufteintritt zu unterbinden.

Frage 4: D
Falls der Patient zunehmende Zeichen von Atemnot, Tachykardie oder Tachypnoe entwickelt, heben Sie den Verband für wenige Sekunden an. Unterstützen Sie die Atmung bei Bedarf mittels Beatmungsbeutel.

Frage 5: B
Aufgrund der Verletzungsart besteht der hochgradige Verdacht, dass Luft im Pleuraraum gefangen ist und sich der Druck dort erhöht. Es handelt sich um einen Spannungspneumothorax.

Frage 6: C
Der Spannungspneumothorax zeigt seine typischen Auswirkungen auf den Kreislauf und die Oxygenierungsfunktion der Lunge. Die vordringlichste Maßnahme ist eine Druckentlastung mit Nadeldekompression. Thoraxdrainage und Intubation können dann weiter Eskalationsstufen sein.

QUELLEN UND WEITERFÜHRENDE LITERATUR

National Association of Emergency Medical Technicians. *PHTLS: Prehospital Trauma Life Support*. 9th ed. Burlington, MA: Public Safety Group; 2019.

FERTIGKEITSSTATION

Nadel-Entlastungspunktion

1. Ziehen Sie eine Schutzausrüstung an.
2. Identifizieren Sie den fünften Interkostalraum und die vordere Axillarlinie. Die Punktionsstelle befindet sich an Kreuzung bei beiden Linien.
3. Wischen Sie die Einstichstelle mit zugelassenem Hautdesinfektionsmittel ab.
4. Führen Sie eine dicke (10 bis 14 G) lange (mindestens 8 cm) Nadel ein. Für den lateralen Zugang wird die Nadel im fünften Interkostalraum in der vorderen Axillarlinie eingeführt.
5. Beim Eintritt in den Pleuraraum kann ein „Pop" wahrgenommen werden, ggf. gefolgt vom Austritt von Luft. Stellen Sie sicher, dass die Nadel so weit vorgeschoben wird.
6. Entfernen Sie die Nadel und belassen Sie den Katheter da, wo er ist.
7. Wiederholen Sie das Vorgehen bei Wiederauftreten des Spannungspneumothorax auf der verletzten Seite.
8. Stabilisieren Sie den Katheter an der Thoraxwand mit Klebeband o. ä.
9. Auskultieren Sie den Patienten erneut, achten Sie auf vermehrte Atemgeräusche. Beobachten Sie, ob sich die respiratorische Situation des Patienten verbessert.
10. Entsorgen Sie die Handschuhe und den Abfall korrekt.

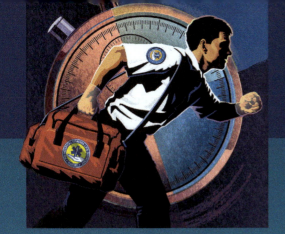

KAPITEL 5

Kreislauf

LERNZIELE
- Pathophysiologie des Schocks
- Erkennen der klinischen Anzeichen eines Schocks
- Erläuterung der grundlegenden Schockbehandlung
- Beschreiben der Modalitäten einer adäquaten Volumentherapie
- die Bedeutung von Blut-und Blutkomponenten (wie Vollblut, Plasma- und Erythrozytenkonzentrate) bei der Behandlung des hämorrhagischen Schocks
- besondere Überlegungen der Schocktherapie (Patientenalter, Sportler, Vormedikation, Schwangerschaft, Unterkühlung und Patienten mit Herzschrittmacher)

Einführung

Eine schwerwiegende Ursache für die Störung der normalen Physiologie ist der *Schock*. Er ist charakterisiert durch einen generalisierten Sauerstoffmangel (Hypoxie) im Gewebe. Es ist ein sehr zeitkritischer Zustand, da unser Körper keine relevanten Sauerstoffreserven aufweist. Der menschliche Körper verfügt über

FALLBEISPIEL: TEIL 1
Fallbeispiel
Sie werden zu einer Fahrzeugkollision zwischen einem Pkw und einem Motorrad alarmiert, bei dem ein 40-jähriger Mann verletzt wurde. Ihr Patient hat bei einem Überholvorgang die Kontrolle über sein Motorrad verloren und liegt mit offensichtlichen äußeren Blutungen auf der Straße. Die von Ihnen schnell durchgeführte Lagebeurteilung ergibt, dass das Motorrad am Straßenrand liegt und der Verkehr bereits durch die Polizei gestoppt wurde. Weiterhin fällt Ihnen auf, dass der Patient in einer Blutlache neben seinem Motorrad liegt. Das Motorrad ist augenscheinlich nicht verformt.

Die initiale Beurteilung ergibt:
- **X:** starke Blutung aus dem vorderen Halsbereich
- **A:** schwach, mit lauten Atemgeräuschen
- **B:** schnell, flache Thoraxhebungen
- **C:** schnell, schwacher Radialispuls
- **D:** nicht ansprechbar, bewegt alle Extremitäten gezielt auf Schmerzreiz
- **E:** er liegt auf der Straße neben seinem Motorrad

Fragen:
- Befindet sich der Patient im Schock?
- Wie lautet die Definition des Schocks?
- Warum ist der Schock ein solch zeitkritisches Krankheitsbild?
- Wie funktioniert der Sauerstofftransport im Blut?
- Ist ein Verlust von Erythrozyten der einzige Auslöser, der einen Schock verursachen kann?

Fettreserven für ca. 30 Tage und unsere Glukosespeicher reichen für ca. einen Tag. Im Gegensatz dazu reichen unsere Sauerstoffreserven nur für ca. fünf Minuten. Kommt es also zu einer Unterbrechung der Sauerstoffversorgung des Gewebes, treten innerhalb weniger Minuten Organschäden auf, die sich bis zum irreversiblen Multiorganversagen entwickeln können. Der Schock ist ein „lebensbedrohlicher Zustand", der ein sofortiges Erkennen der Symptomatik und eine adäquate medizinische Intervention erfordert. Blutverlust ist nicht der einzige Faktor, aus dem ein Schock resultieren kann. Jegliche Prozesse, die die Blutzirkulation herabsetzen, führen unweigerlich zu einer verminderten Sauerstoffversorgung des Gewebes und können somit in weiterer Folge in einem Schock resultieren. Bei Traumapatienten kann dieser Zustand die Folge verschiedener Ursachen sein. Dazu zählen der distributive Schock, der kardiogene Schock, der obstruktive Schock und der hämorrhagische Schock.

Definition des Schocks

Sauerstoff im Blut kann nur dann transportiert werden, wenn er an Hämoglobin (Hb) in Erythrozyten gebunden ist. Ein Hb-Molekül kann vier Moleküle Sauerstoff transportieren.

Die einzige Möglichkeit für den Körper mehr Sauerstoff zu transportieren, besteht darin, die Blutzirkulation zu beschleunigen – das bedeutet, die Herzfrequenz zu erhöhen. Wenn die Anzahl der zirkulierenden Erythrozyten abnimmt, nimmt auch die Sauerstofftransportkapazität ab.

Ab einem gewissen Punkt wird es nicht mehr möglich sein, das noch vorhandene Blutvolumen schnell genug durch das Gefäßsystem zu pumpen. Das hat zur Folge, dass eine Gewebshypoxie entsteht. Diese Situation bezeichnet man als *Schock*.

> **Jeder Erythrozyt zählt**
>
> Mit dem Fick'schen Prinzip werden die für die Sauerstoffversorgung der Körperzellen notwendigen Komponenten beschrieben:
>
> - Bindung von Sauerstoff an die Erythrozyten in der Lunge
> - Transport von Erythrozyten zu den Gewebezellen
> - Sauerstoffabgabe der Erythrozyten an die Gewebezellen
> - Ein wichtiger Teil dieses Prozesses ist, dass der Patient über genügend Erythrozyten verfügen muss, um Gewebezellen ausreichend mit Sauerstoff zu versorgen und so Energie produzieren zu können.

Die Entstehung eines Schocks

Durch die Erzeugung und Nutzung von Energie in Form von Adenosintriphosphat (ATP) behalten die Zellen ihre normalen Stoffwechselfunktionen aufrecht. Am effektivsten ist die Energiegewinnung durch den aeroben Stoffwechsel. Die Zellen metabolisieren Sauerstoff und Glukose in einem komplizierten Prozess, was die Produktion von Energie und das Entstehen von Nebenprodukten wie Wasser und Kohlendioxid zur Folge hat.

Im Gegensatz dazu erfolgt der anaerobe Stoffwechsel unter Sauerstoffmangel. Hierbei wird gespeichertes Körperfett als Energiequelle verwendet.

Bedauerlicherweise bringt der anaerobe Stoffwechsel einige Limitationen mit sich:

- Er funktioniert nur kurzfristig.
- Er produziert 18-mal weniger Energie, als der aerobe Stoffwechsel.
- Er produziert Nebenprodukte wie Milchsäure, die wiederum schädlich für den Körper sind.
- Der anaerobe Stoffwechsel ist schlussendlich nicht mehr umkehrbar.

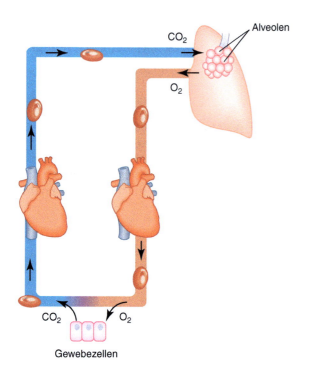

Abb. 5-1 Die einzige Möglichkeit für den Körper, mehr Sauerstoff zu transportieren, besteht darin, die Herzfrequenz anzugeben und somit die Blutzirkulation mit den vorhandenen Erythrozyten zu beschleunigen.

© National Association of Emergency Medical Technicians

Wenn der anaerobe Stoffwechsel nicht schnell genug behoben wird, beginnen die Zellen abzusterben, was zu einer katastrophalen Kettenreaktion führt. Die Empfindlichkeit der Zellen gegenüber dem Sauerstoffmangel ist von Organsystem zu Organsystem unterschiedlich und am größten im Gehirn, im Herzen und in der Lunge.

Schock – „ein lebensbedrohlicher Zustand"

Die Komplikationen eines Schocks sind:
- Vaskuläre Endothelschäden: Diese Schäden beginnen innerhalb von wenigen Minuten und resultieren in Kapillarleckagen und einer Koagulopathie.
- Nierenversagen: Nach etwa sechs bis zwölf Stunden manifestiert sich eine akute Tubulusnekrose und Anurie.
- Darmischämie: Sie beginnt innerhalb weniger Stunden mit einer bakteriellen Translokation und einer mittelfristigen Darmperforation.
- Schocklunge: Sie tritt innerhalb von Stunden auf und führt zu Lungenversagen.
- Leberversagen: Dies geht einher mit einer Koagulopathie, einer Sepsis, Multiorganversagen und letztendlich dem Tod.

Ursachen für einen veränderten psychischen Zustand

Das Gehirn ist sowohl auf den Sauerstoffmangel als auch auf die Auswirkungen der Laktatazidose empfindlich. Darüber hinaus spielen die fallenden ATP-Werte eine ebenso wichtige Rolle.

- Der **aerobe Stoffwechsel** produziert 36 ATP-Moleküle pro Glukosemolekül, sechs Sauerstoffmoleküle sowie Kohlendioxid und H_2O als Abfallprodukte.
- Der **anaerobe Stoffwechsel** produziert zwei ATP-Moleküle pro Glukosemolekül, zusammen mit Milchsäure als ein Abfallprodukt.

Tabelle 5-1 Die Organtoleranz gegenüber Ischämie

Organ	Ischämie Zeit
Herz, Gehirn, Lunge	4–6 Minuten
Nieren, Leber, Magen-Darm-Trakt	45–90 Minuten
Muskeln, Knochen, Haut	4–6 Stunden

Quelle: American College of Surgeons Committee on Trauma: *Advanced Trauma Life Support for Doctors: Student Course Manual.* 7th ed. Chicago, IL: ACS; 2004.

Im Schockzustand steuert der Körper die Durchblutung so, dass lebenswichtige Organe so lange wie möglich ausreichend durchblutet werden. Aus diesem Grund zeigen weniger wichtige Organe, die dennoch einen hohen Sauerstoffbedarf haben – wie Nieren, Leber, Lunge, Darm und vaskuläres Endothel – zuerst Schäden, während Herz und Gehirn durch deren prioritäre Versorgung zunächst verschont bleiben. Alle Faktoren, die zu einer Durchblutungsminderung führen, verringern den Sauerstofftransport zu den Geweben und können einen Schock verursachen. Beim Trauma sind dies der kardiogene Schock, bei dem das Herz nicht adäquat pumpen kann, oder der distributive Schock, in dem die Vasodilatation die venöse Blutrückführung zum Herzen verringert. Die häufigste Ursache beim Traumapatienten ist jedoch der hämorrhagische Schock, der durch den Verlust von zirkulierendem Blutvolumen hervorgerufen wird. Es gibt jedoch weitere Ursachen wie beispielsweise den obstruktiven Schock, bei dem der Kreislauf durch Kompression auf große Gefäße beeinträchtigt wird. Beispiele hierfür sind Spannungspneumothorax, Herzbeuteltamponade oder Aortendissektion.

Alpha-Hydroxy-Propionsäure (Milchsäure)

Im anaeroben Stoffwechsel setzen Zellen, die an Hypoxie (Sauerstoffmangel) leiden, **Alpha-Hydroxy-Propionsäure** (Milchsäure) frei, was zu einer Übersäuerung und Steigerung der Atemfrequenz führt, um die Übersäuerung „abzuatmen". Daher ist zu beachten, dass Schockpatienten dazu neigen, schneller zu atmen, auch wenn die Lungenfunktion in keiner Weise eingeschränkt ist.

Auch wenn die Anreicherung von Laktat im Blut an sich nicht toxisch ist, ist es ein sicheres Zeichen dafür, dass auch das Gewebe anaeroben Prozessen unterliegt. Diese wirken wiederum massiv organschädigend. Das Ziel muss es demzufolge sein, diesen Kreislauf irgendwie zu unterbrechen.

Transportpriorität

Rettungsdienstpersonal verfügt in der Regel nur über begrenzte Mittel zur Schockbehandlung und Blutverlustkontrolle. Ein schneller Transport in eine geeignete Klinik mit der Möglichkeit einer chirurgischen Versorgung ist daher frühzeitig in Betracht zu ziehen.

FÜR ZUSÄTZLICHE INFORMATIONEN

Siehe Abschnitt „Physiologie des Schocks" in Kapitel 3: „Schock: Pathophysiologie von Leben und Tod".

Erkennen des Schocks

Im Primary Survey wird die Überprüfung lebensbedrohlicher äußerer Blutungen als erster und wichtigster Schritt in der Behandlungsabfolge hervorgehoben. Die Untersuchung und die Behandlung erfolgen gleichzeitig, da lebensbedrohliche Situationen einer sofortigen Maßnahme bedürfen.

- **X:** Kontrollen Sie jegliche lebensgefährdende äußere Blutung.
- **A:** Stellen Sie sicher, dass der Atemweg frei ist, besonders bei bewusstseinsgeminderten Patienten.
- **B:** Optimieren Sie Ventilation und Oxygenierung und beatmen Sie assistiert, wenn nötig. Entlasten Sie umgehend einen Spannungspneumothorax.
- **C:** Liegt ein Schock vor, muss ein schneller Transport in eine geeignete Klinik sichergestellt werden. Schützen Sie den Patienten vor weiterer Auskühlung und immobilisieren Sie größere Frakturen, um den Blutverlust zu minimieren. Etablieren Sie einen möglichst großlumigen i.v. (i.o.)–Zugang, ohne jedoch den Transport zu verzögern. Verabreichen Sie, wenn erforderlich, Tranexamsäure (TXA) und beginnen Sie eine gezielte Infusionstherapie während der Fahrt in eine Klinik.
- **D:** Erheben Sie den Glasgow Coma Scale (GCS), identifizieren Sie die Anzeichen einer Vigilanzminderung. Suchen Sie gezielt nach möglichen Anzeichen eines vorliegenden Schädel-Hirn-Traumas, wie zum Beispiel eine vorliegende Anisokorie, da dies die weitere Behandlung beeinflussen würde.
- **E:** Suchen Sie nach jeglicher relevanter Verletzung, die möglicherweise übersehen wurde. Identifizieren Sie Prellungen und Verformungen, die auf innere Blutungen hinweisen könnten.

Das Gesamtbild

Die Beurteilung eines Patienten ist ein Blick auf das Ganze–nicht auf einen einzelnen Parameter, wie beispielsweise den Blutdruck.

Wie wichtig sind Vitalparameter?

Präzise Messungen der Vitalparameter finden während des Secondary Surveys statt. Sie sind nicht notwendig, um das Vorliegen eines Schocks zu erkennen, aber sie werden die Bewertung präzisieren und dabei helfen, die Behandlung zu optimieren.

X: Äußere Blutungen und direkter Druck

Warum kontrollieren wir als Erstes, ob eine starke äußere Blutung vorliegt? Starke äußere Blutungen können innerhalb von drei Minuten einen tödlichen Verlauf nehmen. Durch einen einfachen direkten Druck auf die verletzte Stelle können Sie jedoch einfach kontrolliert werden. Durch einen ausreichend starken und lang anhaltenden Druck auf die Blutungsstelle kann sich ein Gerinnsel bilden und das verletzte Gefäß verschließen. Dies dauert bei einem hämostatischen Verband ca. drei Minuten und bei einem normalen Verband bis zu zehn Minuten. (Vorausgesetzt, der Patient nimmt keine gerinnungshemmenden Medikamente ein.)

Die Fähigkeit des Körpers, auf Blutungen zu reagieren und diese zu kontrollieren, hängt von mehreren Faktoren ab:

- vom Durchmesser des Gefäßes
    - vom Druck innerhalb des Gefäßes
    - vom Vorhandensein von Gerinnungsfaktoren
    - von der Fähigkeit des verletzten Gefäßes, sich zusammenzuziehen und somit den Defekt im Gefäß zu verkleinern sowie den Blutverlust dadurch zu verringern
    - vom Druck des umgebenden Gewebes auf das verletzte Gefäß sowie von jedem zusätzlichen Druck, der von außen aufgebracht wird

Die Kontrolle der äußeren Blutungen sollte schrittweise erfolgen und eskalieren, wenn erste Maßnahmen zur Kontrolle der Blutungen nicht erfolgreich sind.

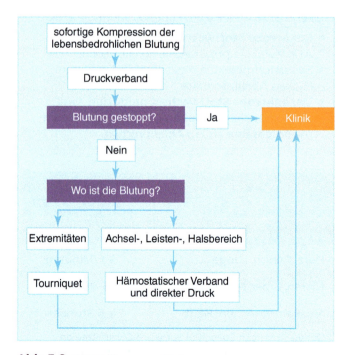

Abb. 5-2 Kontrollieren von Blutungen
© National Association of Emergency Medical Technicians

Ist der Verband von Blut durchnässt, bedeutet dies, dass sich an der Wunde im Gefäß kein Gerinnsel gebildet hat. Es ist daher ungemein wichtig, den manuellen Druck beizubehalten, da das erste Blutgerinnsel, das aus Thrombozyten besteht, nur einem Druck von etwa 80 mm Hg widerstehen kann. Ist der systolische Blutdruck des Patienten höher als dieser Wert, wird ein gebildetes Gerinnsel ausgeschwemmt, sobald der manuelle Druck auf die Wunde nachlässt. Es kommt zu einer erneuten Blutung. Konnte die Blutung kontrolliert werden, legt man, ohne den manuellen Druck zu verringern, einen Druckverband an.

Verwendung von Extremitäten-Tourniquets und Okklusivverbänden

Massiver Blutverlust bewirkt am schnellsten den Tod.

Handelt es sich um eine große Wunde, die durch direkten Druck nicht kontrolliert werden kann, müssen umgehend andere Maßnahmen ergriffen werden.

An diesem Punkt kommt das Extremitäten-Tourniquet ins Spiel.

Wenn ein Extremitäten-Tourniquet richtig angelegt wurde, komprimiert es das Gewebe rund um das Gefäß, um die Blutung zu stoppen. Applizieren Sie es hoch und fest („high and tight") über der Blutungsquelle der betroffenen Extremität. (Das Ziel ist es, das Gefäß und nicht die Blutungsstelle an sich zu komprimieren.) Gewebe und Muskeln zu komprimieren erfordert einen relativ hohen Druck. Es sollte also darauf geachtet werden, dass das Extremitäten-Tourniquet eng genug angelegt wird, um den arteriellen Zufluss zu blockieren, was zwangsläufig das Verschwinden des distalen Pulses nach sich zieht. Wenn ein Extremitäten-Tourniquet die Blutung nicht komplett zum Erliegen bringt, muss ein zweites proximal des ersten appliziert werden. Ist ein Extremitäten-Tourniquet einmal angelegt, sollte es solange an der entsprechenden Stelle belassen werden, bis es nicht mehr gebraucht wird. Die betroffene Körperstelle sollte nicht bedeckt werden, um sie jederzeit gut einsehen und beobachten zu können.

> **FALLBEISPIEL: TEIL 2**
>
> Ein Reassessment (Neubewertung) des Primary Surveys ergibt folgendes Zustandsbild:
>
> - **X:** Die Blutung ist mithilfe von manuellem Druck unter Kontrolle.
> - **A:** Der Motorradhelm wurde abgenommen und der Trauma Chin Lift durchgeführt, um die Atemwege frei zu machen.
> - **B:** schnelle, aber gleichseitige Thoraxhebungen, auskultatorisch vesikuläre Atemgeräusche
> - **C:** schneller, schwacher Radialispuls
> - **D:** Der Patient hat sein Bewusstsein zurückerlangt und bewegt alle Extremitäten.
> - **E:** Um eine Auskühlung zu vermeiden, werden Maßnahmen des Wärmeerhalts eingeleitet.
>
> **Fragen:**
>
> - Welche lebensbedrohlichen Verletzungen liegen vor?
> - Befindet sich der Patient in einem Schockzustand?
> - Weshalb suchen wir zuerst nach starken äußeren Blutungen?
> - Welche Maßnahme ergreift man als Erstes bei starken äußeren Blutungen?
> - Wie wirkt sich direkter Druck im Idealfall auf die Wunde aus?
> - Welche Ursache hat es, wenn sich das Verbandsmaterial mit Blut tränkt?
> - Kann der Druck weggenommen werden, wenn die Blutung einmal gestillt wurde?
> - Wann wird ein Extremitäten-Tourniquet im zivilen Umfeld angewendet?
> - Wie funktioniert ein Extremitäten-Tourniquet?
> - Warum wird ein Extremitäten-Tourniquet so fest angelegt?
> - Wo und warum sollte ein Extremitäten-Tourniquet angewendet werden?
> - Wäre ein Extremitäten-Tourniquet bei diesem Patienten eine Option?
> - Welche Besonderheiten sind beim Stillen der Blutung bei diesem Patienten zu beachten?

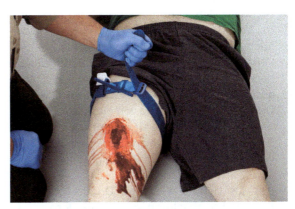

Abb. 5-3 Legen Sie ein Extremitäten-Tourniquet hoch und fest an der Extremität an.

© Jones & Bartlett Learning. Fotografiert von Darren Stahlman

Thrombozytengerinnsel sollten nicht zerstört werden!

In der Regel kann ein Thrombozytengerinnsel einem Druck von 80 mm Hg standhalten, was für die meisten kleinen Wunden ausreicht. Dies hat zweierlei Bedeutung bei der Schockbehandlung.

1. Wenn die Blutung mit direktem Druck kontrolliert wird, ist der Druck aufrechtzuerhalten. Beträgt der systolische Blutdruck des Patienten mehr als 80 mm Hg, wird das Thrombozytengerinnsel dem Druck nicht mehr standhalten können und die Blutung beginnt erneut.
2. Wird bei einer bestehenden Blutung (z. B. bei einem schlecht angelegten Druckverband, oder im Bauchraum) der Blutdruck auf Normwert angestrebt beziehungsweise angehoben, werden bereits gebildete Thrombozytengerinnsel an äußeren, intrathorakalen, intraabdominalen oder retroperitonealen Wunden ausgeschwemmt. Dies führt zu erneuten Blutungen. Aus diesem Grund wird eine aggressive Infusionstherapie nicht empfohlen.

Drei wichtige Hinweise

- Bei der Behandlung einer Pfählungsverletzung mit belassenem Fremdkörper sollte die Kompression der Wunde eher seitlich durchgeführt werden anstatt von oben. Fremdkörper sollten präklinisch nicht entfernt werden, da eine Entfernung des Gegenstandes zu unkontrollierbaren inneren Blutungen führen kann.
- Wenn Sie sich nicht nur auf die Kompression der Wunde konzentrieren können, da auch noch andere lebensbedrohliche Verletzungen vorliegen, die einer Behandlung bedürfen, müssen Sie die Kompression anderweitig aufbauen. Hierzu bieten sich Druckverbände mithilfe von elastischen Binden oder auch die alt bekannte aufblasbare Blutdruckmanschette an. Diese Verbände werden direkt über der Blutungsstelle appliziert.
- Das Ausüben eines direkten Drucks auf die Blutung hat absoluten Vorrang vor dem Legen eines intravenösen Zugangs und einer Infusionstherapie.

Extremitäten-Tourniquet-Techniken

- Ein Extremitäten-Tourniquet sollte fest genug angelegt werden, um den arteriellen Blutfluss zu stoppen. Körperferne periphere Pulse an der betroffenen Extremität dürfen nicht mehr tastbar sein.
- Ist eine Blutung durch das erste Extremitäten-Tourniquet nicht vollständig kontrollierbar, muss ein zweites proximal zum ersten angelegt werden.
- Ein appliziertes Extremitäten-Tourniquet sollte nicht verdeckt werden (z. B. durch eine Rettungsdecke), damit eine kontinuierliche Kontrolle möglich ist.
- Ist ein Extremitäten-Tourniquet einmal angelegt, sollte es solange an der jeweiligen Stelle belassen werden, bis es im Krankenhaus nicht mehr gebraucht wird.

Beachtet werden sollte,

- dass ein Extremitäten-Tourniquet nicht bei stammnahen Blutungen angelegt werden kann. Hierfür werden spezielle „Junctional Tourniquets" benötigt.
- dass zur Vorbeugung und Vermeidung von möglichen Luftembolien bei bestehenden Halsverletzungen (Halsvenen- bzw. Halsarterienverletzung) ein Okklusivverband angelegt werden sollte.

FÜR ZUSÄTZLICHE INFORMATIONEN

Siehe Abschnitt *Management* im Kapitel 3: „Schock: Pathophysiologie von Leben und Tod".

Traumatische Schockformen

Jegliche Umstände, die den Blutkreislauf beeinträchtigen, verringern den Sauerstofftransport zu den Organen sowie zu Geweben und können einen Schock verursachen.

Mögliche Ursachen entnehmen Sie der Tabelle 5.2.

TIPP

Ziehen Sie im Zweifelsfall immer den hypovolämischen Schock als Ursache in Betracht. Bei Traumapatienten können grundsätzlich auch nicht sichtbare und sich entwickelnde Blutungen vorliegen.

Tabelle 5-2 Traumatische Schockformen

	Hypovolämischer Schock	Obstruktiver Schock	Kardiogener Schock	Neurogener Schock
Entstehungsmechanismus	Verlust des Blutvolumens	Kompression großer Gefäße	Beeinträchtigung der Herzfunktion	Verteilungsstörung des Blutvolumens durch Erweiterung der Blutgefäße
	Blutverlust (hämorrhagischer Schock) Plasmaverlust (Verbrennungspatienten)	Spannungspneumothorax Perikardtamponade Aortendissektion	Herzkontusion	hohe Rückenmarksverletzung
Hauttemperatur / Qualität	kühl, feucht	kühl, feucht	kühl, feucht	warm, trocken
Hautfarbe	blass, zyanotisch	blass, zyanotisch	blass, zyanotisch	rosig
Blutdruck	abfallend	abfallend	abfallend	abfallend
Bewusstseinszustand	verändert	verändert	verändert	klar
Rekapillarisierung	verlängert	verlängert	verlängert	normal

© National Association of Emergency Medical Technicians

Benutzen Sie Ihre Sinne und Fähigkeiten!

Bestimmen Sie die letztendliche Ursache des Schocks mithilfe des Untersuchungsschemas und der erhobenen Vitalparameter.

- Ein ungleichmäßiger Auskultationsbefund bei der Lungenbelüftung kann auf einen Pneumo-, Hämato- oder Spannungspneumothorax hinweisen.
- Ein stumpfes Thoraxtrauma mit EKG-Veränderungen kann auf eine Herzkontusion hinweisen.
- Eine hohe Querschnittslähmung oder Tetraplegie kann auf den Verlust des Gefäßtonus aufgrund einer neurologischen Verletzung hinweisen.

Blutungsklassen

Der bei Weitem häufigste Auslöser für einen Schockzustand ist hämorrhagisch bedingt. Das zirkulierende Blutvolumen eines durchschnittlichen Erwachsenen (70 kg) beträgt ungefähr fünf Liter. Der hämorrhagische Schock lässt sich in vier Klassen einteilen, die abhängig von der Schwere des Blutverlustes sind.

Blutungsklasse I

Die Blutung der Klasse I zeichnet sich durch einen kompensierten Schock aus. Der Körper kann den Sauerstoffmangel ausgleichen, indem er die Herzfrequenz und den Gefäßtonus erhöht (Vasokonstriktion). Der Patient ist bei Bewusstsein, die Haut ist durchblutet, die Urinproduktion und die Atemfrequenz sind normal. Der anaerobe Stoffwechsel wird noch nicht zugeschaltet, somit bildet sich auch keine Milchsäure im Blut. Der Grund dafür, dass der Patient leicht ängstlich reagiert, liegt in der Freisetzung von Adrenalin.

Blutungsklasse II

Blutungen der Klasse II können zu einer posturalen Hypotonie führen (d. h. systolische Druckabfälle können im Liegen auftreten). Ein verminderter Pulsdruck ist auf eine Gefäßverengung und den Ausgleichsmechanismus des Körpers infolge des Blutverlustes zurückzuführen.

Tabelle 5-3 Klassifizierung des hämorrhagischen Schocks

	Klasse I	Klasse II	Klasse III	Klasse IV
Blutverlust (in ml)	< 750	750–1.500	1.500–2.000	> 2.000
Blutverlust (% des gesamten Blutvolumens)	< 15 %	15–30 %	30–40 %	> 40 %
Herzfrequenz (Schläge pro Minute)	< 100	100–120	120–140	> 140
Blutdruck	normal	normal	erniedrigt	erniedrigt
Pulsdruck	normal oder erhöht	erniedrigt	erniedrigt	erniedrigt
Atemfrequenz (Atemzüge pro Minute)	14–20	20–30	30–40	> 35
mentaler Status	etwas ängstlich, beunruhigt	ängstlich, beunruhigt	ängstlich, verwirrt	verwirrt, lethargisch
Flüssigkeitsersatz	kristalloid	kristalloid/ kolloid	kristalloid/ kolloid und Blut	kristalloid/ kolloid und Blut

Hinweis: Die Werte und Beschreibungen für die Kriterien, die für die Schockklassen aufgeführt sind, sollten nicht als absolute und alleinige Faktoren interpretiert werden. Die hier angeführten Werte können sich auch überlappen.

Quelle: American College of Surgeons (ACS) Committee on Trauma. *Advanced Trauma Life Support for Doctors: Student Course Manual.* 8th ed. Chicago, IL: ACS; 2008.

Blutungsklasse III

Blutungen der Klasse III führen zu einem dekompensierten Schock. Wird dieser Zustand nicht erkannt und behandelt, führt dies zu einem Multiorganversagen, und der Patient wird versterben. Ein verminderter Blutdruck ist ein sehr spätes Zeichen, was auch den Schockindex (Herzfrequenz/ systolischen Blutdruck) zur Früherkennung des Schocks ungeeignet macht. Die Erhöhung der Atemfrequenz ist ein Mechanismus, um die Auswirkungen der Laktatazidose zu kompensieren.

Blutungsklasse IV

Die Blutungsklasse IV zeichnet sich durch einen manifesten Schock aus. Er zeichnet sich durch eine deutliche Tachykardie (Herzfrequenz höher als 120 bis 140 Schläge pro Minute), Tachypnoe (Atemfrequenz größer als 35 Atemzüge pro Minute), tiefe Verwirrung oder Lethargie aus. Das bedeutet, dass selbst das Gehirn nicht mehr genügend Sauerstoff bekommt. Der systolische Blutdruck sinkt stark ab (typischerweise im Bereich von ungefähr 60 mm Hg).

Bedenken Sie, dass starke innere Blutungen infolge von Frakturen auftreten können. Frakturen des Oberschenkelknochens und des Beckens sind von größter Bedeutung.

Eine einzelne Oberschenkelfraktur kann zu einem Blutverlust von 1.000 ml bis zu 2.000 ml führen. Schon

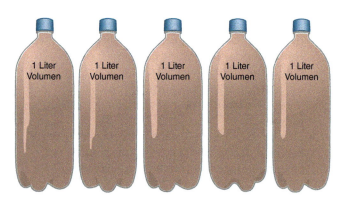

Abb. 5-4 5 Liter = Normales Blutvolumen eines Erwachsenen

© Jones & Bartlett Learning

allein diese singuläre Verletzung könnte also zu einem Blutverlust von 30–40 % führen, was wiederum einen dekompensierten hypovolämischen Schock zur Folge haben kann.

> ### KRITISCHE FRAGEN
> **Wäre die Pulsoxymetrie an dieser Stelle zuverlässig?**
>
> Die Pulsoxymetrie basiert auf dem pulsierenden Blutfluss in den Kapillaren. Ein verminderter Blutfluss und der Verlust von Erythrozyten führen zu unzuverlässigen Messwerten der Pulsoxymetrie. Der Patienten muss immer ganzheitlich angeschaut werden und man darf sich nicht auf Geräte verlassen, die aufgrund eines niedrigeren Blutdrucks und einer verminderten peripheren Durchblutung möglicherweise nicht zuverlässig sind!

> **Spezielle Patientengruppen**
>
> Die Beurteilung des Traumapatienten kann durch zahlreiche Faktoren erschwert werden. Dabei werden die üblichen Anzeichen eines Schocks verschleiert oder gar verdeckt. Diese Tatsache kann das Rettungsdienstpersonal zu der Annahme verleiten, dass ein Traumapatient stabil ist, obwohl das nicht der Fall ist.
>
> Daher sollte Folgendes bedacht werden:
>
> - **Kinder:** Kinder und Jugendliche haben eine enorme Fähigkeit, Blutverlust bis zu einem gewissen Grad zu kompensieren und wirken daher auf den ersten Blick recht stabil. Bei genauerer Betrachtung jedoch können beginnende Schockanzeichen wie leichte Tachykardie, Tachypnoe, blasse Haut mit verzögerter Rekapillarisierungszeit und Angstreaktionen festgestellt werden. Kindliche Patienten, die man in einem dekompensierten Schockzustand auffindet, stellen einen schwerwiegenden Notfall dar. Denn in diesem Zustand haben die immensen Kompensationsmechanismen dieser Patientengruppe ihren Zenit bereits überschritten und der Zustand des Patienten wird sich in Folge sehr schnell verschlechtern.
> - **Geriatrische Patienten:** Geriatrische Patienten nehmen oft Medikamente ein (wie z. B. Betablocker) oder haben einen Herzschrittmacher implantiert, sodass die kompensatorische Tachykardie begrenzt bzw. nicht vorhanden ist.
> - **Schwangere Frauen:** Schwangere Frauen haben ein erhöhtes Blutvolumen (bis zu 50 %), sodass sie viel Blut verlieren können, bevor sich die Symptomatik offenbart.
> - **Athleten:** Die Herzfrequenz von gut trainierten Sportlern kann sehr niedrig sein; 30–40 Schläge pro Minute sind keine Seltenheit. Dabei kann eine Herzfrequenz von 90 Schlägen pro Minute eine kompensatorische Tachykardie darstellen, die als Normalwert falsch interpretiert werden könnte.

> ### FÜR ZUSÄTZLICHE INFORMATIONEN
> Siehe Abschnitt *Beurteilung* in Kapitel 3: „Schock: Pathophysiologie von Leben und Tod".

> ### KRITISCHE FRAGEN
> **Sind die unterschiedlichen Schockformen leicht voneinander zu unterscheiden?**
>
> Leider nicht, da die unterschiedlichen Schockformen gleichzeitig auftreten können. Ein Patient, der eine Stichwunde in der Brust aufweist, kann z. B. einen obstruktiven Schock durch einen Spannungspneumothorax entwickeln. Zusätzlich kann ein hämorrhagischer Schock durch eine Verletzung der Aorta bestehen. Bedenken Sie jedoch, dass ein hämorrhagischer Schock fast immer eine Rolle spielen wird.

> ### FÜR ZUSÄTZLICHE INFORMATIONEN
> Siehe Abschnitt *Verfälschende Faktoren in* Kapitel 3: „Schock: Pathophysiologie von Leben und Tod".

> **TIPP**
>
> | Nachfolgend sind einige Medikamente aufgelistet, die bei der Schockbehandlung zu berücksichtigen sind: | |
> |---|---|
> | Betablocker | Wirken vorbeugend gegen kompensatorische Tachykardie und Erhöhung des Herzzeitvolumens. Beeinträchtigen die Kompensationsmechanismen und erschweren so die Patientenbeurteilung. |
> | Blutdrucksenkende Medikamente | Ziehen eine Beeinträchtigung der kompensatorischen Vasokonstriktion nach sich. |
> | Diuretika | Reduzieren das zirkulierende Volumen. Der Patient ist daher häufig schon von Beginn an hypoton. |
> | Antikoagulanzien | Beeinträchtigen die Funktion von Blutgerinnungsfaktoren. Dies führt zu einer erhöhten Blutungsneigung, erschwert eine entsprechende Versorgung der Wunde und zieht womöglich die Notwendigkeit der Gabe eines Gegenmittels nach sich. |
> | Thrombozytenaggregationshemmer | Die Thrombozyten können ihrer Aufgabe nicht mehr nachkommen, sodass eine Transfusion von Thrombozyten im Krankenhaus erforderlich wird. |
>
> © National Association of Emergency Medical Technicians

A und B: Atemweg und Atmung

Sobald eine lebensbedrohliche Blutung kontrolliert wurde, ist es wichtig, die Atemwege freizumachen bzw. freizuhalten und die Oxygenierung des Patienten sicherzustellen. Bei einem Schock geht es darum, den Sauerstofftransport zu den Organen aufrechtzuerhalten. Gelingt es also nicht, die Oxygenierung auf einem hohen Level zu halten, sind weitere Bemühung um den Patienten nicht zielführend.

Patienten, die einer sofortigen Behandlung der Atemwegsproblematik bedürfen, sind unter anderem:

- Patienten, die nicht atmen,
- Patienten, bei denen offensichtliche Atemwegsprobleme vorliegen,
- Patienten mit einer Atemfrequenz von mehr als 20 Atemzügen pro Minute, und
- Patienten mit abnormalen Atemgeräuschen.

Im präklinischen Umfeld können manuelle Maßnahmen sowie Hilfsmittel zur Sicherung der Atemwege erforderlich sein. Diese Techniken sollten dem Rettungsdienstpersonal also geläufig sein. Es sollte weiterhin darauf geachtet werden, dass ein (Spannungs-)Pneumothorax nicht übersehen wird.

> **TIPP**
>
> Setzt der anaerobe Stoffwechsel ein, registriert das Gehirn über die Chemorezeptoren den Anstieg des Kohlendioxidgehalts und stimuliert das Atemzentrum. Es erhöht die Atemfrequenz und -tiefe, um das übermäßige Kohlendioxid abzuatmen. Tachypnoe ist in der Praxis häufig eines der ersten Anzeichen für anaeroben Stoffwechsel und eines der ersten Schockzeichen–noch vor einer erhöhten Pulsfrequenz. Zeigt ein Pulsoxymeter unter 94 % (auf Meereshöhe) an, muss umgehend des Kohlendioxidgehalts nach der möglichen Ursache der Hypoxie gesucht werden.

C: Kreislauf

Bei der Überprüfung des Kreislaufzustandes müssen folgende Punkte Berücksichtigung finden:
- Blutungen und die Höhe des Blutverlustes
  - Perfusion mit oxygeniertem (sauerstoffreichem) Blut
    - Körper im Ganzen
    - regionale Körperstellen im Besonderen

Der Verlust eines Radialispulses deutet auf eine schwere Hypovolämie (oder auf eine Gefäßschädigung im betroffenen Arm) hin, insbesondere wenn der zentrale Puls schwach, fadenförmig und schnell ist. Die exakte Messung des Blutdruckes ist im Primary Survey weit weniger wichtig, als die Zeichen eines beginnenden Schocks rechtzeitig zu erkennen und erforderliche Gegenmaßnahmen zu ergreifen.

> **TIPP**
>
> Traumapatienten mit einem schwachen Radialispuls sterben 15-mal häufiger als Patienten mit einem normalen Puls.

Zusätzlich zum Vorhandensein von Hypoxie und schlechter Perfusion kann ein veränderter Bewusstseinszustand auch auf ein Schädel-Hirn-Trauma hindeuten. Eine Kombination aus Hypoxie, erniedrigtem Blutdruck und einem Schädel-Hirn-Trauma hat einen immens negativen Einfluss auf das Überleben der Patienten, sodass Hypoxie und Hypotonie umgehend adäquat behandelt werden müssen.

Eine kühle Haut deutet auf eine Vasokonstriktion, eine verminderte Hautdurchblutung, eine verminderte Energieproduktion sowie eine Schockentwicklung hin. Bei einem Schock durch Hypovolämie hat der Traumapatient typischerweise kaltschweißige Haut. Im Gegensatz dazu hat der Patient mit Hypotonie aufgrund einer Rückenmarksverletzung in der Regel trockene Haut.

> **Schock und Hautfarbe**
>
> - Eine rosige Haut deutet im Allgemeinen auf eine gute Oxygenierung des Patienten, ohne Beteiligung eines anaeroben Stoffwechsels, hin.
> - Eine zyanotische oder marmorierte Haut ist ein Hinweis auf eine nicht ausreichende Oxygenierung des Hämoglobins sowie einer Minderversorgung der Peripherie.
> - Blasse, marmorierte oder zyanotische Haut zeigt eine unzureichende Durchblutung an, die sich aus einer der folgenden Ursachen ergibt:
>   - periphere Vasokonstriktion (am häufigsten im Zusammenhang mit Hypovolämie)
>   - vermindertes Angebot an Erythrozyten (akute Anämie)
>   - Durchblutungsstörung eines Körperteils, wie sie bei einer Verletzung eines Blutgefäßes oder einer Fraktur auftreten kann.

Entwickelt der Patient einen Schockzustand, gilt der zügige Transport in eine geeignete Klinik als höchste Priorität.

D: Defizite der neurologischen Funktionen

Die Gehirnfunktion nimmt bei sinkender Perfusion und Oxygenierung ab. Erste Anzeichen sind Angst oder aggressives Verhalten des Patienten, gefolgt von verlangsamten Denkvorgängen und der Abnahme von motorischen sowie sensorischen Funktionen des Körpers.

Patienten im Schock weisen einen veränderten psychischen Zustand auf. Neben einer empathischen Betreuung ist es wichtig, die Ursache hierfür zu erkennen und diese zu behandeln. Bei der Beurteilung der Glasgow-Coma-Scale sollte beachtet werden, dass der Wert durch weitere Faktoren wie zum Beispiel Hypoxie oder Schock direkt beeinflusst werden kann.

> **Grundlegende Schockbehandlung**
>
> - Kontrolle von äußeren Blutungen
> - Immobilisation
> - Beckenschlinge
> - Wärmeerhalt sicherstellen, Schutz vor weiterer Auskühlung
> - Sicherstellen, dass alle äußere Blutungen gestillt wurden
> - die Gabe von Tranexamsäure erwägen

FALLBEISPIEL: TEIL 3

Eine Neubeurteilung des Primary Surveys ergibt Folgendes:

- **X:** äußere Blutung weiterhin durch direkten Druck unter Kontrolle
- **A:** Atmung frei und gesichert
- **B:** 24 Atemzüge pro Minute, ausreichende Thoraxhebungen, auskultatorisch beidseitig vesikuläre Atemgeräusche, SpO_2-Messung bei 97 % unter Sauerstoffgabe
- **C:** Puls 110 Schläge pro Minute (Carotis- und peripherer Puls), Haut kühl
- **D:** Patient bei Bewusstsein, GCS 15 (A4 / V5 / M6), bewegt alle Extremitäten
- **E:** Abschürfungen und Prellungen im linken oberen abdominellen Quadranten. Der Patient klagt über Schmerzen (6 von 10) in Bezug auf diese Verletzungen.

Fragen:

- Welchen ungefähren Blutdruck wird der Patient angesichts der Vitalparameter aufweisen?
- Warum ist die Atemfrequenz des Patienten erhöht?
- Was bedroht derzeit das Leben des Patienten?
- Warum ist es wichtig, die Atemwege und die Atmung bei diesem Patienten zu überprüfen?
- Welche Schocksymptomatik zeigt der Patient?
- Besteht die Möglichkeit von inneren Blutungen?
- Was bedeutet es, Sekundärschäden bei einem Traumapatienten zu vermeiden?
- Was passiert im Organismus, wenn es zu einem Blutverlust kommt?
- Können Organe ohne Sauerstoffversorgung weiter ihrer Funktion nachkommen?
- Welche Organe werden als Erstes bei einer bestehenden Hypoxie geschädigt? Und wann werden diese versagen?
- Wie reagiert der Körper auf Blutverlust?

KRITISCHE FRAGEN

Woran erkennen Sie, ob ein veränderter Bewusstseinsgrad (GCS) auf einen Schock oder ein Schädel-Hirn-Trauma zurückzuführen ist?

Diese Unterscheidung kann präklinisch nicht immer von Anfang an mit Sicherheit getroffen werden. Aber wenn der Blutdruck 55/30 mm Hg und die SpO_2 70 % beträgt, kann ein veränderter GCS auf Hypotonie und Hypoxämie zurückzuführen sein. Besteht ein veränderter GCS nach der Beseitigung von Hypotonie und Hypoxämie, so muss davon ausgegangen werden, dass ein SHT vorliegt. In diesem Fall müssen die angestrebten hämodynamischen Parameter entsprechend angepasst werden.

E: Entkleideten Patienten untersuchen/Erhalt von Körperwärme

Es ist wichtig, die Körpertemperatur des Patienten in einem normalen Bereich zu halten. Wenn der Körper auskühlt, wird die Blutgerinnung beeinträchtigt. Der Patientenraum eines Rettungswagens sollte beim Transport eines schwer verletzten Traumapatienten idealerweise eine Temperatur von mind. 29 °C aufweisen.

Schockbehandlung

Zur Behandlung eines Schocks gehören unter anderem folgende Maßnahmen:

- Kontrolle aller schweren äußeren Blutungen
- Sicherstellung der Oxygenierung (adäquate Atemwegssicherung und Belüftung)
- Identifizierung aller Blutungsquellen (kontrolliere äußere Blutungen und erkenne mögliche innere Blutungen)
- Transport des Patienten in eine geeignete Klinik
- Beginn einer adäquaten Infusionstherapie, sofern indiziert

FÜR ZUSÄTZLICHE INFORMATIONEN

Siehe Abschnitt *Klassifikation des Schocks* im Kapitel 3: „Schock: Pathophysiologie von Leben und Tod".

Erweiterte Schockbehandlung: intravenöser Zugang

Das Legen eines intravenösen Zugangs sollte den zügigen Transport eines schwer verletzten Patienten in eine geeignete Klinik nicht verzögern. Für Patienten, die sich in einem Schockzustand befinden, oder für Patienten mit potenziell schweren Verletzungen sollten ein oder vorzugsweise zwei großlumige (≥ 18G) intravenöse Zugänge appliziert werden, wenn die Zeit dies zulässt. Die bevorzugte Stelle für den intravenösen Zugang ist eine Vene des Unterarms.

> **TIPP**
>
> Alternative Stellen für einen intravenösen Zugang sind die Venen der Hand, der Ellenbogenbeuge und des Oberarms.

Der intraossäre (i.o.) Zugang wird am häufigsten an Stellen wie der proximalen Tibia, dem Humeruskopf oder der distalen Tibia gelegt. Studien zeigten, dass die besten Durchflussraten durch den Humeruskopf und der proximalen Tibia erzielt werden können. Bedacht werden sollte, dass die Volumengabe über einen i.o. Zugang bei wachen Patienten schmerzhaft sein kann.

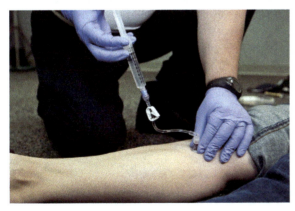

Abb. 5-5 Ein i.o.-Zugang kann erforderlich sein, um Volumen zu verabreichen.
© National Association of Emergency Medical Technicians

> **FÜR ZUSÄTZLICHE INFORMATIONEN**
>
> Siehe Abschnitt *Gefäßzugang* in Kapitel 3: „Schock: Pathophysiologie von Leben und Tod".

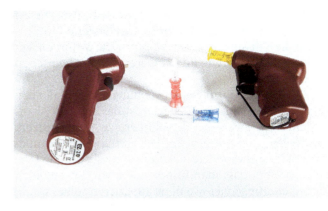

A

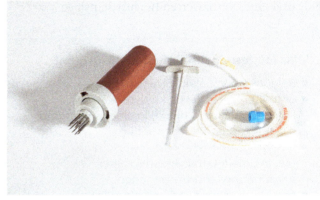

B

Abb. 5-6 A. EZ-IO®-System **B.** I.o.-System zur sternalen Punktion
© Jones & Bartlett Learning. Fotografiert von Darren Stahlman

Infusionstherapie

Man kann die Volumentherapie, die in den letzten 50 Jahren zur Behandlung von Traumapatienten verwendet wurde, in zwei Kategorien einordnen.

- Blut und Blutprodukte
  - Erythrozytenkonzentrat
  - Blutprodukte aus aufbereitetem Vollblut
    - Gefrorenes Frischplasma (GFP)
    - Gerinnungsfaktoren
  - Vollblut (im deutschsprachigen Raum unüblich)
- Infusionslösungen
  - Balancierte kristalloide Vollelektrolytlösungen
    - isotone Lösungen (Ringer-Acetat, E153 usw.)
    - hypertone Lösungen (Kochsalz 3 % oder 7 %)
  - kolloidale Volumenersatzmittel (HAES, Gelatine, [Humanalbumin])
  - Blutersatzlösungen (nur experimenteller Gebrauch)

Wegen der Fähigkeit, Sauerstoff zu transportieren und zu gerinnen, sind Blut bzw. verschiedene Blutprodukte die Flüssigkeiten der Wahl für die Volumentherapie eines Patienten im schweren hämorrhagischen Schock.

Das Grundprinzip der Anwendung von kristalloiden und kolloidalen Infusionslösungen ist, das Herz-Kreislauf-System mit ausreichend Volumen zu unterstützen. Nachteilig ist allerdings die Verdünnung der Blutbestandteile, insbesondere der Gerinnungsfaktoren. Daraus resultiert, dass man insbesondere von kristalloiden Lösungen nur so viel wie nötig applizieren sollte.

Die Infusionstherapie hat eine verbesserte zentrale und periphere Perfusion zu gewährleisten zum Ziel. Dies zeigt sich u. a. an einem gut palpierbaren Radialispuls und einer verbesserten Bewusstseinslage.

Was leisten unsere Infusionslösungen?

- Balancierte Vollelektrolytlösungen
- enthalten wichtige Elektrolyte (Natrium, Kalium, Calcium, Chlorid) in einer annähernd physiologischen Konzentration
- enthalten ein metabolisierbares Anion (Acetat, Malat) und wirken so einer Verdünnungsazidose entgegen
- ermöglichen eine vorübergehende Volumenexpansion von 1 : 3 (2/3 diffundieren in den Extravasalraum)
- besitzen keine Sauerstofftransportkapazität und keine Gerinnungsfaktoren
- können zur Auskühlung des Patienten beitragen
- NaCl 0,9% (isotone Kochsalzlösung) und Ringer-Lösung
- sind aufgrund der hierdurch hervorgerufenen hyperchlorämischen Azidose und des Fehlens metabolisierbarer Anionen heutzutage kontraindiziert

- Kolloidale Lösungen bestehen neben Wasser aus organischen Makromolekülen, die nicht in der Lage sind, das Gefäßsystem zu verlassen, bevor sie im Körper über mehrere Stunden metabolisiert wurden. Durch den von ihnen aufgebauten kolloidosmotischen Druck sind sie in der Lage, Flüssigkeit im Gefäßsystem zu binden. Vorübergehend können sie durch einen gefäßeinwärts gerichteten „Sog" für einen Ausgleich verlorener Körperflüssigkeit aus dem Interstitium sorgen. Sie sind bei kritisch Kranken durch vermehrte Nierenschäden in die Kritik geraten, sodass die zulässigen Höchstdosen dringend zu beachten sind.
  - HES
  - Gelatine
- Blutprodukte sorgen für eine 1:1 Volumenexpansion und werden zur Behandlung von Gerinnungsstörungen eingesetzt.
  - Plasma (auch als Fresh Frozen Plasma oder Lyophilisat)
  - Humanalbumin
- Transfusion transportieren Sauerstoff zu den Geweben
  - Erythrozytenkonzentrate
  - Vollblut

Verabreichung von Infusionslösungen in der Präklinik

- Achten Sie auf eine angepasste Infusionstherapie. Dadurch wird vermieden, dass sich ein gebildetes Blutgerinnsel auflöst und es zu einer erneuten Blutung kommt.
- Oberflächliche Wunden erfordern keinen sofortigen Zugang oder gar eine Infusionstherapie.
- Beim wachen Patienten und tastbarem Radialispuls sowie kontrollierter Blutung sollte das Legen eines intravenösen Zugangs und eine moderate Infusionsmenge ausreichend sein.
- Bei schlechtem mentalen Status oder fehlendem Radialispuls, oder unkontrollierter Blutung sollte ein intravenöser Zugang gelegt werden und eine Volumen Bolusgabe von 250 ml erfolgen. Ggf. muss die Bolusgabe wiederholt werden, um eine Zustandsverbesserung des Patienten zu erreichen. Keinesfalls sollte mit dem Transport hierauf gewartet werden. Beenden Sie die Infusionstherapie, wenn die gewünschte Wirkung erzielt wurde.
- Bei Patienten mit einem vorliegenden Schädel-Hirn-Trauma sollte der systolische Zieldruck > 90 mm Hg betragen, damit eine ausreichende Perfusion des Gehirns gewährleistet werden kann.

Infusionstherapie bei Schockpatienten und nicht stillbaren Blutungen

- Verabreichen Sie gerade so viel an Infusionen, dass die Perfusion erhalten bleibt; d. h. bis ein Radialispuls tastbar wird oder der systolische Blutdruck einen Wert von 80–90 mm Hg erreicht hat.
- Bei systolischem Blutdruck < 80 mm Hg oder fehlendem Radialispuls verabreichen Sie so lange Infusionen, bis

ein Radialispuls tastbar oder ein systolischer Blutdruck von 80–90 mm Hg erzielt wird (mittlerer arterieller Druck [MAP] über 65). Darüber hinaus applizieren Sie Tranexamsäure (TXA), wenn dies möglich ist.
- Patienten mit einem Schädel-Hirn-Trauma benötigen einen systolischen Blutdruck von > 90 mm Hg oder einen MAP von > 65 mm Hg. Bei diesem Notfall muss die Volumengabe dementsprechend angepasst werden.

> **TIPP**
>
> Wie schon erwähnt, hält ein Thrombozytengerinnsel nur einem Blutdruck von 80 mm Hg stand. Wenn der Blutdruck diesen Wert überschreitet, lösen sich bereits gebildete Gerinnsel auf und die Blutungen nehmen wieder zu. Dieser systolische Blutdruck sollte auch eine ausreichende Nierendurchblutung gewährleisten, ohne jedoch innere Blutungen zu begünstigen.

> **TIPP**
>
> Jede Infusionsflüssigkeit, die einem Schockpatienten verabreicht wird, sollte warm sein. Die ideale Temperatur für Infusionsflüssigkeiten beträgt 39 °C (nicht Raumtemperatur oder kälter).

Blutprodukte

Blutprodukte bieten viele Vorteile. Sie können das zirkulierende Volumen, die Sauerstofftransportkapazität und die Gerinnungsfähigkeit positiv beeinflussen.

Ziel einer Bluttransfusion ist unter anderem die Wiederherstellung einer besseren zellulären Durchblutung. Dies bedeutet jedoch nicht, dass unbedingt ein normaler Blutdruck angestrebt wird. Nicht in jeder Situation sind die Ziele der Volumengabe dieselben.

- Bei unkontrollierbar blutenden, penetrierenden Verletzungen soll die zurückhaltende Infusionstherapie dazu führen, dass die Blutung nicht unnötig unterhalten wird. Auf jeden Fall sollte diese Strategie solange aufrechterhalten bleiben, bis die Blutungen definitiv versorgt werden konnten.
- Bei Patienten mit Schädel-Hirn-Trauma sollte ein systolischer Druck von > 90 mm Hg angestrebt werden, um die Perfusion des verletzten Gehirns aufrechtzuerhalten, auch wenn dies eine eventuell verstärkte Blutung bedeuten sollte.

Es besteht weitgehend Einigkeit darüber, dass indikationsgerecht eingesetzte Bluttransfusionen effizienter sind als andere Volumenersatzmittel. Jedoch bringen diese Transfusionen große logistische Probleme mit sich, die für viele Rettungsdienste nicht bewältigbar sind, wenngleich der technische Fortschritt dies in naher Zukunft ändern könnte.

> **Blutprodukte**
>
> - Vollblut: Beinhaltet Erythrozyten für den Sauerstofftransport sowie Thrombozyten und Gerinnungsfaktoren. In den deutschsprachigen Ländern unüblich.
> - Erythrozyten-Konzentrate: Beinhalten Erythrozyten für den Sauerstofftransport enthalten aber keine Gerinnungsfaktoren.
> - Plasma: Bietet Gerinnungsfaktoren und Volumen. Steht tiefgefroren und als gefriergetrocknetes Plasma zur Verfügung.

> **TIPP**
>
> Der Goldstandard bei der Therapie schwerer Blutverluste besteht in der Transfusion von Erythrozyten, Frischplasma und ggf. Thrombozyten. Keine Infusionslösung kann Sauerstoff transportieren oder enthält Gerinnungsfaktoren.

Tranexamsäure (TXA)

TXA ist ein antifibrinolytisches Medikament, das seit langer Zeit zur Blutungskontrolle eingesetzt wird. Auch der Einsatz im präklinischen Umfeld hat sich bereits etabliert. Zu den Eigenschaften der TXA gehören unter anderem:

- TXA fördert nicht die Bildung von neuen Thrombozytengerinnseln.
- TXA verhindert, dass gebildete Blutgerinnsel durch den Körper abgebaut werden.

TXA trägt dazu bei, den Blutverlust durch innere Blutungen zu reduzieren, die nicht durch Extremitäten-Tourniquets oder hämostatische Verbände kontrolliert werden können. Tranexamsäure hemmt die Umwandlung von Plasminogen zu Plasmin, was wiederum den Abbau von Fibrin verhindert und somit bleibt ein bereits gebildetes Thrombozytengerinnsel stabil. Zur Bestimmung der eindeutigen präklinischen Indikationsstellung zum Einsatz von TXA sind Studien erforderlich. Man kann 1g (1.000 mg) TXA in einer 100 ml Kurzinfusion über zehn Minuten infundieren. Eine zweite Dosis wird bei Bedarf üblicherweise in der Klinik verabreicht. Diese kann jedoch auch bei verzögerten oder langen Transportzeiten präklinisch angezeigt sein.

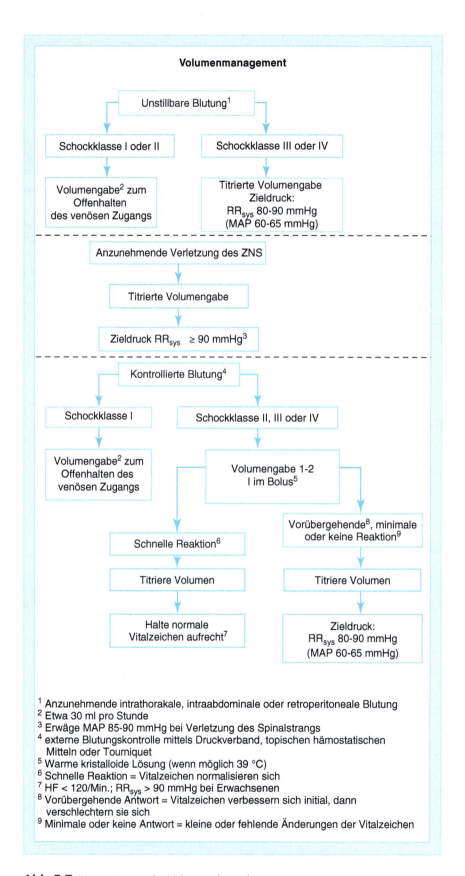

Abb. 5-7 Management der Volumentherapie
© National Association of Emergency Medical Technicians

KAPITEL 5 Kreislauf

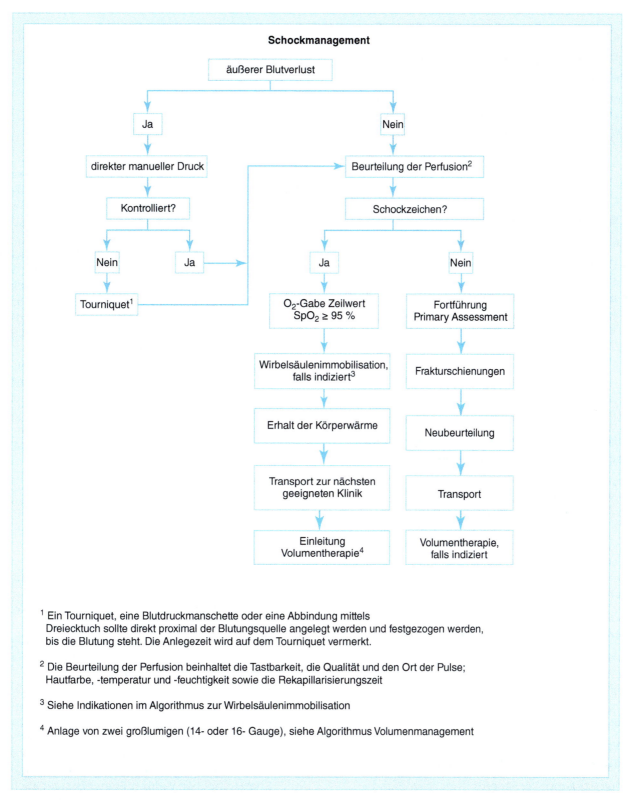

[1] Ein Tourniquet, eine Blutdruckmanschette oder eine Abbindung mittels Dreiecktuch sollte direkt proximal der Blutungsquelle angelegt werden und festgezogen werden, bis die Blutung steht. Die Anlegezeit wird auf dem Tourniquet vermerkt.

[2] Die Beurteilung der Perfusion beinhaltet die Tastbarkeit, die Qualität und den Ort der Pulse; Hautfarbe, -temperatur und -feuchtigkeit sowie die Rekapillarisierungszeit

[3] Siehe Indikationen im Algorithmus zur Wirbelsäulenimmobilisation

[4] Anlage von zwei großlumigen (14- oder 16- Gauge), siehe Algorithmus Volumenmanagement

Abb. 5-8 Algorithmus zur Schockbehandlung
© National Association of Emergency Medical Technicians

> **ACHTUNG!**
>
> Eine schnelle intravenöse Gabe von TXA führt zu Hypotension.
>
> Kommt es während der Infusionstherapie mit TXA zu einem Blutdruckabfall, *sollte die Flussrate herabgesetzt werden*!

TXA-Nebenwirkungen

Nebenwirkungen von TXA sind:

- Übelkeit, Erbrechen, Diarrhoe
- Sehstörungen
- erhöhtes Thromboserisiko
- Hypotonie bei zu schneller intravenöser Verabreichung möglich

KRITISCHE FRAGEN

Was versteht man unter dem Begriff des „schnellen (zügigen) Transports"?

Darunter versteht man eine schnelle Untersuchung sowie das Ergreifen von unmittelbar lebensrettenden Maßnahmen am Einsatzort. Der Patient soll so zügig wie möglich in die geeignete Klinik (Traumazentrum) transportiert werden, wo die definitive Versorgung stattfindet. Das Ziel ist es, weniger als zehn Minuten am Einsatzort zu verbringen.

Sollte man den Transport verzögern, um einen intravenösen Zugang zu legen?

Nein. Das Legen eines i.v. Zugangs sollte einen schnellen Transport nicht verzögern. Empfohlen wird ein großlumiger Venenzugang (18G oder größer), damit über diesen auch Blutkonserven verabreicht werden können.

Was sind die Komponenten der grundlegenden Schockbehandlung?

Blutungskontrolle, Sauerstoffversorgung und die Aufrechterhaltung der Normothermie sind die Basiskomponenten der Schockbehandlung. Alle drei Teilstücke sind immens wichtig und bedürfen dem Augenmerk des Rettungsdienstpersonals.

> **FÜR ZUSÄTZLICHE INFORMATIONEN**
>
> Siehe Abschnitt *Volumentherapie* im Kapitel 3: „Schock: Pathophysiologie von Leben und Tod".

Hypothermie

Koagulopathie, Azidose und Hypothermie werden häufig als tödliche Triade beschrieben. Sie sind Kennzeichen für den anaeroben Stoffwechsel sowie den Verlust der Energieproduktion und bedürfen schnell ergriffener Maßnahmen zur Gegenregulierung.

Die Zellen arbeiten nur innerhalb eines schmalen Temperaturbereichs optimal, der bei etwa 37 °C liegt. Bei einer Unterkühlung des Patienten besteht ein erhöhter Sauerstoffbedarf der Zellen, um die normale Temperatur aufrechtzuerhalten, was aus der Tatsache resultiert, dass körpereigene Mechanismen aktiviert werden, wie zum Beispiel das Zittern.

Hypothermie ist ein großes Problem, das die Zellfunktionen und die Blutgerinnung negativ beeinflusst. Insbesondere in der präklinischen Versorgung ist darauf zu achten, eine Normothermie anzustreben. Dazu gehört auch, dass der Patient während der Untersuchung und Versorgung mit allen zur Verfügung stehenden Mitteln vor einem weiteren Auskühlen geschützt wird.

Risikofaktoren für eine Hypothermie

- **Alter**: Geriatrische und pädiatrische Patienten haben eine weniger effektive Wärmeregulierung, wodurch sie anfälliger für Unterkühlung sind.
- **Alkoholkonsum**: Er bewirkt eine Vasodilatation, erhöht die Gefahr von Wärmeverlust durch Konvektion und vermindert die Muskeltonus-Aktivität, was wiederum das Zittern vermindert.
- **Umgebung**: Eintauchen in Wasser, niedrige Außentemperaturen, Windchill-Effekt, usw.
- **Medikamente:** Es gibt Medikamente, die die Wärmeregulation des Körpers beeinträchtigen.
- **Bewusstsein**: Patienten mit einem veränderten mentalen Status, wie zum Beispiel Betroffene der Alzheimer-Krankheit, können sich beim Spazierengehen verirren. Ferner besteht auch durch eine falsche Kleidungsauswahl das Risiko einer Hypothermie.
- **Physiologie**: Beeinträchtigungen der Wärmeregulation, erhöhter Wärmeverlust und Probleme bei der Wärmeproduktion.

KAPITEL 5 Kreislauf

FALLBEISPIEL: ZUSAMMENFASSUNG

Der Secondary Survey wurde während des Transports durchgeführt und der Patient wurde in ein überregionales Traumazentrum (Maximalversorgung) transportiert.

Im Schockraum angekommen, wurde festgestellt, dass der Patient eine Milzruptur mit inneren Blutungen aufweist. Er wird einer chirurgischen Milzentfernung zugeführt und erholt sich nach fünf Tagen in der Klinik recht gut.

Wichtige Maßnahmen:

Die wichtigsten Maßnahmen der Falldarstellung waren:

- Beurteilung des Kreislaufzustandes, um potenziell lebensgefährliche Situationen frühzeitig zu erkennen
- zügige Festlegung der Behandlungsstrategie in Bezug auf die Perfusion
- Neubewertung des Perfusionsgrades nach Abschluss der ersten durchgeführten Interventionen

ZUSAMMENFASSUNG

- Stoppen Sie lebensbedrohliche Blutungen! Keine Infusionsflüssigkeit ist besser als das eigene Blut des Patienten.
- Nutzen Sie den Primary Survey, um schnellstmöglich lebensbedrohliche Zustände zu erkennen.
- Optimieren Sie die Oxygenierung.
- Beurteilen Sie die Notwendigkeit einer Infusionstherapie.
- Schützen Sie den Patienten vor Auskühlung, streben Sie eine Normothermie an.
- Innere Blutungen können präklinisch nicht gestoppt werden. Ein schneller Transport in eine geeignete Klinik zur chirurgischen Behandlung ist von größter Bedeutung.

FALLBEISPIEL: ÜBERBLICK

Teil 1	
Befindet sich der Patient im Schock?	Ja. Angesichts der Unfallkinematik, des veränderten Bewusstseinszustandes und des schnellen Pulses.
Wie lautet die Definition des Schocks?	Unzureichende zelluläre Durchblutung; Die Zellen erhalten unzureichend Sauerstoff und Glukose, die beide zur Energiegewinnung benötigt werden.
Warum ist der Schock ein solch zeitkritisches Krankheitsbild?	Die Sauerstoffunterversorgung der Zellen führt innerhalb weniger Minuten zu einem anaeroben Stoffwechsel.
Wie funktioniert der Sauerstofftransport im Blut?	Der Sauerstoff bindet sich an das Hämoglobin der Erythrozyten.
Ist ein Verlust von Erythrozyten der einzige Auslöser, der einen Schock verursachen kann?	Nein. Jeder Mechanismus, der die Sauerstoffversorgung der Zellen behindert, kann einen Schock verursachen, wie zum Beispiel ein Spannungspneumothorax oder die Herzbeuteltamponade.
Teil 2	
Welche lebensbedrohlichen Verletzungen liegen vor?	Äußere Blutungen, die gestoppt werden müssen, und mögliche innere Blutungen, die einen schnellen Transport in eine geeignete Klinik bedingen.

(Fortsetzung)

FALLBEISPIEL: ÜBERBLICK (FORTSETZUNG)

Befindet sich der Patient in einem Schockzustand?	Ja, aufGrund der Verletzungsmechanismen und der Möglichkeiten von inneren Blutungen und dem schnellen, schwachen Radialispuls.
Weshalb suchen wir zuerst nach starken äußeren Blutungen?	Starke äußere Blutungen sind lebensbedrohliche Zustände, die innerhalb von drei Minuten zum Tod führen können. Sie können jedoch durch einen direkten Druck kontrolliert werden. Dies unterscheidet sich von dem ABCDE-Schema im klinischen Bereich, da Patienten mit starken äußeren Blutungen nie in der Klinik eintreffen werden, wenn das Problem nicht in der präklinischen Versorgung behoben wurde.
Welche Maßnahme ergreift man als Erstes bei starken äußeren Blutungen?	Man übt direkten Druck auf die Wunde aus. Kann die Blutung so nicht kontrolliert werden, erfolgt die Anlage eines Extremitäten-Tourniquets. (Nur wenn der direkte Druck nicht ausreicht.)
Wie wirkt sich direkter Druck im Idealfall auf die Wunde aus?	Durch das lange Drücken auf die Blutungsstelle bildet sich ein Thrombozytengerinnsel und das verletzte Gefäß verschließt sich. Dies dauert bei einem hämostatischen Verband ungefähr drei Minuten und bei einem normalen Druckverband bis zu zehn Minuten, sofern der Patient keine gerinnungshemmenden Medikamente einnimmt.
Was ist die Ursache, wenn sich das Verbandsmaterial mit Blut tränkt?	Die Blutung besteht weiter, es hat sich kein Gerinnsel an der Verletzung des Gefäßes gebildet.
Kann der Druck weggenommen werden, wenn die Blutung einmal zum Erliegen gebracht wurde?	Nein! Das erste Thrombozytengerinnsel, das sich aus Blutplättchen gebildet hat, kann nur einem Blutdruck von etwa 80 mm Hg standhalten. Wenn der Blutdruck des Patienten mehr als 80 mm Hg beträgt, wird das Gerinnsel ausgeschwemmt und die Blutung beginnt erneut. Deshalb muss der Druck weiter aufrecht gehalten werden.
Wann würden Sie ein Extremitäten-Tourniquet im zivilen Umfeld anwenden?	Bei starken Blutungen an Extremitäten, die nicht durch das Ausüben von direktem Druck kontrolliert werden können. (Die Verletzung ist z. B. zu groß, um die Blutung durch direkten Druck kontrollieren zu können.)
Wie funktioniert ein Extremitäten-Tourniquet?	Bei sachgemäßer Anwendung komprimiert ein Extremitäten-Tourniquet das Gewebe und die Gefäße und stoppt so die Blutung.
Warum wird ein Extremitäten-Tourniquet so fest angelegt?	Das Komprimieren der Gefäße durch das Gewebe und Muskeln hindurch erfordert viel Druck, den ein korrekt angelegtes Extremitäten-Tourniquet aufbringen kann.
Wo und warum sollte ein Extremitäten-Tourniquet angewendet werden?	Ein Extremitäten-Tourniquet sollte etwa eine handbreit proximal der Verletzung angelegt werden. Ausnahmen sind: Gefahrensituationen, Dunkelheit oder multiple Blutungen an einer Extremität wo das Tourniquet am Oberschenkel knapp unterhalb der Leiste und am Oberarm knapp unterhalb der Achsel angelegt wird, sodass bedarfsweise noch ein Weiteres darüber platziert werden kann. (Ziel ist es, die Gefäße zu verschließen, nicht aber die Blutungsstelle selbst zu komprimieren.)
Wäre ein Extremitäten-Tourniquet bei diesem Patienten eine Option?	Nein. Ein Extremitäten-Tourniquet würde in diesem Fall nicht funktionieren, da die Wunde im vorderen Halsbereich liegt.

Welche Besonderheiten sind bei der Blutstillung dieses Patienten zu beachten?	Ein Extremitäten-Tourniquet kann nicht bei stammnahen Blutungen angewendet werden. Für solche Wunden bieten sich spezielle Junctional Tourniquets an. Für die Halswunde sollte ein Okklusivverband in Betracht gezogen werden, um bei einer Halsvenenverletzung eine mögliche Luftembolie zu vermeiden.
Teil 3	
Warum ist die Atemfrequenz des Patienten erhöht?	Es könnte eine Folge des situativen Stresses sein, oder ein Hinweis auf einen vorliegenden hämorrhagischen Schock (schnelle Atmung zum Ausgleich der Milchsäureproduktion).
Was bedroht derzeit das Leben des Patienten?	Die Schürfwunden und das Hämatom am linken unteren abdominalen Bereich können auf innere Blutungen hindeuten.
Warum ist es wichtig, die Atemwege und die Atmung bei diesem Patienten zu überprüfen?	Sind die Atemwege verlegt oder die Ventilation beeinträchtigt, kann kein ausreichender Sauerstofftransport durch das Blut stattfinden. In Anbetracht der Verletzungsmechanismen ist es wichtig, andere Verletzungen, wie zum Beispiel einen Spannungspneumothorax, der leicht zu behandeln wäre, auszuschließen.
Welche Schocksymptomatik zeigt der Patient?	Schnelle Atmung, schnelle Herzfrequenz, kühle Haut (auch ein niedriger Blutdruck liegt vor, wenn er gemessen würde)
Besteht die Möglichkeit von inneren Blutungen?	Es besteht eine hohe Wahrscheinlichkeit aufgrund der Verletzungsmechanismen, der Schürfwunde, dem Hämatom am linken unteren Abdomen und den Anzeichen eines Schocks.
Was bedeutet es, Sekundärschäden bei einem Traumapatienten zu vermeiden?	Patienten vor weiterer Auskühlung schützen, angepasste Infusionstherapie, permissive Hypotonie, zügiger Transport in eine geeignete Klinik und bedarfsweise eine Transfusionstherapie beginnen
Was passiert im Organismus, wenn es zu einem Blutverlust kommt?	Die Fähigkeit des Herz-Kreislauf-Systems, Sauerstoff zu transportieren, wird reduziert.
Können Organe ohne Sauerstoffversorgung weiter ihrer Funktion nachkommen?	Ja, aber ohne Sauerstoff wechseln die Organe in den anaeroben Stoffwechsel, der 18-mal weniger Energie produziert.
Welche Organe werden als Erstes bei einer bestehenden Hypoxie geschädigt? Und wann werden diese versagen?	Im Gegensatz zum Herzstillstand kann der Körper die Durchblutung der wichtigsten Organe, d. h. Gehirn und Herz, auf Kosten von Geweben mit niedrigem Sauerstoffbedarf wie Knochen oder Fett, aufrechterhalten. Mit zunehmendem Schock werden Organe mit mittlerem Sauerstoffbedarf geschädigt (Niere, Lunge, Leber, vaskuläres Endothel). Bis hin zum Multiorganversagen (MOV), das wiederum zum Tod führt, können jedoch auch Stunden bis Tage vergehen.
Wie reagiert der Körper auf Blutverlust?	Da im Körper weniger Sauerstoff transportiert werden kann, muss der Körper das Blut schneller fließen lassen, was wiederum bedeutet, dass das Herz schneller schlagen muss. Milchsäure wird aus dem anaeroben Stoffwechsel gebildet und verursacht eine Azidose, die den Patienten schneller atmen lässt, um die metabolische Azidose respiratorisch zu kompensieren.

© National Association of Emergency Medical Technicians.

WIEDERHOLUNGSFRAGEN

1. Ihr Patient ist ein 40-jähriger Mann, dem mehrfach in die linke Brust gestochen wurde. Er lief vor seinem Angreifer davon, bevor er auf dem Gehweg zusammenbrach. Er ist blass, verwirrt und klagt über Atembeschwerden. Eine Wunde über dem linken Schlüsselbein blutet stark. Welche Maßnahme ergreifen Sie zuerst?
   A. Verabreichen von Sauerstoff und Legen eines intravenösen Zugangs
   B. linksseitige Entlastung des Thorax
   C. unverzügliche Kompression der Blutungsstelle
   D. Anwendung eines Junctional Tourniquets

2. Ihr Teampartner komprimiert die Blutungsstelle. Die Blutung scheint unter Kontrolle zu sein, aber ihr Patient wird aggressiv. Er klagt über Atemnot und darüber, dass er Angst habe zu sterben. Ihre nächste Maßnahme ist:
   A. Beginn einer assistierten Beatmung
   B. Verabreichen von hochdosiertem Sauerstoff über eine Sauerstoffmaske mit Reservoir
   C. linksseitige Entlastung des Thorax
   D. Verabreichen eines Flüssigkeitsbolus von 250 ml

3. Sie haben den Thorax entlastet, die Atmung des Patienten verbessert sich deutlich, aber er bleibt verwirrt. Der Radialispuls ist nicht tastbar und seinen Karotispuls beurteilen Sie als schnell und fadenförmig. Ihr Teamkollege fragt, ob er die Kompression an der Stichwunde im linken Schlüsselbeinbereich loslassen kann, um einen intravenösen Zugang zu legen. Wie reagieren Sie darauf?
   A. „Oh ja, das ist eine gute Idee!"
   B. „Ja, aber wir müssen den Patienten erst immobilisieren."
   C. „Überprüfe bitte zuerst seinen Blutdruck, damit wir sicher gehen können, dass er eine Infusion braucht!"
   D. „Nein! Behalte den Druck bei, und lass uns zügig in die Klinik fahren!"

4. Es gelingt Ihnen einen intravenösen Zugang (18G) in den rechten Arm zu legen. Der Patient ist immer noch verwirrt, ein Radialispuls ist immer noch nicht tastbar. Ihre nächste Maßnahme ist:
   A. Gabe eines Liters Infusionsflüssigkeit im Bolus
   B. Verabreichen einer 250 ml Infusionsflüssigkeit im Bolus, anschließend Stoppen der Infusion
   C. Verabreichen einer Infusionsflüssigkeit, bis ein Radialispuls zu tasten ist
   D. Verabreichen von 1g Tranexamsäure (TXA) über einen Zeitraum von zehn Minuten als Kurzinfusion

5. Nach der Gabe einer 400 ml balancierte Vollelektrolytlösung tasten Sie einen Radialispuls und der mentale Status des Patienten verbessert sich. Auf dem Monitor sehen Sie folgende Werte: Herzfrequenz 110/min, Blutdruck 85/60 mm Hg, SpO_2 95 %, Atemfrequenz 25/min. Was machen Sie jetzt?
   A. Verabreichen von zusätzlichen 500 ml balancierte Vollelektrolytlösung
   B. Stoppen der Infusionen und Verabreichen von 1g Tranexamsäure
   C. Infundieren von 1g Tranexamsäure und weiterer 500 ml balancierte Vollelektrolytlösung
   D. Applikation von 2 mg Morphin als Analgetikum

6. Sie führen als nächstes einen Secondary Survey und SAMPLE Anamnese durch. Sie bemerken zwei weitere Stichverletzungen medial der linken Brustwarze und eine Narbe auf dem Sternum. Ihr Patient sagt Ihnen, dass er Clopidogrel einnehmen muss, da er vor zwei Jahren eine Koronararterien-Bypass-Operation hatte. Ist diese Information für die weitere Behandlung relevant?
   A. Nein. Der Patient sollte aufhören zu reden und sich auf seine Atmung konzentrieren.
   B. Ja. In der Klinik sollte zusätzlich ein Kardiologe zur weiteren Behandlung hinzugezogen werden.
   C. Ja, der Patient muss so schnell wie möglich Thrombozyten in einem überregionalen Traumazentrum erhalten und ggf. eine Herzoperation.
   D. Ja. Der Blutdruck des Patienten sollte auf 130 mm Hg systolisch angehoben werden.

7. Würden Sie diesen Patienten immobilisieren?
   A. Ja, weil ich jeden Patienten immobilisiere.
   B. Ja, denn der Stich in den Oberkörper kann das Rückenmark verletzt haben.
   C. Ja, weil er vielleicht auch ein begleitendes Schädel-Hirn-Trauma hat.
   D. Nein, es wäre nur Zeitverschwendung bei einem Patienten mit Stichverletzungen ohne Neurologie.

MUSTERLÖSUNG

Frage 1: C
Das Kontrollieren lebensbedrohlicher äußerer Blutungen mit manuellem, direktem Druck hat Vorrang vor anderen Maßnahmen. Das Anlegen eines Junctional Tourniquet ist nicht die erste Maßnahme, da die Applikation viel Zeit benötigt.

Frage 2: C
Nach X kommt A und B. Die Lungen können schnell auskultiert werden (ein Pneumothorax dürfte bei mehreren Stichen in die Brust sicher vorliegen), bei einem hämodynamisch instabilen Patienten muss man den Spannungspneumothorax entlasten. Eine Entlastung eines Spannungspneumothorax ist der effektivste Weg, um einen Schock zu behandeln.

Frage 3: D
Dieser Patient befindet sich wahrscheinlich in einem dekompensierten Schock in Folge von inneren Blutungen, sodass der zügige Transport oberste Priorität hat. Der Druck soll auf die Wunde aufrechterhalten bleiben, denn eine erneute massive Blutung schadet in dieser Situation mehr.

Frage 4: C
Bei diesem Zustand des Patienten ist es angebracht, Infusionsflüssigkeit titriert zu verabreichen, um die Gewebeperfusion wiederherzustellen. Einen Liter blind zu verabreichen, könnte Ihren Zielblutdruck übersteigen und innere Blutungen anfeuern. Tranexamsäure hat zu diesem Zeitpunkt keine Priorität, obwohl es parallel zur Infusion laufen könnte.

Frage 5: B
Der Patient benötigt derzeit nicht mehr Infusionsflüssigkeit. Die Verabreichung von Morphin bei einem Patienten im Schock ist ein riskanter Schritt und kann zu einer gefährlichen Hypotonie führen.

Frage 6: C
Die Stichwunde befindet sich im Bereich der sogenannten „Kernzone", was das Risiko einer Herzschädigung mit sich bringt. Da er Clopidogrel einnimmt, sind seine Thrombozyten derzeit ohne Wirkung, sodass er dringend eine Transfusion von Thrombozyten benötigt.

Frage 7: D
Bei penetrierendem Trauma immobilisieren wir nur, wenn Anzeichen einer spinalen Verletzung vorliegen, was hier nicht der Fall ist. (Der Patient ist vor seinem Angreifer weggelaufen!) Eine Immobilisation der Wirbelsäule ist nicht indiziert und wäre in diesem Fall eine unvertretbare Zeitverschwendung.

QUELLEN UND WEITERFÜHRENDE LITERATUR

National Association of Emergency Medical Technicians. *PHTLS: Prehospital Trauma Life Support*. 9th ed. Burlington, MA: Public Safety Group; 2019.

FERTIGKEITSSTATION

Anwendung eines Extremitäten-Tourniquets

1. Nehmen Sie das Extremitäten-Tourniquet zur Hand.
2. Führen Sie die betroffene Extremität durch die o-förmige Schlaufe des Klettbandes oder legen Sie den Gurt um die verletzte Extremität und führen Sie die Spitze durch die Stegschnalle.
3. Positionieren Sie das Extremitäten-Tourniquet eine handbreit proximal der Verletzung. Ausnahmen sind Gefahrensituationen, Dunkelheit oder multiple Blutungen an einer Extremität wo das Tourniquet am Oberschenkel knapp unterhalb der Leiste und am Oberarm knapp unterhalb der Achsel angelegt wird, sodass bedarfsweise noch ein Weiteres darüber platziert werden kann.
4. Bringen Sie so viel Vorspannung wie möglich auf das Gurtband auf und kletten Sie das Band fest.
5. Drehen Sie den Knebel solange, bis die Blutung zum Stillstand gebracht wurde und der distale Puls nicht mehr tastbar ist.
6. Sichern Sie den Knebel im Klemmhaken. Winden Sie das überschüssige Klettband um die Extremität und sichern Sie das Ende unterhalb des Sicherungsklettbandes. Für zusätzliche Sicherheit (und vor jeder Manipulation des Patienten), ist das Sicherungsklettband unbedingt zu schließen, um ein unbeabsichtigtes Herausspringen des Knebels verhindern zu können.
7. Vergessen Sie nie, das Sicherungsklettband gewissenhaft zu schließen.
8. Dokumentieren Sie die Uhrzeit, wann das Extremitäten-Tourniquet geschlossen wurde, und das Fehlen des distalen Pulses.

Anwendung eines Junctional Tourniquets

1. Stellen Sie sicher, dass die Verletzung nicht für eine Behandlung mit einem Extremitäten-Tourniquet geeignet ist.
2. Schneiden Sie die Kleidung des Patienten auf und entfernen Sie diese.
3. Die weiteren Schritte erfolgen nach Herstellerangaben des jeweiligen Produkts. Legen Sie den Gürtel unter den Patienten und positionieren Sie die Kompressionsvorrichtung (Target Compression Device, TCD) über den zu komprimierenden Bereich (zum Beispiel über den Femoralispuls knapp unterhalb der Leistenregion). Legen Sie eine Kompresse oder einen hämostatischen Verband direkt auf die Wunde. Im Falle einer einseitigen Verletzung und bei Verwendung eines TCD kann der Gurt, je nach Ort der Verletzung, von beiden Seiten angelegt werden. Liegt eine zweiseitige Verletzung vor, verwenden Sie ein zweites TCD.
4. Halten Sie den TCD fest und bringen Sie den Gürtel durch Einrasten der Gürtelschnalle an.
5. Ziehen Sie die braunen Griffe voneinander weg, bis die Schnalle gesichert ist. Dabei ist ein deutliches Klicken zu hören. Befestigen Sie den überstehenden Gurt, indem Sie ihn auf das Klettband drücken. Ein zweites Klicken ist zu hören, sobald der Gurt gesichert ist.
6. Verwenden Sie die Handpumpe, um das TCD aufzublasen, bis die Blutung still steht.
7. Überwachen Sie den Patienten während des Transports. Stellen Sie sicher, dass die Blutung weiterhin unter Kontrolle ist, und passen Sie bei Bedarf das Junctional Tourniquet erneut an. *

oder

1. Stellen Sie sicher, dass die Verletzung nicht für eine Behandlung mit einem Extremitäten-Tourniquet geeignet ist.
2. Veranlassen Sie, dass die Kleidung des Patienten entfernt wird.
3. Platzieren Sie das Druckpolster direkt unter dem Ligamentum inguinale (Leistenband).
4. Entscheiden Sie, ob eine zweiseitige oder einseitige Anwendung erforderlich ist.
5. Bereiten Sie das Produkt für die Anwendung vor, indem Sie es auspacken und ausrollen.
6. Schieben Sie den Gürtel mit „This Side Against Patient" nach oben unter den Körper im unteren Rückenbereich.
7. Lokalisieren Sie den oberen Beckenkamm und den Schambeinknochen, die durch das Ligamentum inguinale (Leistenband) verbunden sind.

*SAM junctional tourniquet instructions from: https://www.sammedical.com/assets/uploads/sjt-instructional-poster_2017-04-10.pdf

Wound Packing

1. Legen Sie die Verletzung durch Öffnen oder Entfernen der Kleidung des Patienten frei.
2. Entfernen Sie nach Möglichkeit überschüssiges Blut aus der Wunde. Dabei sind alle eventuell entstandenen Gerinnsel zu erhalten.
3. Suchen Sie die Quelle der stärksten Blutung.
4. Entnehmen Sie den hämostatischen Verbandsmull oder einfachen Verbandsmull aus der sterilen Verpackung und packen Sie es fest in die Wunde, direkt über der Stelle, die am stärksten blutet.
5. Es kann mehr als ein Verbandsmull erforderlich sein, um die Blutung zu kontrollieren.
6. Üben Sie direkten, starken Druck auf die Wunde aus, um die Blutung zu stoppen.
7. Halten Sie den direkten Druck für mindestens drei Minuten aufrecht (bei Verwendung eines hämostatischen Verbands den Anweisungen der Hersteller folgen) oder zehn Minuten bei Verwendung von einfachem Verbandsmull.
8. Nachdem die erforderliche Zeit der Druckausübung abgelaufen ist, beurteilen Sie die Blutung neu, und bewerten Sie, ob sie auch gestoppt werden konnte.
9. Die Wunde kann bei Bedarf neu gestopft werden, um weitere Blutungen zu unterbinden. Eingelegter Verbandsmull beziehungsweise hämostatische Verbände sollten nicht entfernt werden.
10. Die Wundeinlage soll in der eingebrachten Stelle belassen werden und muss mit einem Druckverband gesichert werden.

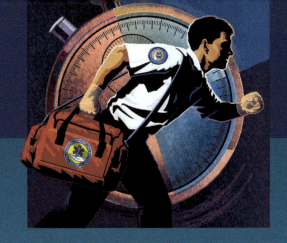

KAPITEL 6

Erweiterte Beurteilung (Secondary Survey)

LERNZIELE
- Erklären Sie Zweck und Reihenfolge des Secondary Surveys.
- Wählen Sie die am besten geeignete Methode, um relevante Befunde zu erhalten.
- Identifizieren Sie die Transportmöglichkeiten für einen Traumapatienten auf der Grundlage von Untersuchungsergebnissen.

FALLBEISPIEL: TEIL 1

Es ist ein Samstagmorgen Anfang November. Das Wetter ist klar, die Außentemperatur beträgt 5,5°C. Sie werden in ein Wohngebiet zu einer Person alarmiert, die vom Dach eines zweistöckigen Gebäudes gestürzt ist.

Bei der Ankunft am Notfallort werden Sie von einem erwachsenen Familienmitglied empfangen, das Sie durch das Haus in den Hinterhof führt. Die Familienmitglieder berichten, dass der Patient die Blätter aus den Regenrinnen entfernen wollte, als er das Gleichgewicht verlor, etwa aus einer Höhe von 4 m vom Dach fiel und auf dem Rücken landete. Der Patient verlor zunächst für eine „kurze Zeit" das Bewusstsein, war aber zum Zeitpunkt des Notrufes wieder ansprechbar.

Ein Schwerpunktkrankenhaus ist innerhalb von zehn Minuten bodengebunden erreichbar. Ein Traumazentrum der Stufe I ist zwei Stunden bodengebunden und 30 Minuten luftgebunden entfernt; ein Hubschrauber ist 30 Minuten vom Einsatzort entfernt.

In der Beurteilung der Szenerie sehen Sie eine Leiter im Gras liegen. Der Patient liegt neben der Leiter.

Ihr Primary Survey ergab Folgendes:

X - keine sichtbaren Anzeichen von äußeren Blutungen
A - frei, Sie sehen keine offensichtliche Atemwegsverlegung; Ihr Kollege stabilisiert die HWS des Patienten manuell.
B - flache Atmung mit verminderten Atemgeräuschen; 18 Atemzüge/Minute, aufgrund von Schmerzen im oberen Rückenbereich kann der Patient nicht tief durchatmen; SpO$_2$ 94 %.
C - Hautfarbe ist rosig, kühl und trocken; Puls 112 Schläge/Min
D - Patient ist bei Bewusstsein, verwirrt, GCS: 14 (A4, V4, M6); Pupillen mittelgeweitet, isokor
E - Die Außentemperatur beträgt 5,5 °C.

Fragen:
- Wird bei diesem Patienten der Secondary Survey vor Ort oder während des Transports durchgeführt?
- Was sind die Hauptziele des Secondary Surveys?
- Welche Bedeutung haben die Vitalparameter beim Secondary Survey?
- Welche Bedeutung hat das SAMPLE-Schema im Rahmen des Secondary Surveys?
- Wie würden Sie „sehen, hören, fühlen" verwenden, um den Secondary Surveys zu komplettieren?
- Welche Art von Hinweisen kann man während des Secondary Surveys „hören"?
- Was könnte man „hören", was auf eine Verletzung des Halses hinweist?
- Könnten die Atemgeräusche eines Patienten Hinweise auf versteckte Verletzungen sein?
- Was können Sie „fühlen", wenn Sie den Kopf des Patienten nach Verletzungen abtasten?
- Können Sie den Nackenbereich des Patienten während des Secondary Surveys beurteilen („fühlen")?
- Wie wichtig ist es, die Thoraxexkursionen des Patienten während des Secondary Survey zu „fühlen"?

Einführung

Die Untersuchung ist die Grundlage, auf der alle Management- und Transportentscheidungen basieren. Sie müssen einen Gesamteindruck vom Zustand eines Patienten gewinnen und Ausgangswerte für Atmung, Kreislauf und den neurologischen Status eines Patienten ermitteln. Wenn es die Zeit und der Zustand des Patienten zulassen, wird ein Secondary Survey mit dem Fokus auf nicht lebensbedrohliche Verletzungen durchgeführt. Häufig findet diese erweiterte Beurteilung während des Patiententransports statt.

> **Es kommt auf das Timing an**
>
> Kritische Patienten sollten nicht zur weiteren Versorgung am Notfallort verbleiben. Ausnahmen stellen die unmittelbare Abwehr lebensbedrohlicher Zustände, nicht zugängliche Patienten (z. B. Einklemmungen) sowie andere Komplikationen dar, die einen raschen Transport verhindern.

Secondary Survey

Da ein gut durchgeführter Primary Survey alle unmittelbar lebensbedrohlichen Zustände identifiziert, befasst sich der Secondary Survey per Definition mit weniger schwerwiegenden Problemen. Es handelt sich um eine detailliertere „Kopf-bis-Fuß-Untersuchung" eines Patienten, die erst durchgeführt wird, wenn der Primary Survey abgeschlossen wurde, alle lebensbedrohlichen Verletzungen behandelt wurden und eine etwaige Reanimation eingeleitet wurde. Ziel des Secondary Surveys ist es, Verletzungen oder Probleme zu identifizieren, die beim Primary Survey nicht erkannt wurden.

> **TIPP**
>
> Nach abgeschlossenem Primary Survey wird ein kritischer Traumapatient so schnell wie möglich zur weiteren Versorgung transportiert. Diese rasche Transporteinleitung darf weder durch die Anlage eines i.v. Zuganges noch durch den Secondary Survey behindert oder verzögert werden.

Der Secondary Survey verfolgt eine „Hören, Sehen, Fühlen"-Herangehensweise zur Beurteilung eines Patienten. Sie identifizieren Verletzungen und setzen körperliche Befunde bezogen auf die Körperregionen miteinander in Bezug. Beginnend am Kopf, über Hals, Thorax und Abdomen bis hin zu den Extremitäten. Daran anschließend folgt eine detaillierte neurologische Untersuchung.

Sehen
- Achten Sie auf äußere Blutungen und Zeichen einer inneren Blutung.
- Untersuchen Sie die Haut jeder Körperregion
- Schauen Sie nach Weichteilverletzungen.
- Erkennen Sie alles, was „nicht normal" aussieht.

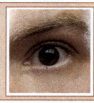

Horchen
- Achten Sie auf alle ungewöhnlichen Atemgeräusche.
- Erkennen Sie alle abnormalen Geräusche beim Auskultieren des Brustkorbs.
- Stellen Sie fest, ob die Atemgeräusche über beiden Lungenfeldern symmetrisch sind.

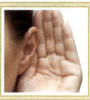

Fühlen
- Palpieren Sie alle Körperregionen
- Achten Sie auf alle abnormalen Befunde.

Abb. 6-1 Die körperliche Untersuchung eines Traumapatienten beinhaltet eine sorgfältige Beobachtung, Auskultation und Palpation.

Fotos: © REKINC1980/iStock/Getty Images; Ohrfoto: © vvs1976/iStock/Getty Images; Händefoto: © Image Point Fr/ShutterStock. Art: © National Association of Emergency Medical Technicians.

- Sehen Sie hin, schauen Sie nicht nur!
- Hören Sie hin, hören Sie nicht nur zu!
- Fühlen Sie, berühren Sie nicht nur!

Verwenden Sie bei der Untersuchung des Patienten alle verfügbaren Informationen, um einen individuellen „Behandlungsplan" erstellen zu können.

- Sehen
  - Untersuchen Sie die gesamte Haut jeder Körperregion.
  - Achten Sie auf äußere Blutungen oder Anzeichen einer inneren Blutung, wie z. B. Aufblähung des Abdomens, geschwollene und angespannte Extremitäten oder ein sich ausbreitendes Hämatom.
  - Identifizieren Sie Weichteilverletzungen, einschließlich Schürfwunden, Verbrennungen, Prellungen, Hämatome, Schnittwunden und Stichwunden.
  - Beachten Sie Schwellungen oder Verformungen der Knochen (Deformationen).
  - Beachten Sie abnormale Vertiefungen der Haut und die Hautfarbe.
  - Beachten Sie alles, was nicht „richtig aussieht".
- Hören
  - Beachten Sie ungewöhnliche Geräusche beim Ein- und Ausatmen des Patienten. Normale Atemgeräusche sind leise.
  - Beachten Sie ungewöhnliche Geräusche bei der Auskultation der Lungen.

- Überprüfen Sie, ob die Atemgeräusche in beiden Lungenfeldern gleich sind.
- Auskultieren Sie die Halsschlagadern und achten Sie auf ungewöhnliche Geräusche über den Gefäßen, die auf eine Gefäßschädigung hinweisen würden (sehr selten bei einem Traumapatienten).
• Fühlen
  - Tasten Sie alle Teile einer Körperregion, einschließlich der Knochen, fest ab. Beachten Sie dabei Folgendes:
    • Bewegt sich etwas, das sich nicht bewegen sollte?
    • Gibt es Krepitationen oder ein subkutanes Emphysem?
    • Klagt der Patient über Empfindlichkeiten?
    • Sind alle Pulse vorhanden? Wo sind diese zu spüren?
    • Sind Pulsationen spürbar, die nicht vorhanden sein sollten?
  - Bewegen Sie in der Körperregion jedes Gelenk vorsichtig durch. Beachten Sie alle daraus resultierenden Krepitationen, Schmerzen, Bewegungseinschränkungen oder ungewöhnliche Bewegungen, wie z. B. Nachgiebigkeit.

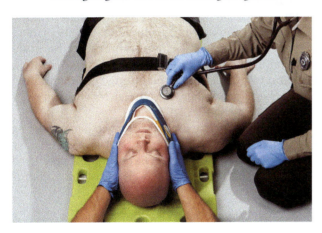

Abb. 6-2 Überprüfen Sie, ob die Atemgeräusche in beiden Lungenfeldern gleich sind.
© Jones & Bartlett Learning. Fotografiert von Darren Stahlman.

Denken Sie daran, dass ein detaillierter Secondary Survey die Überlebenschancen des Patienten erhöht, indem Sie alle Probleme identifizieren und bei der Übergabe mitteilen. Jegliche Verletzung kann im Rahmen des Primary Surveys übersehen oder ihre Bedeutung falsch eingeschätzt werden.

> **TIPP**
> Seien Sie bei Ihrem Secondary Survey detailliert und gründlich. Lassen Sie sich nicht von spektakulären Verletzungen ablenken!

> **TIPP**
> Achten Sie darauf, die Herzfrequenz des Patienten kontinuierlich zu messen. Eine Tachykardie kann eine Reaktion auf Angst, Schmerz oder Temperatur sein. Ein anhaltender Anstieg der Herzfrequenz ist ein guter Indikator für kontinuierlichen Blutverlust.

Vitalparameter

Der erste Schritt im Secondary Survey ist das Erheben der Vitalparameter. Man beurteilt die Herzfrequenz sowie die Pulsqualität, Frequenz und Tiefe der Atemzüge sowie alle bereits im Primary Survey erhobenen Befunde. Alle Werte sollen kontinuierlich neu bewertet und mit den Vorbefunden verglichen werden, da relevante Änderungen schnell auftreten können.

Ein vollständiger Messblock beinhaltet:

- Blutdruck
- Herzfrequenz und Pulsqualität
- Atemfrequenz und -tiefe
- Sauerstoffsättigung (Pulsoxymetrie)
- Hautfarbe und -temperatur
- Körpertemperatur
- Blutzucker

> **TIPP**
> Je nach Situation kann ein Mitglied des Rettungsdienstpersonals die Vitalparameter erheben, während das andere Mitglied den Primary Survey durchführt, um weitere Verzögerungen zu vermeiden.

Bei kritischen Patienten sollten Sie, wenn möglich, alle drei bis fünf Minuten und zum Zeitpunkt einer Zustandsänderung oder dem Auftreten eines medizinischen Problems einen kompletten Messblock an Vitalparametern erheben und dokumentieren. Auch wenn ein automatisiertes, nichtinvasives Blutdruckmessgerät zur Verfügung steht, messen Sie den initialen Blutdruck immer manuell.

> **TIPP**
> Automatische Blutdruckmessgeräte können ungenau sein, wenn der Patient signifikant hypoton ist. Bei diesen Patienten sollten alle Blutdruckmessungen manuell durchgeführt werden, oder zumindest die Korrelation der automatisierten Messung mit der manuellen Messung verglichen werden.

Schmerztherapie

Schmerzen sollten, wie alle anderen Vitalparameter, behandelt werden. Behandeln Sie alle Schmerzen im Zusammenhang mit einer Verletzung, da der Schmerz im Körper eine Stressreaktion hervorruft, die sich direkt auf die anderen Vitalparameter des Patienten auswirkt.

Ursprünglich spielte die Schmerztherapie bei Traumapatienten eine eher untergeordnete Rolle. Die Sorge, dass die Nebenwirkungen von Analgetika die bereits bestehende Hypoxie und Hypotonie verschlimmern, sowie das Ketamin Erregungszustände verschlechtern könne, stand bei dieser Überlegung im Vordergrund. Dies führte dazu, dass einigen Patienten mit entsprechenden Indikationen (z. B. isoliertes Extremitätentrauma oder Wirbelverletzungen) eine adäquate Schmerztherapie verweigert wurde. In der modernen Traumaversorgung sollte jeder Patient eine adäquate Schmerztherapie erhalten. Insbesondere, wenn ein längerer Transport bevorsteht. Dennoch ist auf Anzeichen insuffizienter Atmung oder eines Schocks zu achten. Für genauere Therapieempfehlungen ziehen Sie Ihr lokales Protokoll zurate.

Überwachen Sie die Pulsoxymetrie und die Trendentwicklung der Vitalparameter aufmerksam, wenn einem Traumapatienten Analgetika verabreicht werden.

Anamnese nach dem SAMPLE-Schema

Holen Sie eine kurze Anamnese des Patienten ein und dokumentieren Sie diese. Dies ermöglicht idealerweise die relevanten Informationen an die übernehmende Klinik zu übergeben. Das Akronym SAMPLE soll helfen, sich die einzelnen Punkte in Erinnerung rufen zu können:

- **Symptome**: Über welche Beschwerden klagt der Patient? Schmerzen? Atembeschwerden? Taubheitsgefühl? Kribbeln?
- **Allergien**: Hat der Patient bekannte Allergien, insbesondere gegen Medikamente? Achten Sie sorgfältig auf medizinisch relevante Allergien wie auf Latex, Penizillin und Röntgenkontrastmittel.
- **Medikamente**: Welche Medikamente (einschließlich Vitamine, Nahrungsergänzungsmittel und andere rezeptfreie Medikamente) nimmt der Patient regelmäßig ein? Antikoagulantien oder Thrombozytenaggregationshemmer, Insulin oder Beta-Blocker? Auch die Frage nach Drogen oder Genussmitteln sollte gestellt werden.
- **Persönliche** frühere medizinische und chirurgische Vorgeschichte: Hat der Patient erhebliche medizinische Probleme, die eine kontinuierliche medizinische Versorgung erfordern? Wurde der Patient zuvor operiert?
- **Letzte Mahlzeit/letzte Regelblutung**: Wann hat der Patient zuletzt etwas zu sich genommen? Viele Traumapatienten werden eine Operation benötigen. Daher sollte diese Information nach Möglichkeit immer erhoben werden, da bei einem nicht nüchternen Patienten während der Narkoseeinleitung ein erhöhtes Aspirationsrisiko besteht. Wann war die letzte Regelblutung bei Patientinnen im gebärfähigen Alter? Besteht die Möglichkeit einer Schwangerschaft?
- **Ereignisse**: Welche Ereignisse gingen der Verletzung voraus? Das Eintauchen in Wasser (Ertrinken oder Unterkühlung) sowie eine Exposition zu potenziell gefährlichen Stoffen sollten ebenfalls mit einbezogen werden.

FALLBEISPIEL: TEIL 2

Die SAMPLE-Anamnese ergibt Folgendes:

S – Schmerzen sowohl im Brust- als auch Lendenwirbelbereich als auch im Becken

A - Sulfonamide

M - Lisinopril, HCT (Hydrochlorothiazid), Simvastatin

P - Hypertonie, Hyperlipidämie

L - Frühstück: Kaffee und Toast

E - Reinigung der Regenrinnen, auf dem Dach stehend

Auf der „Suche" nach Verletzungen dem Ansatz „Sehen, Hören, Fühlen" folgend, zeigt der Secondary Survey, dass der Patient Schmerzen im oberen und unteren Rückenbereich und im Becken hat. Die neurologische Untersuchung des Patienten verläuft ohne Befund.

Ihr Messwerteblock ergibt:

- Blutdruck: 106/40 mm Hg
- Herzfrequenz und Qualität: 112 Schläge/Min, radial tastbarer, regelmäßiger und fadenförmiger Puls
- Atemfrequenz: 18 Atemzüge/Min, flach mit verminderten Atemgeräuschen; Der Patient gibt an, dass er wegen der Schmerzen im oberen Rücken nicht tief durchatmen kann.
- SpO_2: 94 % bei Raumluft
- Glukose: 96 mg/dl (5,3 mmol/l)
- Hautbeschaffenheit und Temperatur: rosa, warm und trocken
- Körpertemperatur: 36 °C
- Schmerzen: 8/10 am Rücken; 10/10 am Becken bei Bewegung und Palpation

Fragen:

- Welche Verletzungen können im Bauchraum verborgen sein? Noch wichtiger ist, welche Verletzungen dürfen NICHT im Bauchraum verborgen sein?
- Welche Verletzungen können beim „Fühlen" der Extremitäten dieses Patienten entdeckt werden?
- Wann und wie oft sollten Sie die GCS des Patienten erheben?
- Was kann man beim Blick in die Augen des Patienten erheben?
- Wie oft sollten Sie die motorische und sensorische Funktion des Patienten beurteilen?

Passen Sie Ihr Tempo an, um schneller zu sein

Denken Sie daran, dass die Erhebung der SAMPLE-Anamnese bei geriatrischen Patienten, aufgrund des fortgeschrittenen Alters durch Kommunikationsprobleme (Hören und Verarbeiten) erschwert sein kann. Während Sie es aufgrund des eingetretenen Traumas eilig haben, müssen Sie möglicherweise langsamer agieren und sprechen, damit der ältere Patient Zeit hat, die Frage zu verarbeiten und zu beantworten.

FÜR ZUSÄTZLICHE INFORMATIONEN

Abschnitt *Erweiterte Untersuchung (Secondary Survey)* im Kapitel 6: „Der Patient"

Untersuchung anatomischer Strukturen

Kopf

Untersuchen Sie Kopf und Gesicht visuell auf Prellungen, Schürf- und Schnittwunden, Knochenasymmetrien, Blutungen, Knochendefekte des Gesichts und des Schädels sowie auf Anomalien von Auge, Augenlid, Ohr, Mund und Unterkiefer.

Zu den Schritten einer Kopfuntersuchung gehören:

- die gründliche Untersuchung des Haars des Patienten nach eventuellen Weichteilverletzungen;
- die Untersuchung der Pupillen auf Größe, Reagibilität auf Licht, Gleichheit, Rundheit und (un)regelmäßige Form;
- das vorsichtige Palpieren der Knochen von Gesicht und Schädel, um fokale Sensibilitäten, Krepitationen, Abweichungen, Vertiefungen oder eine abnormale Mobilität zu erkennen (Dies ist vor allem VOR der bildgebenden Diagnostik sehr wichtig.)

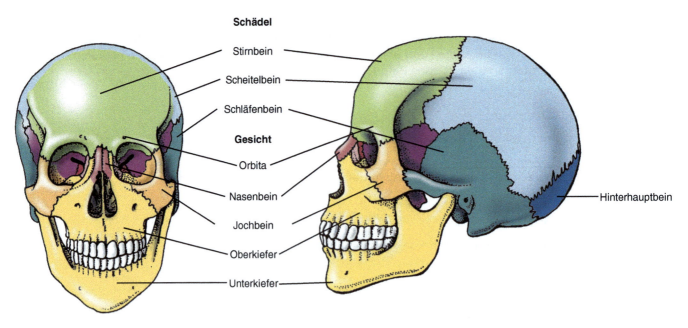

Abb. 6-3 Normale Anatomische Struktur von Gesicht und Schädel.
© National Association of Emergency Medical Technicians

- Vorsicht ist bei bewusstlosen Traumapatienten mit Hinweisen auf Gesichtsverletzungen geboten. Wenn Sie versuchen, die Augen des Patienten zu öffnen, um dessen Pupillen zu beurteilen, reicht schon ein geringer Druck aus, um weitere Schädigungen des Auges nach sich zu ziehen.
- Achten Sie auf Hämatome im Bereich der Augen („Waschbärenauge" bzw. Brillen- und Monokelhämatom) und hinter den Ohren. Diese Anzeichen können jedoch auch späte Befunde sein, die erst Stunden nach der Verletzung auftreten.
- Überprüfen Sie, ob Blut oder Flüssigkeit aus Ohren und Nase fließt.

TIPP

Mittelgesichtsfrakturen gehen oft mit einer Fraktur der sogenannten Siebplatte (eine Struktur der Schädelbasis) einher. Wenn der Patient Anzeichen eines Mittelgesichtstraumas aufweist (z. B. Verletzung zwischen Oberlippe und Augenhöhlen), sollte, wegen des Risikos einer akzidentiellen, intrakraniellen Platzierung, das Anlegen einer Magensonde oral und nicht nasal durchgeführt werden.

Hals

Untersuchen Sie den Hals eines Patienten auf Prellungen, Schürf- und Schnittwunden, Hämatome und Deformationen. Bei der Palpation kann eventuell ein subkutanes Emphysem festgestellt werden. Krepitationen des Kehlkopfes gepaart mit Heiserkeit und einem subkutanen Emphysem stellen die Trias einer Larynxfraktur dar. Fehlende Schmerzen im Bereich der Halswirbelsäule (zusammen mit weiteren Kriterien) können helfen, eine Fraktur auszuschließen. Das Auftreten von Schmerzen ist jedoch ein Hinweis auf eine mögliche Fraktur, Luxation oder eine Verletzung der Bandscheiben. Eine Palpation muss vorsichtig durchgeführt werden. Währenddessen muss sich die HWS stets in einer anatomisch neutralen Position, einer „Inline-Position", befinden.

Nur weil man es nicht entdeckt, bedeutet es nicht, dass es kein Problem ist.

Das Fehlen eines neurologischen Defizits schließt die Möglichkeit einer instabilen Halswirbelsäulenverletzung nicht aus. Eine Reevaluierung bzw. neuerliche neurologische Untersuchung können die Erweiterung eines vorbestehenden Hämatoms oder einer Trachealverschiebung aufzeigen.

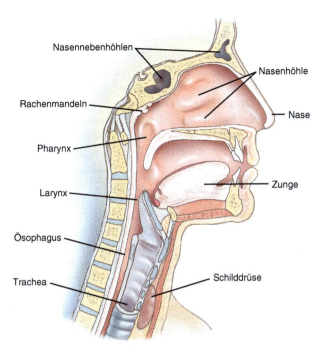

Abb. 6-4 Normale Anatomie des Halses.
© National Association of Emergency Medical Technicians

Thorax

Da der Brustkorb kräftig, widerstandsfähig und elastisch ist, kann er eine beträchtliche Menge an Energie absorbieren. Sie müssen eine genaue visuelle Untersuchung der Brust auf Deformierungen, paradoxe Bewegungen, Prellungen und Schürfwunden durchführen, um tieferliegende Verletzungen identifizieren zu können. Weitere Anzeichen, auf die Sie achten müssen, sind unter anderem:

- Schonhaltung und Abwehrspannung
- asymmetrische Thoraxexkursionen
- interkostale, suprasternale oder supraklavikuläre Vorwölbungen oder Einziehungen

Eine Kontusion des Sternums kann beispielsweise der einzige Hinweis auf eine kardiale Verletzung sein.

Die Auskultation mit dem Stethoskop ist ein wesentlicher Bestandteil der Thoraxuntersuchung. Der Patient befindet sich meist in Rückenlage, so dass nur die vorderen und seitlichen Areale auskultiert werden können. Es ist wichtig, in dieser Position normale und verminderte Atemgeräusche zu erkennen.

- Verminderte oder fehlende Atemgeräusche deuten auf einen möglichen Pneumothorax, Spannungspneumothorax oder Hämatothorax hin.
- Knistern, das dorsal (wenn der Patient in Seitenlage gebracht wurde) oder lateral zu hören ist, kann ein Hinweis auf eine Lungenkontusion sein.

- Eine Herzbeuteltamponade ist durch fehlende Herztöne gekennzeichnet. Präklinisch gilt die kardiale Auskultation, aufgrund der meist lauten Umgebungsgeräusche, jedoch als schwierig.

Auf kleine Bereiche beschränkte Rippenfrakturen können auf eine schwere Lungenkontusion hinweisen. Zu bedenken ist, dass jede Art von Kompressionsverletzung des Thorax zu einem Pneumothorax führen kann. Weiterhin wird der Thorax palpiert, um ein subkutanes Emphysem (Luft in den Weichteilen) erkennen zu können.

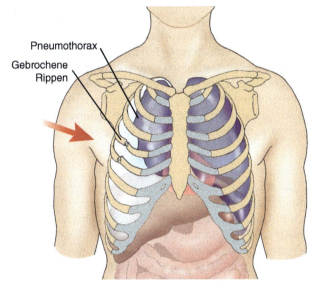

Abb. 6-5 Kompressionsverletzungen der Brust können zu Rippenbrüchen und daraus resultierendem Pneumothorax führen.
© National Association of Emergency Medical Technicians

> **TIPP**
>
> Die Thoraxwände von pädiatrischen Patienten sind dünner und weniger muskulös, als die eines Erwachsenen. Daher kann es schwierig sein, Atemgeräusche seitengetrennt bzw. seitenvergleichend zu beurteilen. Versuchen Sie, direkt unter der Achselhöhle an der Seite zu auskultieren. Dadurch wird der Abstand zwischen den beiden Lungenseiten vergrößert.

Abdomen

Die Untersuchung des Abdomens beginnt mit der visuellen Beurteilung. Schürfwunden und Verfärbungen können Hinweise für eine tieferliegende Verletzung sein. Insbesondere periumbilikal (um den Nabel herum) und an den Flanken ist auf Hautblutungen

(Ekchymosen) zu achten, da diese meist mit retroperitonealen Blutungen verbunden sind. Derartige Blutungen können allerdings auch erst Spätbefunde sein, die sich auch erst Stunden nach dem Trauma zeigen können.

> **Hinweise durch Gurtmarken**
>
> Im Falle einer Kraftfahrzeugkollision sollten Sie den Bauch sorgfältig auf eine quer verlaufende Prellmarke untersuchen. Diese wird sich in der Regel als Rötung über dem Abdomen präsentieren und deutet darauf hin, dass der Sicherheitsgurt Verletzungen verursacht haben könnte. Ein bedeutender Teil der Patienten mit diesem Hinweis wird eine zugrunde liegende Verletzung aufweisen. Am häufigsten ist hier eine Verletzung des Dünndarms. Bei Gurtmarken sollten Sie auch an mögliche Lendenwirbelsäulenfrakturen denken.

Sie müssen auch jeden Quadranten abtasten, um Schmerzen, die Stabilität der Bauchmuskulatur und die Empfindlichkeit zu beurteilen. Beachten Sie beim Abtasten, ob der Bauch weich ist, oder ob der Patient eine Abwehrspannung aufweist bzw. eine Schonhaltung einnimmt. Beim Vorhandensein von Schmerzen ist das Palpieren des Abdomens abzubrechen. Das präklinische Management wird sich durch weitere Befunde nicht verändern. Die einzigen Konsequenzen einer weiter durchgeführten Untersuchung des Abdomens sind Schmerzen und Beschwerden für den Patienten sowie ein verzögerter Transport in die geeignete Klinik. Denken Sie immer daran, dass das Abdomen enorme Blutmengen aufnehmen kann, ohne das eine signifikante Schwellung oder dergleichen erkennbar ist.

> **Bauchgefühl**
>
> Ein veränderter psychischer Zustand, der sich aus einer traumatischen Hirnverletzung oder einer Vergiftung mit Alkohol oder anderen Drogen ergibt, erschwert oft die Beurteilung des Abdomens.

Becken

Untersuchen Sie zunächst das Becken visuell auf Schürf- und Schnittwunden, Prellungen, Hämatome, offene Frakturen und Anzeichen von Dehnung. Beckenfrakturen können zu massiven inneren Blutungen führen, was zu einer raschen Verschlechterung des hämodynamischen Zustandes eines Patienten führt.

Da die Palpation des Beckens nur in etwa 50 % der Fälle zu einem korrekten Ergebnis führt (Feststellen einer Fraktur) sowie die negativen Auswirkungen einer derartigen Untersuchung überwiegen (z.B.: Zerstörung eines bereits gebildeten Blutgerinnsels), sollte die Palpation nicht mehr durchgeführt werden. Die Kinematik und ggf. eine Inspektion des Beckens sowie Schmerzen im Bereich des Beckens sollten präklinisch dafür ausschlaggebend sein, ob eine Beckenschlinge anzulegen ist. Entsprechende Hilfestellung gibt hier das KISS-Schema (Kinematik, Inspektion, Schmerzen, Stabilisierung). Relevante Unfallmechanismen sind beispielsweise Stürze aus mehr als drei Metern Höhe, Herausschleudern aus einem Fahrzeug, Hochrasanztrauma, Überrolltrauma, etc.

> **Seien Sie achtsam bei Hüftverletzungen**
>
> Becken-oder Oberschenkelhalsfrakturen bei älteren Patienten können zu einer rapiden Verschlechterung des Allgemeinzustandes sowie der Lebensqualität führen. Behandeln Sie sie nicht als eine isolierte Verletzung! Diese erfordern eine aggressive medizinische Versorgung und emotionale Unterstützung.

Genitalien

Genitalien werden generell im prähospitalen nicht detailliert untersucht. Sie sollten jedoch in der Lage sein, Blutungen der äußeren Genitalien, Harnröhrenblutungen sowie Priapismus bei Männern feststellen zu können. Austretende klare Flüssigkeit kann einerseits auf eine Harninkontinenz hindeuten, andererseits kann diese bei Schwangeren ein Hinweis auf eine geplatzte Fruchtblase sein.

Rücken

Überprüfen Sie den Rücken auf Anzeichen von Verletzungen. Es empfiehlt sich, den Patienten dafür auf die Seite zu drehen. Zeitlich bietet sich das Lagern auf ein Spineboard an. Diese Position können Sie ebenfalls für das Auskultieren von Atemgeräuschen über dem hinteren Thorax nutzen. Der Rücken soll in weiterer Folge auf Prellungen, Schürfwunden und Deformationen untersucht werden. Palpieren Sie die Wirbelsäule. Achten Sie auf Schmerzen und Stufenbildung.

Extremitäten

Beginnen Sie mit der Untersuchung der oberen Extremitäten am Schlüsselbein und arbeiten Sie sich distal jeder Extremität vor. Untersuchen Sie die unteren Extremitäten am Becken beginnend. Achten Sie bei jedem einzelnen Knochen und jedem Gelenk auf Fehlstellungen, Hämatome, Krepitationen, Schmerzen und abnorme Bewegungen. Jede vermutete Fraktur sollte immobilisiert werden. Überprüfen Sie die Durchblutung, Motorik sowie Sensibilität am distalen Ende jeder Extremität.

> **TIPP**
>
> Wenn eine Extremität immobilisiert wird, kontrollieren Sie Durchblutung, Motorik sowie Sensibilität sowohl VOR als auch NACH dem Anlegen der Schienung.

Neurologische Untersuchung

Wie bei den bereits erwähnten Untersuchungsschritten wird auch die neurologische Untersuchung im Secondary Survey detaillierter durchgeführt als im Primary Survey. Diese umfasst:

- die Erhebung der Glasgow Coma Scale (GCS),
- die Bewertung der motorischen und sensorischen Funktion, und
- die Beobachtung der Pupillenreaktion.

Eine grobe Untersuchung der sensorischen Fähigkeiten und der motorischen Reaktion hilft, das Vorhandensein oder Fehlen von Kraft oder Sensibilität in den Extremitäten festzustellen. Dies kann einerseits auf eine Verletzung des Gehirns oder Rückenmarks hinweisen, andererseits können Bereiche identifiziert werden, die einer weiteren Untersuchung bedürfen.

Bewerten Sie bei der Untersuchung der Pupillen eines Patienten neben der Größengleichheit auch die Gleichheit der Lichtreaktion.

> **Fenster zum Gehirn**
>
> Bei einem kleinen Teil der Bevölkerung ist eine angeborene Anisokorie gegeben. Dennoch sollten bei diesen Patienten, wie beim Rest der Bevölkerung, die Pupillen gleich auf Lichteinfall reagieren.

Augen öffnen	Punkte
Spontan	4
Auf Aufforderung	3
Auf Schmerzreiz	2
Keine Reaktion	1
Verbale Reaktion	
Konversationsfähig, orientiert	5
Konversationsfähig, nicht orientiert	4
Unzusammenhängende Worte	3
Unverständliche Laute	2
Keine Reaktion	1
Motorische Reaktion	
Befolgt Aufforderungen	6
Gezielte Schmerzabwehr	5
Ungezielte Schmerzabwehr	4
Auf Schmerzreiz Beugeabwehr (abnormale Beugung)	3
Auf Schmerzreiz Strecksynergismen	2
Keine Reaktion auf Schmerzreiz	1
Gesamt punktzahl	

Abb. 6-6 GCS (Glasgow Coma Scale).
© Jones & Bartlett Learning

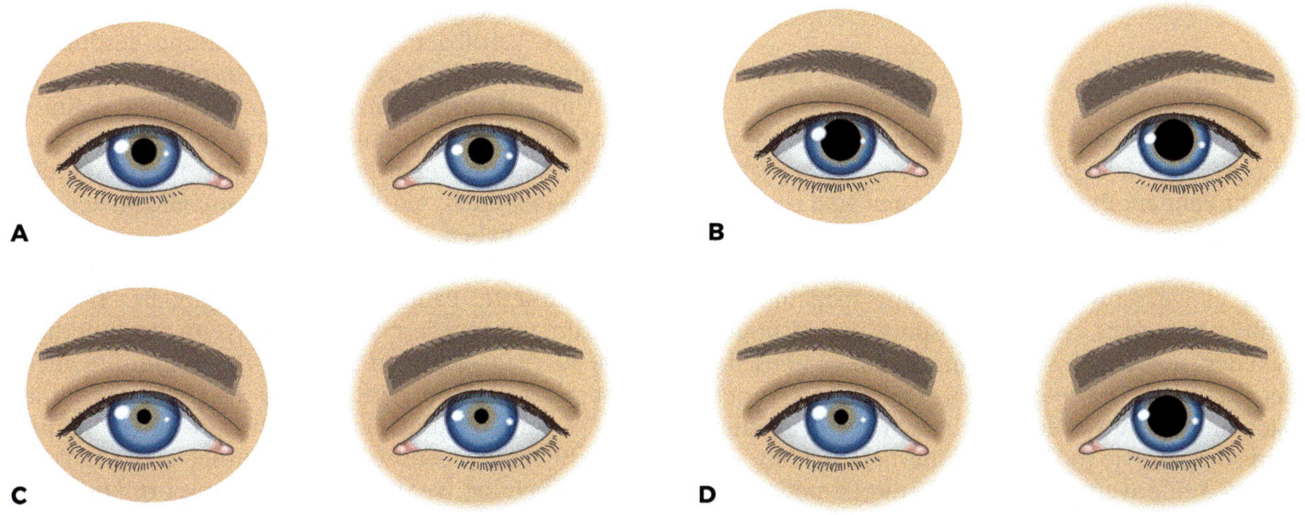

Abb. 6-7 A. Normale Pupillen (Isokorie). **B.** Pupillenerweiterung. **C.** Pupillenverengung. **D.** Ungleiche Pupillen (Anisokorie).
© Jones & Bartlett Learning

Pupillen, die mit unterschiedlicher Geschwindigkeit auf das Eindringen von Licht reagieren, gelten als ungleich. Ungleiche Pupillen bei einem bewusstlosen Traumapatienten können auf einen erhöhten intrakraniellen Druck oder Druck auf den dritten Hirnnerv (Nervus occulomotorius) hinweisen. Dieser erhöhte Druck entsteht entweder durch ein zerebrales Ödem oder ein sich schnell ausbreitendes intrakranielles Hämatom. Direkte Augenverletzungen können auch ungleiche Pupillen verursachen.

> **FÜR ZUSÄTZLICHE INFORMATIONEN**
> Siehe Abschnitt *Untersuchung der Körperregionen* im Kapitel 6: „Der Patient"

Definitive Behandlung vor Ort

Die definitive Behandlung ist eine Intervention, die einen bestimmten Zustand vollständig korrigiert.

Eine endgültige Versorgung vieler Traumapatienten kann somit nur in der hospitalen Umgebung erfolgen. Alles, was die Durchführung dieser definitiven Versorgung verzögert, verringert die Überlebenschancen des Patienten. Auch wenn eine Verletzung tatsächlich vom Rettungsdienstpersonal bereits definitiv versorgt werden konnte, weisen Traumapatienten meist mehrere Verletzungen auf, die schlussendlich einer Versorgung im Krankenhaus bedürfen.

> **FÜR ZUSÄTZLICHE INFORMATIONEN**
> Abschnitt *Definitive Behandlung an der Einsatzstelle* im Kapitel 6: „Der Patient"

Transport

Da Traumapatienten oft Wirbelsäulenverletzungen haben, müssen Sie in der Lage sein, eine solche stabilisieren zu können. Extremitätenfrakturen sind ebenfalls zu stabilisieren und schwerwiegende Verletzungen zu versorgen.

Für einige schwer verletzte Traumapatienten ist die Initiierung eines raschen Transports der wichtigste Aspekt der endgültigen Versorgung. Ein nicht kritischer Patient kann vor Transportbeginn detailliert auf Verletzungen untersucht werden. Doch auch diese Patienten sollten so rasch wie möglich transportiert werden, um einerseits keine wertvolle Zeit zu verlieren und andererseits nicht zu riskieren, dass ein nicht kritischer Patient zu einem kritischen Patienten wird.

Triage

Auch wohin ein Patient zu transportieren ist, ist von großer Bedeutung und richtet sich nach den Verletzungen oder den Verdachtsdiagnosen des Patienten. Eine der Schlüsselempfehlungen der aktuell gültigen (aus dem Jahr 2016) deutschsprachigen S3-Leitlinie „Polytrauma/Schwerverletztenbehandlung" ist, dass Traumapatienten primär in ein überregionales Traumazentrum transportiert werden sollen. Als primäres Rettungsmittel soll hierzu ein Rettungshubschrauber (RTH) herangezogen werden, wenn sich ein Zeitvorteil für den Einsatz einer solchen Ressource ergibt. Eine weitere Empfehlung im Hinblick auf den Einsatz von RTH lautet, dass deren Dienstzeiten auf einen Rundum-die-Uhr-Betrieb erweitert werden sollen.

Darüber hinaus profitieren Patienten von einem besseren Outcome, wenn sie in ein Krankenhaus transportiert werden, das über eine starke Frequentierung und somit viel Erfahrung mit polytraumatisierten Patienten aufweist. Laut dem Trauma Register DGU ® (Deutsche Gesellschaft für Unfallchirurgie) liegt der Cut-off-Wert bei 40 Polytraumata pro Jahr. Allerdings gibt es weder national noch international eine einheitliche Definition für „Traumazentrum". Die S3-Polytraumaleitlinie beispielsweise vergleicht die Krankenhäuser bzw. Traumazentren folgendermaßen:

- Traumazentrum Level I = Klinik mit Maximalversorgung
- Traumazentrum Level II = Schwerpunktkrankenhaus
- Traumazentrum Level III = Klinik mit Grund- und Regelversorgung

Die DGU hat drei neue Kategorien eingeführt:

- überregionales Traumazentrum,
- regionales Traumazentrum,
- lokales Traumazentrum.

Jede dieser drei Versorgungsstufen ist einheitlich definiert, zertifiziert und zur Vorhaltung bestimmter Leistungen für die jeweilige Stufe verpflichtet.

Um als überregionales Traumazentrum definiert werden zu können, müssen Krankenhäuser rund um die Uhr und an jedem Tag der Woche sowohl Akutdiagnostik als auch Akutbehandlungsmöglichkeiten zur Verfügung haben.

Die Empfehlungen der DGU lauten, dass ein polytraumatisierter Patient in ein überregionales Traumazentrum transportiert werden soll, wenn dies innerhalb von 30 (Fahr)Minuten möglich ist. Sollte dies nicht zu bewerkstelligen sein, soll der Patient einer initialen Versorgung und Stabilisierung in einem schnell erreichbaren, eventuell niederstufigeren Krankenhaus zugeführt werden. Bei den Transportüberlegungen sollte immer an die Möglichkeit der Luftrettung gedacht werden.

So ergab sich beispielsweise in einer Untersuchung ein Überlebensvorteil von 7 % für polytraumatisierte Patienten mit Schädel-Hirn-Trauma, wenn diese mit einem Hubschrauber in ein überregionales Traumazentrum transportiert wurden.

Bei allen Überlegungen müssen jedenfalls immer die vorhandenen lokalen Protokolle zur Beachtung kommen.

Triage, MANV (Massenanfall von Verletzten) und Großunfall

Die derzeit gültige S3-Leitlinie zur Polytraumaversorgung bezieht sich, aufgrund nicht ausreichender Datenlage, auf den aus dem angloamerikanischen Raum stammenden START-Algorithmus (Simple Triage and Rapid Treatment). Aufgrund dieser Tatsache gehen die Autoren des vorliegenden Buches davon aus, dass in näherer Zukunft Änderungen zum Thema „Triage" publiziert werden.

Kategorie I bzw. Rot:

Die Identifizierung sowie initiale Versorgung orientiert sich am bekannten ABCDE-Ansatz. Es sollten Patienten herausgefiltert werden, die einer schnellstmöglichen Behandlung bedürfen. Hierzu zählen vor allem akute OP-Indikationen wie Thorakotomie/Laparotomie zur Blutungskontrolle und Dekompression beim Schädel-Hirn-Trauma. Ausgehend von dieser Einteilung hat der unverzügliche Transport in die nächstgeeignete Klinik zu erfolgen.

Kategorie II bzw. Gelb:

In diese Kategorie werden Patienten eingeteilt, die dringlich in ein Krankenhaus transportiert werden müssen. Beispielhaft seien hier Abdominaltrauma und offene Frakturen genannt.

Kategorie III bzw. Grün:

Hier werden primär alle gehfähigen Patienten zusammengefasst und zum Sammelplatz „Leichtverletzte" verbracht. Dieses Vorgehen rechtfertigt sich aufgrund der Tatsache, dass unter der Vielzahl Verletzter und Betroffener nur die wenigsten akut vital bedroht sind.

Kategorie IV bzw. Blau:

Bei dieser Kategorie handelt es sich um die sogenannte „abwartende bzw. betreuende Behandlung". Hier werden Patienten zusammengefasst, die momentan derart viele Ressourcen binden und somit die Behandlung anderer Patienten verzögern würden. Als Beispiel zählt hier eine prolongierte Reanimation.

Kategorie Schwarz:

Hierbei handelt es sich um definitiv verstorbene Patienten.

Aufgrund der lokalen und regionalen teils großen Unterschiede in der Abwicklung von Großschadensereignissen und der Durchführung von Sichtung und Triage verweisen die Autoren dieses Buches explizit auf die jeweils aktuell gültigen, lokalen Protokolle.

Die Auswahl derer Patienten, die tatsächlich ein hochrangiges Traumazentrum benötigen, hängt vom entsprechenden Gleichgewicht zwischen Über- und Untertriage ab. Beides führt zum schlechten Outcome für kritische Patienten. Einerseits können die aufnehmenden Kliniken mit der Anzahl an Patienten überfordert sein (Übertriage), andererseits sind die erforderlichen Ressourcen nicht entsprechend vorhanden (Untertriage). Die Transportentscheidungen sollten stets unter Einhaltung der lokalen Protokolle und der jeweiligen Krankenhauslandschaft getroffen werden.

> **Auf die Verteilung kommt es an!**
>
> Um eine Untertriage zu verhindern bzw. zu minimieren, schätzen Experten, dass eine Rate von 30 % bis 50 % Übertriage notwendig ist. Dies bedeutet, dass 30 % bis 50 % der Patienten, die in ein Traumazentrum transportiert werden, die dort verfügbare, spezialisierte Versorgung gar nicht benötigen.

Die allgemein anerkannte Definition für einen „Leichtverletzte" ist ein Injury Severity Score (ISS) von 16 oder höher.

> **ISS-Einschätzung**
>
> Zur Analyse und Kategorisierung von Patienten mit traumatischen Verletzungen in der innerklinischen Umgebung werden verschiedene Scoring-Systeme eingesetzt. Scoring-Systeme können auch verwendet werden, um das Outcome eines Patienten - basierend auf dem Schweregrad seiner Verletzung - vorherzusagen. Diese Scoring-Systeme werden in der Regel erst angewandt, wenn der Patient im Traumazentrum vollständig beurteilt wurde. Sie bieten nur einen stark begrenzten Nutzen in der präklinischen Triage. Dennoch haben sie einen signifikanten Stellenwert im Qualitätsmanagement und der Qualitätsverbesserung in der Versorgung von Traumapatienten.
>
> Eines der am häufigsten angewandten Scoring-Systeme ist der Injury Severity Score (ISS). Der ISS kategorisiert Verletzungen in sechs, anatomisch getrennte Körperregionen:
>
> 1. Kopf und Hals
> 2. Gesicht

3. Thorax
4. Abdomen
5. Extremitäten
6. Extern

Es wird nur die schwerste Verletzung innerhalb einer Region berücksichtigt. Nachdem die schwersten Verletzungen in allen sechs Regionen identifiziert wurden, werden sie mithilfe der Abbreviated Injury Scale (AIS) mit einem Wert von 1 bis 6 beziffert:

1. geringfügig
2. mäßig
3. ernsthaft
4. schwer
5. kritisch
6. nicht mit dem Überleben vereinbar

Die drei höchsten Werte werden dann quadriert, um die höchsten Werte zusätzlich zu gewichten und die niedrigsten Werte zu minimieren. Diese Werte werden dann addiert, um die endgültige ISS zu berechnen.

Höhere ISS-Werte korrelieren linear mit Mortalität, Morbidität, Verweildauer im Krankenhaus und anderen Schweregradangaben. Die größten Einschränkungen des ISS bestehen darin, dass AIS-Scoring-Fehler bei der ISS-Berechnung verstärkt werden. Auch wird nicht berücksichtigt, dass Verletzungen in bestimmten Körperregionen naturgemäß schwerer sein können, als in anderen Bereichen. Auch wenn die Anwendung von Scoring-Systemen zur Abschätzung des Schweregrades einer Verletzung für den Rettungsdienstmitarbeiter in der täglichen Praxis nur von begrenztem Nutzen ist, kann ein entsprechendes Verständnis für deren Anwendung beim Lesen von Forschungsartikeln und Studien sehr hilfreich sein.

TIPP

Transportieren Sie im Zweifel IMMER in ein Traumazentrum.

Dauer des Transports

Vereinfacht ausgedrückt: Transportieren Sie den Patienten zur nächstgelegenen geeigneten Einrichtung (d. h. zur nächstgelegenen Einrichtung, die in der Lage ist, den Patienten adäquat versorgen zu können). Sind die Verletzungen des Patienten als kritisch bzw. schwer einzustufen oder liegt eine aktive, nicht stillbare Blutung vor, sollten Sie den Patienten in ein Krankenhaus transportieren, in dem eine definitive Versorgung möglich ist. Viele Krankenhäuser, die nicht den Status eines Traumazentrums haben, können keine endgültige Versorgung schwer verletzter Patienten leisten und werden diese sekundär in ein Traumazentrum transferieren.

Auch das „Wie" ist wichtig

Im deutschsprachigen Raum verfügt der Rettungsdienst in der Regel über die Möglichkeit der Luftrettung. Diese kann den Patienten unter Umständen schneller und schonender transportieren, als es beim bodengebundenen Rettungsdienst möglich wäre. Das Anfordern eines Rettungs- bzw. Intensivtransporthubschraubers sollte für jene Patienten in Betracht gezogen werden, die die Kriterien für einen Transport in ein hochrangiges Traumazentrum erfüllen.

FÜR ZUSÄTZLICHE INFORMATIONEN

Abschnitt *Definitive Behandlung an der Einsatzstelle* im Kapitel 6: „Der Patient"

FALLBEISPIEL: ZUSAMMENFASSUNG

- Der Secondary Survey wurde auf dem Weg ins Krankenhaus abgeschlossen, nachdem der Primary Survey vor Ort durchgeführt wurde.
- Der Rettungsdienst transportierte in ein Level-II-Traumazentrum.
- Es wurde erhoben, dass der Patient eine minimal dislozierte Beckenfraktur und Prellungen in der Brustwirbelsäule aufwies.
- Der Patient verbrachte vier Tage im Krankenhaus und eine Woche in der Rehaklinik, bevor er in häusliche Pflege entlassen wurde.

Notwendige Tätigkeiten:

- Beckengurt
- Immobilisierung des Patienten aufgrund der Wirbelsäulenverletzung
- Analgesie zur Schmerzbehandlung
- Wärmeerhalt

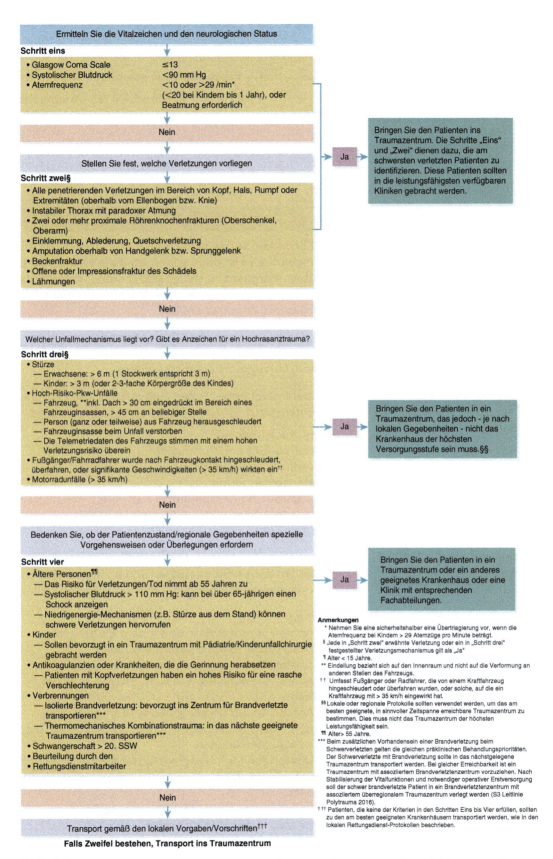

Abb. 6-8 Die Entscheidung, wohin ein schwer verletzter Patient transportiert wird, ist von großer Tragweite. Sie wird von der Leistungsfähigkeit und der Entfernung der infrage kommenden Krankenhäuser beeinflusst. In den „Field Triage Guidelines" sind Bedingungen beschrieben, die es erforderlich machen, dass der Patient durch ein spezialisiertes Schockraumteam versorgt wird.

Angelehnt an Centers for Disease Control and Prevention, Morbidity and Mortality Weekly Report (MMWR), Stand: 13. Januar 2012.

ZUSAMMENFASSUNG

- Der Secondary Survey ist die „Suche" nach weiteren Verletzungen.
- Gehen Sie nach dem Leitsatz „Sehen, Hören, Fühlen" vor.
- Erheben Sie die genauen Vitalparameter.
- Erheben Sie eine SAMPLE-Anamnese.

FALLBEISPIEL: ÜBERBLICK

Teil 1

Wird bei diesem Patienten der Secondary Survey vor Ort oder während des Transports durchgeführt?	Der Secondary Survey wird während des Transports durchgeführt. Es ist wichtig, unmittelbare Lebensbedrohungen in den Vordergrund zu stellen und diesen Patienten so schnell wie möglich für den Transport in ein entsprechendes Traumazentrum vorzubereiten.
Welche Hauptziele weist der Secondary Survey auf?	Eine detaillierte Kopf bis Fuß Untersuchung, um alle Verletzungen oder Probleme zu identifizieren, die beim Primary Survey nicht erkannt wurden.
Welche Bedeutung haben die Vitalparameter im Rahmen des Secondary Surveys?	Vitalparameter ermöglichen eine quantitative Beurteilung des Patientenstatus. Ein kompletter Messblock beinhaltet: ■ Blutdruck (manuell) ■ Herzfrequenz und Pulsqualität ■ Atemfrequenz und -tiefe ■ Sauerstoffsättigung ■ Hautfarbe und -temperatur ■ Körpertemperatur ■ Blutzucker
Welche Bedeutung hat die SAMPLE-Anamnese im Rahmen des Secondary Surveys?	Dieses Akronym dient als Merkhilfe für die Informationen, die Sie erheben, dokumentieren und an das medizinische Personal der aufnehmenden Klinik weitergeben sollten.
Wie würden Sie „Sehen, Hören, Fühlen" verwenden, um den Secondary Survey durchzuführen?	■ Sehen: · Achten Sie auf äußere und innere Blutungen. · Untersuchen Sie die gesamte Haut. · Achten Sie auf alle Weichteilverletzungen. · Achten Sie auf alles, was nicht „richtig" aussieht. ■ Hören: · Achten Sie auf ungewöhnliche Atemgeräusche. · Achte Sie auf alle ungewöhnlichen Geräusche, die Sie auskultieren können. · Überprüfen Sie, ob Atemgeräusche vorhanden und seitengleich sind. ■ Fühlen: · Palpieren Sie alle Körperregionen (außer dem Becken - siehe KISS-Schema). · Beachten Sie alle pathologischen Befunde.

Welche Art von Hinweisen können während des Secondary Surveys „gehört" werden?	■ Hinzukommende Lungengeräusche können ein Hinweis auf nicht sichtbare Thoraxverletzungen sein. ■ Die Unfähigkeit eines Patienten, in ganzen Sätzen zu sprechen, undeutliche Sprache oder wiederholte Fragen können ein Hinweis auf Kopfverletzungen sein.
Was könnte man „hören", was auf eine Verletzung des Halses hinweist?	■ Heiserkeit in der Stimme kann auf eine Trachealverletzung hinweisen. ■ Ein Geräusch über der Halsschlagader (auskultatorisch) kann auf eine Gefäßverletzung hinweisen. Dieser Patient ist nicht heiser.
Könnten die Lungengeräusche eines Patienten Sie zu versteckten Verletzungen führen?	Ja. Auskultieren Sie den immobilisierten Patienten anterior und lateral. Denken Sie daran, die laterale Brustwand zu auskultieren. Achten Sie auf verminderte Atemgeräusche, verminderte Thoraxexkursionen, Knistern und Krepitationen.
Was könnte man „fühlen", was auf eine Kopfverletzung hinweist?	Sie sind mit Ihren Händen in der Lage, alle Verletzungen, Prellungen und Deformationen zu fühlen, die sich unter den Haaren des Patienten verbergen könnten. Sie werden auch jede Instabilität der Knochen des Gesichtsschädels fühlen können. Dieser Patient hat keines dieser Probleme.
Was können Sie am Hals des Patienten im Rahmen des Secondary Surveys fühlen?	Der sensibelste Bereich, der bei einem Verdacht auf ein subkutanes Emphysem palpiert werden muss, ist oberhalb des Brustbeins und entlang des Halses des Patienten. Spätestens nach der Anlage einer HWS-Orthese wird sich das Palpieren schwieriger darstellen. Wenn Sie den Hals des Patienten abtasten, achten Sie auf Anzeichen eines subkutanen Emphysems und Krepitationen. Dieser Patient hat eine Zervikalstütze angelegt bekommen, aber sein Hals erscheint während des Secondary Surveys unauffällig.
Wie wichtig ist es, die Thoraxexkursionen des Patienten im Rahmen des Secondary Surveys zu fühlen?	Sehr wichtig. Wenn Sie fühlen, wie sich die Brust während eines tiefen Atemzuges ausdehnt und zusammenzieht, können Sie Krepitationen, Deformationen, Instabilitäten, paradoxe Bewegungen oder andere Anomalien spüren. Dies ist besonders wichtig, da ein Patient mit Rippenfrakturen seine Muskeln anspannt, um seine Verletzung zu schienen. Dieser Patient kann tief durchatmen, und sein Thorax dehnt sich vollständig aus. Er gibt dabei Schmerzen im Rücken an. Es sind keine Anomalien am Thorax des Patienten auffällig.

(Fortsetzung)

FALLBEISPIEL: ÜBERBLICK (*FORTSETZUNG*)

Teil 2

Welche Verletzungen können im Abdomen vorhanden sein? Noch wichtiger ist, welche Verletzungen dürfen NICHT im Bauchraum übersehen werden?	- Fast alle Verletzungen im Abdomen sind für den Rettungsdienstmitarbeiter schwierig zu erkennen. Die folgenden Verletzungen können vorkommen: • Verletzungen der Bauchmuskulatur • Schwellungen • Abwehrspannung durch innere Blutungen in das Abdomen Denken Sie daran, jeden Quadranten nur einmal zu palpieren. Der Bauch dieses Patienten ist weich und es sind weder Abwehrspannung noch Schwellungen vorhanden.
Warum sollte die Palpation des Beckens mit Vorsicht durchgeführt werden?	Das Abtasten eines instabilen Beckens kann dazu führen, dass sich Knochenfragmente und Gerinnsel lösen und zu größeren Blutungen führen. Sie sollten das Becken vorrangig visuell beurteilen und nicht palpieren Gehen Sie nach dem KISS-Schema vor. Bereits eine entsprechende Trauma-Kinematik ist ausreichend für die Indikation zur Anlage eines Beckengurtes
Welche Verletzungen können Sie an den Extremitäten dieses Patienten fühlen?	- Krepitationen - Schmerzen - Empfindlichkeit - ungewöhnliche Bewegungen Die Extremitäten dieses Patienten erscheinen ohne Befund.
Wann und wie oft sollten Sie die GCS berechnen?	Die GCS sollten Sie bei jeder Veränderung des Bewusstseinszustands des Patienten und/oder bei jeder Beurteilung der Vitalparameter des Patienten erheben. Dieser Patient hat sowohl am Notfallort als auch während des gesamten Transports eine GCS von 14.
Welche Befunde können Sie erheben, wenn Sie die Augen eines Patienten untersuchen?	Durch die Untersuchung der Pupillen eines Patienten können Sie einerseits feststellen, ob direkte Augenverletzungen vorliegen. Andererseits können Sie Hinweise auf eine Kopfverletzung mit der Ausprägung eines zerebralen Ödems oder eines sich expandierenden intrakraniellen Hämatoms erhalten. Es ist wichtig, die Pupillenreaktion eines Patienten zu testen (jedes Auge einzeln). Die Pupillen dieses Patienten sind isokor und reagieren seitengleich und prompt auf Licht.
Wie oft sollten Sie die motorische und sensorische Funktion beurteilen?	Vor und nach jeglicher Immobilisierung sowie Lageveränderung des Patienten. Die motorische und sensorische Funktion dieses Patienten ändert sich während des gesamten Fallbeispiels nicht.

© National Association of Emergency Medical Technicians.

WIEDERHOLUNGSFRAGEN

1. Sie werden zu einem Verkehrsunfall (Fahrzeug gegen Fußgänger) alarmiert. Der Primary Survey zeigt keine unmittelbaren lebensbedrohlichen Verletzungen. Der Patient hat allerdings eine offensichtliche Fehlstellung seines Unterschenkels. Was sollten Sie tun?
   A. Sie führen einen detaillierten Secondary Survey durch.
   B. Sie führen einen fokussierten Secondary Survey durch.
   C. Sie machen den Patienten transportfertig und verbringen ihn in das nächstgelegene Krankenhaus.
   D. Sie erheben eine SAMPLE-Anamnese.

2. Welchen Schritt unternehmen Sie nach der Untersuchung auf lebensbedrohliche Verletzungen als nächsten?
   A. Sie erheben die Vitalparameter.
   B. Sie erheben eine SAMPLE-Anamnese.
   C. Sie führen eine Kopf-bis-Fuß-Untersuchung durch.
   D. Sie versorgen die Verletzungen.

3. Wie sollten Sie den initialen Blutdruck eines Patienten messen?
   A. mit einem automatisierten, nicht invasiven Blutdruckmessgerät
   B. palpatorisch
   C. manuell
   D. mit Pulsoxymetrie

4. Wann sollten Sie eine neurologische Untersuchung des Patienten durchführen?
   A. ganz zu Beginn des Secondary Surveys
   B. bei der Untersuchung von Kopf und Gesicht
   C. als letzten Schritt im Rahmen des Secondary Surveys
   D. Nur wenn es eine deutliche Veränderung des neurologischen Status gibt.

5. Der Patient hat starke Schmerzen und wird immer unruhiger. Was sollten Sie tun?
   A. Nichts. Die Verletzung ist nicht lebensbedrohlich.
   B. Die Verletzung kühlen.
   C. Benzodiazepine verabreichen.
   D. Eine Analgesie durchführen.

6. Warum ist es wichtig, im Rahmen der SAMPLE-Anamnese zu erheben, wann ein Patient zuletzt gegessen und getrunken hat?
   A. Es hilft Ihnen festzustellen, ob gastrointestinale Probleme traumatischen Ursprungs sind oder nicht.
   B. Viele Traumapatienten werden eine Operation benötigen. Nicht nüchterne Patienten unterliegen einem erhöhten Aspirationsrisiko während der Narkoseeinleitung.
   C. Es hilft Ihnen festzustellen, welche Arten von Schmerzmitteln verwendet werden können und welche nicht.
   D. Dadurch lässt sich das Risiko feststellen, ob ein Patient erbrechen und aspirieren wird.

7. Wie schätzen Sie die GCS des Patienten, basierend auf den bisher dargelegten Informationen, ein?
   A. 15
   B. 12
   C. 10
   D. 8

MUSTERLÖSUNG

Frage 1: A
Die detaillierte körperliche Untersuchung ist eine Kopf-bis-Fuß-Untersuchung, die alle Bereiche des Körpers umfasst. Die fokussierte körperliche Untersuchung umfasst begrenzte Bereiche des Körpers. Unter den dargestellten Umständen ist es ratsam, vor dem Abtransport eine detaillierte Beurteilung vorzunehmen.

Frage 2: A
Nach der Feststellung lebensbedrohlicher Verletzungen gilt es im nächsten Schritt, die Vitalparameter zu erheben. Danach können Sie eine SAMPLE-Anamnese durchführen, die körperliche Untersuchung durchführen und die Verletzungen behandeln.

Frage 3: C
Selbst wenn ein automatisiertes, nicht invasives Blutdruckmessgerät zur Verfügung steht, sollte der initiale Blutdruck manuell gemessen werden. Automatisierte Blutdruckmessgeräte können bei Patienten im Schock ungenau sein. Ebenso können Vibrationen (z. B. Straßenunebenheiten während des Transports) für Messfehler sorgen.

Frage 4: C
Sie sollten die Untersuchung am Kopf beginnen und über Hals, Thorax und Abdomen bis zu den Extremitäten fortführen. Die Untersuchung schließen Sie mit einer detaillierten neurologischen Untersuchung ab.

Frage 5: D
Bei Patienten mit isolierten Verletzungen, insbesondere bei längerem Transport, können Sie eine Schmerzbehandlung in Betracht ziehen. Achten Sie dabei auf Anzeichen einer Atemdepression oder eines Schocks. Sedierende Medikamente, wie Benzodiazepine, sollten nur in Ausnahmefällen verabreicht werden (z. B.: Sedierung eines intubierten Patienten).

Frage 6: B
Viele Traumapatienten werden eine Operation benötigen. Nicht nüchterne Patienten unterliegen einem höheren Aspirationsrisiko im Rahmen der Narkoseeinleitung.

Frage 7: A
Der Patient ist wach, ansprechbar und orientiert. Er antwortet adäquat auf Fragen und folgt Aufforderungen. Seine GCS liegt bei 14.

QUELLEN UND WEITERFÜHRENDE LITERATUR

National Association of Emergency Medical Technicians. *PHTLS: Prehospital Trauma Life Support.* 9th ed. Burlington, MA: Public Safety Group; 2019.

Joint Trauma System. Pelvic Binders in TCCC. http://tccc.blubrry.net/2017/03/30/pelvic-binders-in-tccc/. Stand: 13. November 2018.

S3 – Leitlinie Polytrauma/Schwerverletztenbehandlung AWMF Register-Nr. 012/019. Deutsche Gesellschaft für Unfallchirurgie (federführend) Geschäftsstelle im Langenbeck-Virchow-Haus Luisenstr. 58/59 10117 Berlin.

FERTIGKEITSSTATION

Anlegen des Beckengurts mittels Logroll (Zwei-Helfer-Methode) *

1. Lokalisieren Sie den Trochanter.
2. Drehen Sie den Patienten vorsichtig zur Seite. Platzieren Sie den Beckengurt und drehen Sie den Patienten wieder vorsichtig zurück.
3. Führen Sie das schwarze Klettverschlussband durch die Schnalle.
4. Ziehen Sie am schwarzen Band, während Ihr Partner den orangefarbenen Griff in die entgegengesetzte Richtung zieht.
5. Ziehen Sie, bis Sie ein hörbares Klicken vernehmen. Das Einrasten ist auch zu spüren. Hinweis: Wenn Sie den SAM-Beckengurt verwenden, machen Sie sich keine Sorgen, wenn ein zweites Klicken zu hören ist, nachdem der Gurt gesichert ist.
6. Fixieren Sie unter Zug den schwarzen Riemen mithilfe des Klettverschlusses.

Anlegen des Beckengurts mittels Entlastung des Beckens (Zwei-Helfer-Methode)

1. Lokalisieren Sie den Trochanter.
2. Heben Sie den Patienten vorsichtig an und schieben Sie den Beckengurt unter das Becken des Patienten.
3. Führen Sie das schwarze Klettverschlussband durch die Schnalle.
4. Ziehen Sie am schwarzen Band, während Ihr Partner den orangefarbenen Griff in die entgegengesetzte Richtung zieht.
5. Ziehen Sie, bis Sie ein hörbares Klicken vernehmen. Das Einrasten ist auch zu spüren. Hinweis: Wenn Sie den SAM-Beckengurt verwenden, machen Sie sich keine Sorgen, wenn ein zweites Klicken zu hören ist, nachdem der Gurt gesichert ist.
6. Fixieren Sie unter Zug den schwarzen Riemen mithilfe des Klettverschlusses.

*SAM-Beckenschlinge. Anleitung auf der Webseite: http://www.sammedical.com/assets/uploads/SLI-PED-G-01_FEB -2018-STATIC-sm.pdf

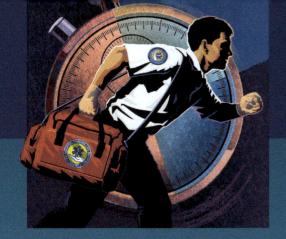

KAPITEL 7A

Schädel-Hirn-Trauma

LERNZIELE
- Identifizieren Sie die Anzeichen und Symptome einer traumatischen Hirnverletzung (SHT).
- Erläutern Sie die Pathophysiologie des SHT.
- Diskutieren Sie die Traumakinematik von Verletzungen, die zu einem SHT führen.
- Unterscheiden Sie primäre und sekundäre Hirnverletzungen.
- Demonstrieren Sie die ordnungsgemäße medizinische Behandlung traumatischer Hirnverletzungen.

Einführung

Schädel-Hirn-Traumata sind ein globales Problem, von dem weltweit jährlich über 10 Millionen Menschen betroffen sind.

Nach Angaben der Weltgesundheitsorganisation (WHO) wird das SHT bis 2020 viele Krankheiten als Hauptursache für Tod und Behinderung eingeholt haben.

> **Das bereitet uns Kopfzerbrechen**
>
> In den Vereinigten Staaten wird jährlich etwa 2,8 Millionen Mal die Diagnose SHT gestellt, als Todesursache, Grund für Krankenhausaufenthalte und für Behandlungen in Notaufnahmen. Das entspricht einem SHT alle 21 Sekunden.

Das Schädel-Hirn-Trauma ist die häufigste Todesursache und der Hauptgrund für Behinderungen bei Kindern in den Vereinigten Staaten. Mehr als eine Million Kinder erleiden jährlich Verletzungen des Gehirns. Über 80 % aller SHT sind leichtgradig. Aber ungefähr 282.000 Patienten werden jedes Jahr mit SHT in ein Krankenhaus eingeliefert, und jährlich sterben 50.000 Patienten durch mittelschwere bis schwere SHT.

Häufige Ursachen für Schädel-Hirn-Traumata sind:
- Verkehrsunfälle
- Stürze
- Gewalt
- Arbeitsunfälle oder Sportverletzungen

> **Unfälle und Stürze**
>
> Kfz-Unfälle sind die häufigste Ursache für ein SHT bei Patienten zwischen 5 und 75 Jahren, während Stürze die häufigste Ursache für Schädel-Hirn-Traumata bei pädiatrischen Patienten bis vier Jahren und bei älteren Personen darstellen.

Patienten mit Schädel-Hirn-Trauma können eine herausfordernde Behandlung erfordern.

Sie können mitunter aggressiv sein. Der Versuch, ihre Atemwege zu sichern, kann aufgrund von zusammengepressten, verkrampften Kiefermuskeln und Erbrechen schwierig sein.

Die Beurteilung kann durch Schocksymptome, hervorgerufen durch andere Verletzungen, oder durch die Wirkung von Drogen- und/oder Alkohol zusätzlich erschwert werden. Gelegentlich sind schwere intrakranielle Verletzungen vorhanden. Es gibt jedoch keine oder nur minimale (äußere) Anzeichen für ein Trauma.

Die professionelle Notfallversorgung im präklinischen Umfeld konzentriert sich auf die Gewährleistung einer ausreichenden Zufuhr von Sauerstoff und Nährstoffen zum Gehirn und die rasche Identifizierung von Patienten, bei denen das Risiko einer Einklemmung und eines erhöhten intrakraniellen Drucks besteht. Dieses Vorgehen verringert die Mortalität und senkt die Gefahr einer dauerhaften neurologischen Behinderung.

Ziel bei der Behandlung von Patienten mit Schädel-Hirn-Trauma ist es, weitere Schäden zu verhindern, und optimale Bedingungen für die Heilung und Genesung zu schaffen.

Wiederholung der Physiologie

Zerebraler Blutfluss

Es ist wichtig, dass die Neuronen des Gehirns durch einen konstanten Blutfluss mit Sauerstoff und Glukose versorgt werden. Dieser konstante zerebrale Blutfluss wird aufrechterhalten durch:

1. einen ausreichenden Druck (zerebraler Perfusionsdruck), um Blut durch das Gehirn zu transportieren, und
2. einen Regulationsmechanismus (Autoregulation), der einen konstanten Blutfluss, gewährleistet, wenn sich der Perfusionsdruck ändert. Dies geschieht durch Anpassung der Gefäßwiderstände.

Zerebraler Perfusionsdruck

Der zerebrale Perfusionsdruck ist der Druck, der nötig ist, um Blut durch den zerebralen Kreislauf zu transportieren und den Blutfluss sowie die Sauerstoff- und Glukoseabgabe an die energiebedürftigen Zellen des Gehirns aufrechtzuerhalten. Der zerebrale Perfusionsdruck bezieht sich direkt auf den mittleren arteriellen Blutdruck (MAP) und den ICP (Intra Cranial Pressure, Hirndruck) des Patienten. Der MAP ist der durchschnittliche Druck in den Arterien während eines Herzzyklus und ist ein Indikator für die Durchblutung lebenswichtiger Organe.

Der zerebrale Perfusionsdruck wird durch die folgende Formel berechnet:

$$\text{Zerebraler Perfusionsdruck} = \text{Mittlerer Arteriendruck} - \text{Intrakranieller Druck}$$

oder

$$CPP = MAP - ICP$$

> **FALLBEISPIEL: TEIL 1**
>
> Sie werden zu einem Sturz auf den Kopf in einem lokalen Skaterpark alarmiert. Bei Ihrer Ankunft entdecken Sie eine kleine Gruppe von Jungen und jungen Männern, die um einen männlichen Patienten herumstehen. Aktuell gibt es keine Gefahren für Sie und Ihr Team.
>
> Der Patient ist 22 Jahre alt. Seine Freunde erzählen Ihnen, der Patient wäre beim Skateboard fahren gestürzt. Zuerst habe er sich versucht, mit dem Arm abzufangen, sei dann aber trotzdem heftig mit dem Kopf auf den Betonboden aufgeschlagen.
>
> Der Patient trug keinen Helm. Er liegt derzeit auf dem Boden, hat ein Hämatom und Abschürfungen an der rechten Kopfseite in der Nähe des Scheitels.
>
> Fragen:
> - Was ist die entsprechende Kinematik für diesen Patienten?
> - Welche Verletzungen kann der Patient erlitten haben?

> **FÜR ZUSÄTZLICHE INFORMATIONEN**
>
> Abschnitt *Anatomie* im Kapitel 8: „Schädel-Hirn-Trauma"

> **Mittlerer Arterieller Blutdruck**
>
> Ein normaler MAP liegt zwischen 85 und 95 mm Hg. Bei Erwachsenen liegt der ICP normalerweise unter 15 mm Hg. Bei Kindern sind es normalerweise 3 bis 7 mm Hg und bei Säuglingen 1,5 bis 6 mm Hg. Daher liegt der zerebrale Perfusionsdruck normalerweise bei etwa 70 bis 80 mm Hg. Ein plötzlicher Anstieg oder Abfall des Blutdrucks sowie des ICP können die zerebrale Perfusion maßgeblich beeinträchtigen.

Autoregulation des zerebralen Blutflusses

Der wichtigste Faktor für das Gehirn ist nicht der zerebrale Perfusionsdruck, sondern der zerebrale Blutfluss. Das Gehirn ist darauf bedacht, seinen Blutfluss über einen weiten Bereich sich ändernder Bedingungen konstant zu halten. Dieser Vorgang wird als Autoregulation bezeichnet. Sie ist entscheidend für die normale Funktion des Gehirns.

Um die Autoregulation zu verstehen, müssen wir die physikalische Grundregel für jedes fließende System beachten:

$$\text{Druck} = \text{Durchflussmenge} \times \text{Widerstand}$$

Im Fall des Gehirns bedeutet dies:

$$\text{Zerebraler Perfusionsdruck} = \text{zerebraler Blutfluss} \times \text{zerebraler Gefäßwiderstand}$$

oder

$$CPP = CBF \times CVR$$

Da der Hauptfokus auf dem Blutfluss durchs Gehirn liegt, ist es nützlich, diese Gleichung so umzustellen, dass man den zerebralen Blutfluss (CBF) berechnen kann:

$$CBF = CPP : CVR$$

Wenn der zerebrale Perfusionsdruck sinkt, besteht die einzige Möglichkeit, den zerebralen Blutfluss konstant zu halten darin, den Gefäßwiderstand zu verringern. Das Gehirn führt die Autoregulation durch Anpassen des zerebralen Gefäßwiderstands (via Vasodilatation) durch. Dieser Mechanismus erfordert aber zumindest einen minimal vorhandenen zerebralen Perfusionsdruck. Unter einem zerebralen Perfusionsdruck von etwa 50 mm Hg können die autoregulatorischen Mechanismen den verringerten zerebralen Perfusionsdruck nicht mehr kompensieren und der zerebrale Blutfluss beginnt zu versiegen.

Angesichts des verminderten zerebralen Blutflusses entzieht das Hirngewebe dem Blut mehr Sauerstoff. Sobald jedoch die Grenze der Sauerstoffausschöpfung erreicht ist, beginnt sich der neurologische Status des Patienten zu verschlechtern.

Wenn der ICP aufgrund von Blutungen oder Traumata zunimmt, ist mehr Druck erforderlich, um den Blutfluss im Gehirn aufrechtzuerhalten. Wenn der erforderliche Druck nicht erreicht wird, kommt es zu einer ischämischen Hirnschädigung.

Die Beziehung zwischen zerebralem Perfusionsdruck, ICP und MAP ist beim Trauma wichtig. Akute intrakranielle Blutungen führen zu einer Kompression des umgebenden Gewebes und zu einem erhöhten ICP. Dies wird als Masseneffekt bezeichnet. Mit steigendem ICP steigt auch der Druck, der erforderlich ist, um Blut durch das Gehirn zu pumpen. Der MAP wird erhöht, um den CPP aufrechtzuerhalten. Wenn der MAP nicht mit der Zunahme des ICP mithalten kann oder die Behandlung zur Senkung des ICP nicht schnell genug beginnt, nimmt die durch das Gehirn fließende Blutmenge ab, was zu ischämischen Hirnschäden und einer gestörten Gehirnfunktion führt. Bei fehlender Möglichkeit eines ICP-Monitorings wird empfohlen, einen MAP mit hohen Normalwerten aufrechtzuerhalten.

> **TIPP**
>
> Die Brain Trauma Foundation und die AWMF S3-Leitlinie Polytrauma empfiehlt die Aufrechterhaltung des systolischen Blutdrucks bei mindestens 90 mm Hg für Patienten mit neurologischer Schädigung.

Sauerstoff und zerebraler Blutfluss

Das Gehirn hat einen hohen Sauerstoffbedarf. Verminderte Sauerstoffkonzentrationen (Hypoxie) verursachen eine starke Vasodilatation, um den zerebralen Blutfluss zu erhöhen. Diese Reaktion tritt normalerweise nicht auf, bis der arterielle Sauerstoffpartialdruck (PaO_2) unter 50 mm Hg fällt. Wenn dies jedoch der Fall ist, kann dies das Gehirnvolumen und somit den intrakranialen Druck weiter erhöhen.

Kohlendioxid und zerebraler Blutfluss

Die zerebralen Blutgefäße reagieren auf Änderungen des arteriellen Kohlendioxidgehalts entweder durch Zusammenziehen oder Ausdehnen. Verminderte Kohlendioxidwerte (Hypokapnie) führen zu einer Vasokonstriktion, während erhöhte Konzentrationen (Hyperkapnie) zu einer Vasodilatation führen.

Hyperventilation reduziert den $PaCO_2$, da sich die Geschwindigkeit erhöht, damit das Kohlendioxid abgeatmet wird. Die resultierende Hypokapnie verändert das Säure-Basen-Gleichgewicht im Gehirn und führt so zur Vasokonstriktion. Dadurch wird das intravaskuläre Volumen im Schädel reduziert, das zerebrale

> **Hyperventilation, Blutfluss und ICP**
>
> Eine Hyperventilation kann dazu verwendet werden, den ICP zu reduzieren. Dies beeinflusst allerdings auch den zerebralen Blutfluss negativ. Tatsächlich deuten Daten darauf hin, dass Hyperventilation stärker den zerebralen Blutfluss als den Intrakraniellen Druck senkt. Damit kann dieses früher einmal favorisierte Vorgehen heute nicht mehr allgemein empfohlen werden; weil der Schaden größer ist als der mögliche Nutzen.

Blutvolumen fällt und häufig als Folge auch der ICP. Dies geschieht jedoch auf Kosten der zerebralen Durchblutung, die sich dabei verringert.

> **FALLBEISPIEL: TEIL 2**
>
> Ihr Primary Survey ergab Folgendes:
>
> - X – keine spritzende Blutung
> - A – Sie finden keine Atemwegsobstruktion. Ihr Partner führt eine manuelle Inline-Stabilisierung durch.
> - B – Die Atemfrequenz ist mit 20 Atemzügen/Min erhöht. Die Lungen sind beidseitig belüftet.
> - C – Die Haut ist blass, warm und trocken. Puls 100 Schläge/Min, SpO_2 92 %.
> - D – Der Patient ist bei Bewusstsein, aber verwirrt, GCS 13 (A3, V4, M6). Die Pupillen sind isokor.
> - E – Die Außentemperatur liegt bei warmen 25° C. Die Hauttemperatur des Patienten ist normal. Der rechte Unterarm ist verformt und es zeigt sich eine schwach blutende offene Fraktur.
>
> Fragen:
>
> - Besteht die Notwendigkeit einer Blutungskontrolle?
> - Ist ein Atemwegsmanagement indiziert?
> - Ist eine Bewegungseinschränkung der Wirbelsäule indiziert?
> - Könnte dieser Patient eine traumatische Hirnverletzung erlitten haben?

> **KRITISCHE FRAGEN**
>
> - Warum ist das Atemwegsmanagement bei einem Patienten mit Schädel-Hirn-Trauma wichtig?
>   - Hypoxie ist eines der Hauptprobleme bei einem Patienten mit Schädel-Hirn-Trauma. Irreversible Hirnschäden können bereits nach vier bis sechs Minuten arteriellen Sauerstoffmangels im verletzten Gehirn auftreten. Eine signifikante Anzahl von SHT-Patienten weist einen niedrigen oder unzureichenden SpO_2-Gehalt auf, der ohne Pulsoxymetrie leicht übersehen werden kann.
>   - Sie müssen für eine ausreichende Zirkulation sorgen, indem Sie den Blutverlust stoppen. Sorgen Sie für eine ausreichende Sauerstoffversorgung, indem Sie die Atemwege und eine suffiziente Ventilation aufrechterhalten.
> - Was sagen die Sauerstoffsättigung oder der $etCO_2$ über die Belüftung der Lunge eines Patienten mit SHT aus?
>   - Denken Sie daran, dass eine Beatmungsrate zwischen 10 und 20 Atemzügen/Min bei einem erwachsenen SHT-Patienten und eine Sauerstoffsättigung von 94 % oder mehr entscheidend sind. Die $etCO_2$ ist bei instabilen Patienten nicht immer zuverlässig und lässt nur eine grobe Abschätzung bezüglich Hypoventilation oder Hyperventilation bei SHT-Patienten zu. Sie sollten jedoch versuchen, einen $etCO_2$ zwischen 35 und 40 mm Hg für diese Patientengruppe aufrechtzuerhalten.

> **FÜR ZUSÄTZLICHE INFORMATIONEN**
>
> Abschnitt *Physiologie* im Kapitel 8: „Schädel-Hirn-Trauma"

Pathophysiologie der primären Hirnverletzung

Ein Schädel-Hirn-Trauma kann in zwei Kategorien unterteilt werden: primäre und sekundäre Hirnschädigung.

Eine primäre Hirnverletzung tritt zum Zeitpunkt der ursprünglichen Verletzung auf und ist eine direkte Folge des Traumas. Dies schließt Verletzungen des Gehirns, der Hirnhäute und der damit verbundenen Gefäßstrukturen ein.

Zu den primären Hirnverletzungen gehören:

- Gehirnerschütterungen
- Blutungen
- Schäden an Nerven und Gefäßen

Da sich das Nervengewebe nicht gut regeneriert und nicht wirklich repariert werden kann, erholen sich die Strukturen und Funktionen nicht, die durch eine primäre Hirnschädigung untergegangen sind.

Gehirnerschütterung

Die Diagnose „Gehirnerschütterung" wird aufgrund der Symptome gestellt, die nach einem milden Schädel-Hirn-Trauma bestehen bleiben. Die meisten Menschen assoziieren mit der Diagnose Gehirnerschütterung einen Bewusstseinsverlust, was aber nicht zwingend erforderlich ist.

> **Ich erinnere mich nicht**
>
> Das Kardinalsymptom der Gehirnerschütterung ist die posttraumatische Amnesie. Ein Verwirrtheitszustand nach einem Trauma, bei dem der Patient die Orientierung verloren hat und sich nicht an Ereignisse erinnern kann, die vor (retrograd) und nach (anterograd) der Verletzung aufgetreten sind. Diese Patienten können aufgeregt sein, weil sie nicht verstehen oder sich nicht daran erinnern können, was passiert ist und was gerade um sie herum passiert.

Tabelle 7A-1 Cantu Bewertungssystem für Gehirnerschütterungen

Schweregrad	Beschreibung
Grad I: leicht	■ Kein Bewusstseinsverlust ■ Posttraumatische Amnesie oder Zeichen bzw. Symptome der Gehirnerschütterung für weniger als 30 Minuten
Grad II: mittel	■ Bewusstseinsverlust für weniger als 1 Minute ■ Posttraumatische Amnesie oder Zeichen bzw. Symptome der Gehirnerschütterung für mehr als 30 Minuten, aber weniger als 24 Stunden
Grad III: schwer	■ Bewusstseinsverlust für mehr als 1 Minute ■ Posttraumatische Amnesie für mehr als 24 Stunden; Zeichen bzw. Symptome der Gehirnerschütterung für mehr als 7 Tage

© Jones & Bartlett Learning

Andere neurologische Veränderungen sind:

- ein leerer Blick (verwirrter Gesichtsausdruck)
- verzögerte verbale und motorische Antworten (Fragen werden langsam beantwortet oder Anweisungen nur verzögert befolgt)
- Verwirrung und Unfähigkeit, sich zu konzentrieren (Patienten sind leicht abzulenken und können einfache Aktivitäten nicht bis zum Ende durchführen)
- Desorientierung (in die falsche Richtung gehen; Zeit, Datum und Ort nicht benennen können)
- undeutliche Sprache oder zusammenhangslose Sätze (unzusammenhängende oder unverständliche Aussagen)
- mangelnde Koordination (stolpert, kann nicht geradeaus gehen)
- unangepasstes, emotionales Verhalten (verstört, beginnt ohne erkennbaren Grund zu weinen)
- Gedächtnisdefizite (wiederholt dieselbe Frage stellen, die bereits beantwortet wurde)
- Unfähigkeit zum Speichern und Abrufen von Gedächtnisinhalten aus dem Kurzzeitgedächtnis (z. B. ist nicht in der Lage, drei von drei Wörtern oder drei von drei Objekten nach fünf Minuten wiederzugeben)

> **Es ist nicht nur ein Schnupfen**
>
> In den letzten Jahren hat die medizinische Fachwelt die Bedeutung der langfristigen Auswirkungen von Gehirnerschütterungen erkannt.
>
> Starke Kopfschmerzen, Schwindel, Übelkeit und Erbrechen begleiten häufig eine Gehirnerschütterung. Patienten, die Anzeichen einer Gehirnerschütterung zeigen, insbesondere Patienten mit Übelkeit, Erbrechen und/oder neurologischen Befunden im Secondary Survey, sollten sofort zur weiteren Beurteilung in ein geeignetes Krankenhaus transportiert werden. Die endgültige Diagnose Gehirnerschütterung wird im Krankenhaus gestellt, sobald eine CT-Untersuchung des Kopfes keinen Nachweis einer intrakranialen Pathologie erbringt. Die Gehirnerschütterung erfordert eine gründliche posttraumatische Überwachung, da die Symptome, aber auch die Anfälligkeit für Folgeschäden, Wochen bestehen bleiben können.

Diffuse Axonale Verletzung (DAI)

Eine diffuse axonale Verletzung (DAI) ist eine weitverbreitete Schädigung der Nervenaxone. Grund dafür sind Scherkräfte, die die Nervenzellen (grauweiße Substanz), insbesondere im Hirnstamm, schädigen. Scherkräfte treten durch schnelle Beschleunigung oder Abbremsbewegungen auf (Autounfälle, Stürze, Schläge auf den Kopf).

Das Hauptsymptom im Zusammenhang mit einer DAI ist ein persistierendes Koma, trotz fehlender radiologischer Befunde in der CT-Untersuchung.

Gegenwärtig gibt es keine definitive Behandlung für diese Verletzung über das normale Behandlungskonzept für SHT hinaus. Auch hier liegt der Fokus natürlich auf der Senkung des ICP.

Intrakranielle Blutung

Intrakranielle Blutungen werden in vier Typen unterteilt:

- epidural
- subdural
- subarachnoidal
- intrazerebral

Da sich die Symptome aller vier Typen häufig überschneiden, ist eine spezifische Diagnose im präklinischen Umfeld (wie auch in der Notaufnahme) nahezu unmöglich. Sie können aufgrund des charakteristischen klinischen Erscheinungsbildes den Verdacht auf eine bestimmte Art von Blutung äußern, eine endgültige Diagnose kann jedoch erst nach einer CT-Untersuchung gestellt werden.

Da diese Hämatome den Raum innerhalb des starren Schädels verringern, kann es zu einem starken Anstieg des intrakraniellen Drucks (ICP) kommen, insbesondere wenn sie ein gewisses Volumen überschreiten.

Epiduralhämatom/-blutung

Epidurale Hämatome resultieren oft aus einem Schlag mit geringer Geschwindigkeit gegen den Schläfenbeinknochen, wie zum Beispiel dem Aufprall eines Faustschlages oder eines Baseballs. Ein Bruch dieses dünnen Knochens schädigt die mittlere Meningealarterie, was zu einer arteriellen Blutung führt. Das Blut sammelt sich zwischen dem Schädel und der Dura mater an. Dieses arterielle, unter hohem Druck stehende Blut beginnt nun, die Dura von der Innenseite des Schädels abzulösen, wodurch ein blutgefüllter, epiduraler Raum entsteht. Die größte Gefahr für das Gehirn besteht in der sich ausdehnenden Blutmasse, die das Gehirn verdrängt, es droht eine Einklemmung.

Das klassische Zeichen für ein epidurales Hämatom ist ein Patient, der nach einem kurzen Bewusstseinsverlust das Bewusstsein wiedererlangt, um anschließend wieder rapide bis zum erneuten Bewusstseinsverlust eintrübt.

Während der Phase, in der der Patient (wieder) bei Bewusstsein ist (luzides Intervall), kann der Patient orientiert, lethargisch oder verwirrt erscheinen, sowie über Kopfschmerzen klagen.

Ein Patient, der ein „klares Intervall", gefolgt von einer Abnahme des GCS-Werts präsentiert, muss gründlich untersucht werden.

Wenn sich das Bewusstsein eines Patienten verschlechtert, kann die körperliche Untersuchung eine erweiterte und träge oder reaktionslose Pupille aufdecken, am häufigsten auf der ipsilateralen (gleichen) Seite der Schädigung.

Subduralhämatom

Subduralhämatome sind nicht nur häufiger als epidurale Hämatome, sie unterscheiden sich auch hinsichtlich ihrer Ätiologie, Lokalisation und der Prognose.

Im Gegensatz zum epiduralen Hämatom, das durch eine arterielle Blutung verursacht wird, resultiert ein subdurales Hämatom im Allgemeinen aus einer venösen Blutung und ist mit einer direkten Schädigung des Gehirns verbunden. Durch einen heftigen Schlag gegen den Kopf zerreißen Brückenvenen zwischen Arachnoidea und Dura mater. Das Blut sammelt sich im Subduralraum zwischen der Dura mater und der darunterliegenden Arachnoidea.

Subdurale Hämatome treten auf zwei verschiedene Arten auf:

1. Bei Patienten, bei denen ein erhebliches Trauma aufgetreten ist, führt das Abreißen der Brückenvenen zu einer schnellen Ansammlung von Blut im Subduralraum mit raschem Masseneffekt. Diese Patienten weisen einen akut verschlechterten mentalen Zustand auf. Sie müssen sofort zu einer geeigneten Klinik mit Möglichkeit für eine CT-Untersuchung, ICP-Überwachung und -Therapie sowie Möglichkeiten für eine neurochirurgische Operation transportiert werden.
2. Es können auch klinisch unauffällige Subduralhämatome auftreten. Bei älteren Erwachsenen oder Patienten mit chronischen Erkrankungen vergrößert sich der Subduralraum aufgrund von Atrophie des Hirngewebes. Blut kann sich dort ansammeln, ohne Masseneffekte zu verursachen, und kann für lange Zeit asymptomatisch bleiben. Solche subduralen Hämatome können durch Stürze oder Bagatelltraumata bei älteren Menschen auftreten.

KAPITEL 7A Schädel-Hirn-Trauma

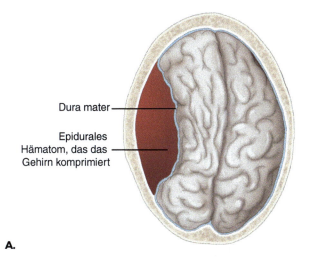

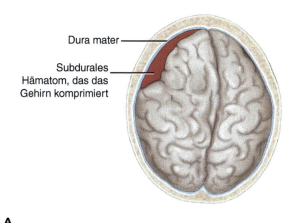

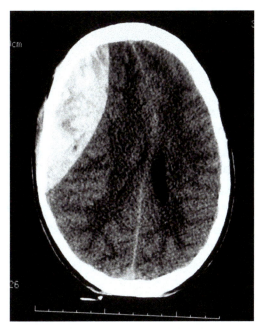

Abb. 7A-1 **A.** Epiduralhämatom. **B.** CT-Scan eines epiduralen Hämatoms.
A: © National Association of Emergency Medical Technicians. B: Mit freundlicher Genehmigung von Peter T. Pons, MD, FACEP.

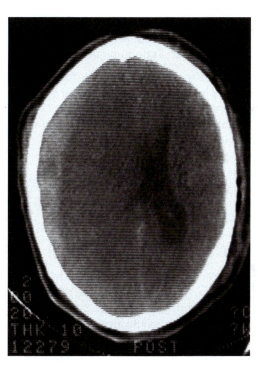

Abb. 7A-2 **A**. Subdurales Hämatom. **B.** CT-Scan eines subduralen Hämatoms.
A: © National Association of Emergency Medical Technicians. B: Mit freundlicher Genehmigung von Peter T. Pons, MD, FACEP.

Es ist nicht die Fallhöhe, die zählt

Gerade bei älteren Patienten, die Cumarin-Derivate (z. B. Marcumar®) oder Thrombozytenaggregationshemmer (Plavix®, Clopidogrel®, Ticagrelor® oder DOACs) als Antikoagulantien einnehmen, besteht ein erhöhtes Risiko. Da diese Stürze nicht dramatisch sind, werden die Patienten häufig nicht untersucht und die Blutungen nicht identifiziert.

Da der Masseneffekt hier nur allmählich einsetzt, hat der Patient nicht die dramatischen Symptome eines akuten subduralen Hämatoms. Stattdessen neigt der Patient eher zu Kopfschmerzen, Sehstörungen, Persönlichkeitsveränderungen, Schwierigkeiten beim Sprechen (Dysarthrie) und Hemiparese oder Hemiplegie, die nur langsam voranschreiten. Ein chronisches subdurales Hämatom kann nur entdeckt werden, wenn einige dieser Symptome offensichtlich genug werden, um den Patienten oder das Pflegepersonal dazu zu bewegen, Hilfe zu suchen.

> **TIPP**
>
> Das Rettungsdienstpersonal trifft diese Patienten häufig, wenn sie in Einrichtungen alarmiert werden, die chronisch Kranke oder alte Menschen versorgen. Da die Symptome unspezifisch sind, ist die Diagnose eines chronischen subduralen Hämatoms in der Präklinik selten möglich. Häufig können die Symptome mit denen eines Schlaganfalls, einer Infektion, einer Demenz oder auch mit einem allgemeinen altersbedingten Abbau des Patienten verwechselt werden.

> **Je älter der Patient, desto größer das Risiko**
>
> Bei geriatrischen Patienten gilt:
>
> - Venen zerreißen leichter. Das erhöht das Risiko eines subduralen Hämatoms schon bei geringfügigen stumpfen Traumata.
> - Hirnatrophie führt zu mehr Platz in der Schädelhöhle.
> - Ein größeres Blutvolumen kann sich ansammeln, bevor äußerlich Symptome eines erhöhten intrakranialen Drucks auftreten.

Subarachnoidalblutung

Eine Subarachnoidalblutung (SAB) ist eine Blutung unterhalb der Arachnoidea mater. Blut im Subarachnoidalraum kann nicht in den Subduralraum gelangen. Viele der Blutgefäße des Gehirns befinden sich im Subarachnoidalraum, sodass eine Verletzung dieser Gefäße Subarachnoidalblutungen verursacht. Diese Blutansammlung ist normalerweise dünn und verursacht selten Masseneffekte.

SAB resultieren in der Regel aus einer spontanen Ruptur von zerebralen Aneurysmen und verursacht den plötzlichen Beginn der schlimmsten Kopfschmerzen, die der Patient je erlebt hat. Die Patienten klagen in der Regel über stärkste Kopfschmerzen, Übelkeit, Erbrechen und Schwindel. Darüber hinaus kann eine Ansammlung von Blut im Subarachnoidalraum Symptome einer meningealen Reizung, wie Nackensteifheit und –schmerzen, Sehstörungen und Photophobie (Abneigung gegen helles Licht) verursachen.

Intrakranielle Hämatome

Eine Schädigung des Gehirns selbst kann zu Hirnkontusionen führen. Wenn die Schädigung eine Verletzung der Blutgefäße im Gehirn umfasst, kommt es im Gehirn zu Blutungen, die als intrazerebrale Hämatome bezeichnet werden.

> **Folge meinem Finger**
>
> Blutungen aus der A. communicans posterior können zur Beeinträchtigung des N. oculomotorius bis hin zum kompletten Bewegungsverlust auf der ipsilateralen (gleichen) Seite führen. Das betroffene Auge blickt nach unten und außen, die Patienten sind nicht in der Lage, ihre Augenlider anzuheben. Bei diesen Patienten kann es häufig auch zu Krampfanfällen kommen, obwohl dies häufiger bei Rupturen zerebraler Aneurysmen oder arteriovenösen Fehlbildungen auftritt.

> **FALLBEISPIEL: TEIL 3**
>
> Fragen:
>
> - Ist ein Atemwegsmanagement für Ihren Patienten erforderlich?
> - Was sagt das $etCO_2$ des Patienten über seinen Zustand aus?
> - Wie würden Sie dem anfänglichen Sauerstoffbedarf dieses Patienten begegnen?
> - Ist eine Immobilisation der Wirbelsäule angezeigt?

Hirnkontusionen treten sowohl bei Patienten mit schweren Hirnverletzungen als auch bei Patienten mit mäßigen Kopfverletzungen auf. Prellungen treten häufig auch an Orten auf, die weit vom Aufprallort entfernt sind, häufig auf der Gegenseite des Einschlags/initialen Aufpralls (Contre-coup Verletzung).

Zerebrale Quetschungen sind bei CT-Untersuchungen oft erst nach 12 bis 24 Stunden erkennbar. Der einzige Hinweis auf eine derartige Verletzung kann ein reduzierter GCS-Wert sein. Diese Quetschungen können

> **TIPP**
>
> Bei zerebralen Kontusionen kann sich bei ungefähr 10 % der Patienten eine mäßige Kopfverletzung zu einer schweren Kopfverletzung ausweiten.

bei Patienten, die Antikoagulantien oder Thrombozytenaggregationshemmer einnehmen, deutlich dramatischer ausfallen.

Schädelbrüche

Schädelbrüche können entweder durch stumpfe oder penetrierende Traumata hervorgerufen werden. Lineare Frakturen entstehen in der Regel in Folge eines stumpfen Traumas.

Bei einem kräftigen Aufprall kann es jedoch zu einer Impression des Schädels kommen, bei der Knochenstücke in das darunterliegende Hirngewebe getrieben werden.

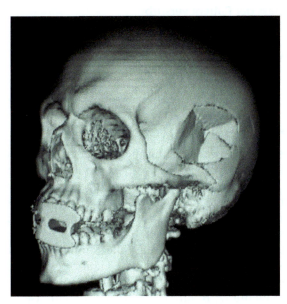

Abb. 7A-3 Eine dreidimensionale Rekonstruktion einer Impressionsfraktur des Schädels nach einem Angriff.
Mit freundlicher Genehmigung von Peter T. Pons, MD, FACEP.

Der einzige Weg, einfache lineare Frakturen zu diagnostizieren, sind bildgebende Verfahren wie Röntgen oder CT, wohingegen Sie während einer sorgfältigen körperlichen Untersuchung möglicherweise eine Impressionsfraktur des Schädels palpieren können.

Hier sind einige Dinge, die Sie beachten sollten:

- Eine geschlossene Nichtimpressionsfraktur des Schädels allein ist nicht gravierend, geht aber mit einem erhöhten Risiko für intrakranielle Hämatome einher.
- Geschlossene Impressionsfrakturen des Schädelknochens erfordern möglicherweise eine neurochirurgische Versorgung, da die Reduktion des intrakraniellen Raums durch die eingedrückte Fraktur zu einem erhöhten ICP führen kann. Nicht selten ist das Hirngewebe, das unter der Fraktur liegt, ebenfalls in Mitleidenschaft gezogen.
- Offene Schädelfrakturen können während eines besonders starken Aufpralls oder einer Schussverletzung entstehen und stellen eine Eintrittsstelle für Bakterien dar. Daraus resultiert die Gefahr einer Meningitis. Wenn die Dura mater zerreißt, kann Hirngewebe oder Liquor aus einer offenen Schädelfraktur austreten. Aufgrund des Risikos einer Meningitis müssen diese Wunden sofort neurochirurgisch behandelt werden.

Schädelbasisfrakturen

Frakturen der Schädelbasis, oft unter Beteiligung der Ossa temporalia, können mit Einrissen der Hirnhäute einhergehen, was zu einem Austritt von Liquor führt. Bei etwa 12 % bis 30 % der Schädelbasisfrakturen kann Liquor aus dem Ohr durch ein perforiertes Trommelfell (Otorrhoe) oder aus den Nasenlöchern (Rhinorrhoe) austreten.

Periorbitale Hämatome („Waschbär-Augen" -> Brillen-/Monokelhämatom) und ein „Battle Sign" (Blutergüsse über dem Mastoid hinter den Ohren) können bei Schädelbrüchen auftreten. Allerdings kann es mehrere Stunden dauern, bis sich diese Symptome entwickeln.

> **TIPP**
>
> Bei der Untersuchung des Trommelfells mit einem Otoskop kann sich hinter dem Trommelfell Blut zeigen - ein weiteres Anzeichen für eine Fraktur der Schädelbasis.

> **FÜR ZUSÄTZLICHE INFORMATIONEN**
>
> Abschnitt *Spezifische Kopf- und Nackenverletzungen* im Kapitel 8: „Schädel-Hirn-Trauma"

Sekundäre Gehirnverletzung

Verletztes Hirngewebe ist sehr anfällig für weitere Verletzungen. Viele Mechanismen der sekundären Hirnverletzung können zum Absterben von Gehirnzellen führen, die prinzipiell hätten überleben können. Die schlimmsten sekundären Verletzungen sind ein zweiter Anprall/ Contre-coup (wichtig bei Weichgewebsverletzungen), Hypoxie und Hypotonie.

Sekundäre Hirnverletzungen sind die fortschreitende Verletzung oder Zerstörung von Strukturen, die zwar ursprünglich verletzt, aber nicht durch die primäre Hirnverletzung komplett zerstört wurden. Sobald eine Verletzung auftritt, setzt eine Reihe von Prozessen ein, die das Gehirn für Stunden oder Wochen nach der ersten Verletzung für weitere Schädigungen anfällig machen. Das Hauptziel bei der Behandlung von Patienten mit SHT besteht darin, diese sekundären Verletzungsmechanismen zu identifizieren, sie einzudämmen und/oder zu stoppen.

> **Der versteckte Bösewicht**
>
> Die Sekundärfolgen eines Schädel-Hirn-Traumas sind heimtückisch und es gibt oft gravierende sich über einen Zeitraum entwickelnde Schäden, die nicht sofort klar identifizierbar sind. Diese Mechanismen spielen eine entscheidende Rolle in Bezug auf Tod und Behinderungen nach Schädel-Hirn-Trauma.
>
> Indem wir uns klar machen, welche Art von sekundärer Verletzung wahrscheinlich infolge des primären Traumas auftritt, können wir uns darauf vorbereiten und entsprechend eingreifen, um diese Komplikationen zu verhindern.

Mechanismen im Zusammenhang mit dem intrakraniellen Masseneffekt, erhöhtem ICP und mechanischer Verschiebung des Gehirns können zur Einklemmung führen und müssen schnell angegangen werden. Die Behandlung solcher Verletzungen wurde durch die Verwendung von Computertomografen und anderen bildgebenden Verfahren, der Überwachung des intrakraniellen Drucks und kurzen Versorgungszeiten bis zum OP-Beginn revolutioniert.

> **TIPP**
>
> Im präklinischen Umfeld stehen nach wie vor die Identifizierung von Patienten mit einem hohen Risiko für eine Einklemmung des Gehirns durch den Masseneffekt und ihr schneller Transport in ein geeignetes Krankenhaus im Vordergrund.

Zwei weitere wichtige Ursachen für Folgeschäden sind Hypoxie und Hypotonie. Nicht erkannte und unbehandelte Hypoxie und Hypotonie sind für das verletzte Gehirn ebenso schädlich wie ein erhöhter ICP. Außerdem wirkt sich die gestörte Zufuhr von Sauerstoff und Glukose an einem verletzten Gehirn verheerender aus als bei einem gesunden Gehirn. Daher ist es wichtig, Hypoxie und Hypotonie so weit wie möglich zu vermeiden und/oder zu behandeln.

> **Machen Sie es nicht schlimmer**
>
> Als Mitarbeiter im Rettungsdienst dürfen Sie keinesfalls die Ursache einer sekundären Hirnverletzung sein.
>
> Beachten Sie:
>
> - Ein einziger Abfall der Sauerstoffsättigung unter 90 % verdoppelt die Wahrscheinlichkeit, dass der Patient verstirbt.
> - Ein einziger Abfall des systolischen Blutdrucks auf weniger als 90 mm Hg verdoppelt die Wahrscheinlichkeit, dass der Patient verstirbt.

Masseneffekt und Herniation

Die sekundären Verletzungsmechanismen, die Ihnen am häufigsten begegnen werden, beziehen sich auf den Masseneffekt. Sie sind das Ergebnis komplexer Wechselwirkungen zwischen Gehirn, Liquor und Blut gegenüber dem Schädel, die von der Monro-Kellie-Doktrin beschrieben werden.

Diese Doktrin besagt, dass die Summe der Volumina von Hirngewebe, Blut und Liquor bei intaktem Schädel konstant bleiben muss. Die Zunahme einer Komponente (z. B. durch ein Hämatom, eine Gehirnschwellung oder einen Tumor) führt zu einer Abnahme mindestens einer oder sogar beider anderen Komponenten, oder der Hirndruck steigt.

Als Reaktion auf eine sich ausdehnende Masse besteht der erste kompensatorische Mechanismus des Gehirns darin, das Volumen des intrakraniellen Liquors zu verringern. Der Liquor zirkuliert um das Gehirn, den Hirnstamm und das Rückenmark. Wenn jedoch das Volumen einer der genannten Komponenten zunimmt, wird Liquor aus dem Kopf gepresst. Der venöse Abfluss erhöht sich ebenfalls, um das Blutvolumen im Schädelgewölbe zu reduzieren. Diese beiden Mechanismen verhindern, dass der ICP in der frühen Phase des Masseneffekts ansteigt.

In dieser frühen Phase kann der Patient asymptomatisch erscheinen.

Wächst die Raumforderung über die Kompensationsschwelle durch Blut- und Liquorverschiebung hinaus an, kommt es zu einem rapiden Druckanstieg im Schädel.

Der gesteigerte Druck im Schädelinneren führt dazu, dass Gehirnsubstanz verschoben und durch feste

Strukturen im Schädel gequetscht wird. Das führt letzten Endes dazu, dass Teile des Gehirns dort eingeklemmt werden können.

Dies führt zu einer Kompression der lebenswichtigen Zentren des Gehirns und gefährdet deren arterielle Blutversorgung.

Die Folgen der Verschiebung des Gehirns in Richtung Foramen magnum und seine Einklemmung im Foramen magnum führt zu verschiedenen Einklemmungszeichen. Diese Zeichen können in Kombination miteinander auftreten.

Klinische Herniations-Syndrome

Die Merkmale der Syndrome können dabei helfen, eine stattfindende Herniation/Einklemmung bei einem SHT-Patienten zu identifizieren.

Eine uncale/transtentorielle Einklemmung:

- Die Kompression des dritten Hirnnervs führt zu einer erweiterten oder entrundeten Pupille auf derselben Seite wie die Einklemmung.
- Ein Funktionsverlust der motorischen Zentren führt zu einer Schwäche auf der gegenüberliegenden (kontralateralen) Körperhälfte und zu einem positiven Babinski-Zeichen.
- Eine ausgedehntere Einklemmung kann zur Zerstörung des Nucleus ruber oder der Nucleus vestibularis im Hirnstamm führen. Dies kann zu einer Dekortikations-Haltung, einer abnormalen Flexion der oberen Extremitäten und einer spastischen Extension (Streckung) der unteren Extremitäten, führen.
- Ein noch bedrohlicher Befund ist eine Dezerebrationsstarre, bei der sich alle Extremitäten in Extensionsstellung befinden und es zu einer spastischen Krümmung der Wirbelsäule kommt. Dezerebration ist ein Symptom für schwere Schäden des Hirnstamms.

> **Es kommt noch schlimmer**
>
> Eine Einklemmung kann zu einem präterminalen Zustand führen, in dem die Extremitäten erschlaffen und jegliche motorische Aktivität erlischt.

Wenn die Herniation weiter fortschreitet und es zu einer tonsillären Herniation kommt, beeinträchtigt sie das ARAS (aufsteigendes retikuläres Aktivierungssystem), was zu abnormalen Atemmustern bis hin zur Apnoe führt. Dadurch verschlimmert sich die Hypoxie und der Kohlendioxidgehalt im Blut steigt erheblich an.

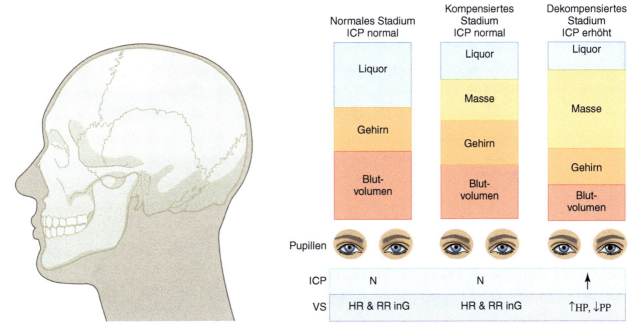

Abb. 7A-4 Monroe-Kellie-Doktrin: Das Volumen des intrakraniellen Inhalts muss konstant bleiben. Wenn das Volumen einer zusätzlichen Masse, beispielsweise bei einem Hämatom, zur Abnahme des Liquor- und Blutvolumens in gleicher Größe führt, bleibt der ICP normal. Wenn dieser Kompensationsmechanismus allerdings erschöpft ist, kommt es in jeder Minute, in der das Hämatomvolumen zunimmt, zu einem exponentiellen ICP-Anstieg.

© National Association of Emergency Medical Technicians

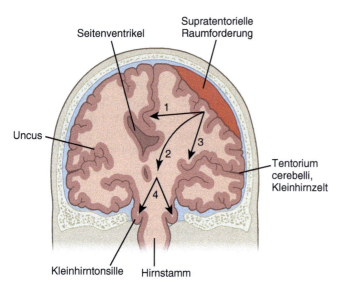

Abb. 7A-5 Die verschiedenen Einklemmungssyndrome sind das Resultat von Masseneffekten und erhöhtem ICP: 1: Einklemmung des cingulären Cortex, 2: zentrale Einklemmung, 3: uncale Herniation, 3 cerebellotonsilläre Herniation. Diese Syndrome können auch in Kombination miteinander auftreten.
© Jones & Bartlett Learning

Um gegen steigenden Druck im Schädelinneren anzukämpfen, beginnt das autonome Nervensystem den systemischen Blutdruck (und MAP) zu erhöhen, mit dem Ziel, einen normalen zerebralen Perfusionsdruck aufrechtzuerhalten.

Systolische Drücke können bis zu 250 mm Hg erreichen. Barorezeptoren in den Halsschlagadern und im Aortenbogen registrieren den stark erhöhten Blutdruck, senden ein Feedback an den Hirnstamm, der dann das parasympathische Nervensystem aktiviert.

Dieser Impuls führt dann über eine Stimulation des zehnten Hirnnervs (N. vagus) zu einer Verlangsamung der Herzfrequenz.

> **Cushing-Phänomen**
>
> Das Cushing-Phänomen beschreibt die Kombination von Befunden, die bei einem erhöhten ICP auftreten: Bradykardie, erhöhter Blutdruck, der mit einem erhöhten Pulsdruck einhergeht, und unregelmäßige Atemmuster, wie z. B. eine Cheyne-Stokes-Atmung.

Hypotonie

Ischämie ist eine häufige Komplikation bei schweren Hirnverletzungen. Studien konnten eine Ischämie bei 90 % der Patienten, die an einem SHT starben, und bei etlichen Überlebenden nachweisen.

Das macht die Auswirkungen eines niedrigen zerebralen Blutflusses auf das Outcome zu einem primären

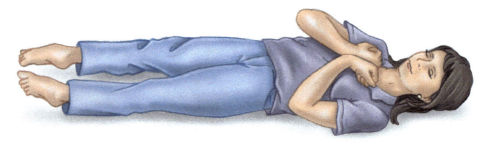

Abb. 7A-6 Beugesynergismen
© Jones & Bartlett Learning

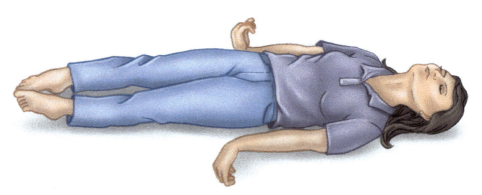

Abb. 7A-7 Strecksynergismen.
© Jones & Bartlett Learning

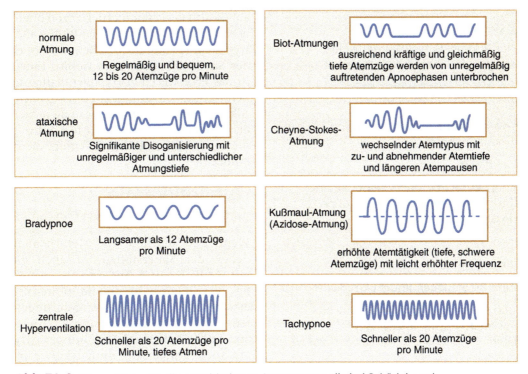

Abb. 7A-8 Dieses Bild zeigt die verschiedenen Atemmuster, die bei Schädel- und Gehirntraumata auftreten können.

Geändert von Mosbys Leitfaden zur körperlichen Untersuchung, HM Seidel, Ball JW, Dains JE, et al. Copyright Elsevier (Mosby), 1999.

Fokus für die Behandlung von Sekundärschäden nach SHT.

In der nationalen SHT-Datenbank der Vereinigten Staaten waren die zwei wichtigsten Prädiktoren für das schlechte Ergebnis von Patienten mit SHT aufgeführt:

- Der Zeitraum, in dem der ICP über 20 mm Hg lag; und
- der Zeitraum, in dem der systolische Blutdruck unter 90 mm Hg lag.

Mehrere Studien haben den massiven Einfluss eines niedrigen systolischen Blutdrucks auf das Outcome des Patienten nach einem SHT nachgewiesen.

TIPP

Viele Patienten mit SHT erleiden zusätzlich weitere Verletzungen, häufig in Kombination mit Blutungen und daraus resultierender Hypotonie. Ein adäquates Flüssigkeitsmanagement sowie eine schnelle definitive Behandlung dieser Verletzungen sollen den systolischen Blutdruck bei mindestens 90 mm Hg halten. Das ist unerlässlich für das Verhindern oder Behandeln sekundärer Hirnverletzungen.

Hypoxie und Hyperoxie

Eine irreversible Hirnschädigung kann bereits nach vier bis sechs Minuten Hypoxie im Gehirn auftreten. Eine Sauerstoffsättigung des Hämoglobins (SpO_2) von unter 90 % bei SHT-Patienten hat massive, negative Auswirkungen. Eine ausreichende Ventilation und Zirkulation sind entscheidend für die Aufrechterhaltung einer ausreichenden Sauerstoffzufuhr zum Gehirn.

FALLBEISPIEL: TEIL 4

Nach Immobilisation der Wirbelsäule bringen Sie den Patienten in Ihr Fahrzeug, wo der Patient zusätzlich Sauerstoff erhält und Sie einen i.v.-Zugang vorbereiten.

Als Sie Ihr Secondary Survey beginnen, stellen Sie fest, dass der Patient nicht mehr mit Ihnen spricht. Der Secondary Survey ergibt Folgendes:

- äußere Blutungen–Der Patient hat eine Ablederung im rechten Schläfenbereich mit einer Impression des Schädels.
- Pupillen–links 3 mm, rechts 5 mm und nicht lichtreaktiv

- Hals–Beim Anlegen des Halskragens während des Primary Survey wurden keine Stufenbildung oder Schmerzen festgestellt.
- Thorax–Lungen beidseits belüftet, keine Verletzung
- Abdomen–weich, keine Abwehrspannung, keine Volumenzunahme
- Becken–unauffällig
- Extremitäten/Neurologie–Der Patient hat eine offene Fraktur des rechten Unterarms, ohne gravierende Blutung.

Vitalfunktionen:
- BD: 168/112 mm Hg
- Herzfrequenz: 56 Schläge/Minute (A. radialis)
- Atemfrequenz: 10 Atemzüge/Minute. Sowohl Frequenz als auch Atemtiefe erscheinen unregelmäßig.
- SpO_2: 90 %
- GCS: 4 (E1, V1, M2)
- Glukose: 110 mg/dl (6,1 mmol/l)
- Haut: blasse Haut
- Körpertemperatur: 38,4 °C
- Schmerz: kann nicht beurteilt werden

Fragen:
- Was ist der geeignete i.v.-Zugang für diesen Patienten?
- Worauf deuten die ungleichen Pupillen bei diesem Patienten hin?
- Was passiert am wahrscheinlichsten im Schädel?
- Welche Verletzungen könnten die Bewusstlosigkeit verursachen?

Es ist wichtig im Hinterkopf zu behalten, dass zu viel Sauerstoff (Hyperoxie) ebenfalls mit schlechteren Outcomes einhergeht. Einhundert Prozent Sauerstoff kann eine zerebrale Vasokonstriktion verursachen, die den Hirnstoffwechsel verändert.

Hypokapnie und Hyperkapnie

Sowohl Hypokapnie (verminderter $PaCO_2$) als auch Hyperkapnie (erhöhter $PaCO_2$) können den Schaden am Gehirn verschlimmern. Der zerebrale Blutfluss wird beeinträchtigt, wenn sich die Blutgefäße aufgrund von Hypokapnie zusammenziehen, was zu einer Abnahme der Sauerstoffzufuhr zum Gehirn führt. Hyperkapnie ist das Ergebnis einer Hypoventilation mit verschiedenen, möglichen Gründen, einschließlich Drogen- oder Alkoholvergiftung und abnormalen Atemmustern, die bei Patienten mit erhöhtem ICP auftreten. Hyperkapnie verursacht eine Vasodilatation, die den ICP weiter erhöht.

Hypoglykämie und Hyperglykämie

Wenn der Blutfluss zum Gehirn abnimmt, nimmt neben der Sauerstoffzufuhr auch die Versorgung mit Glukose und anderen notwendigen Substraten ab. Glukose ist die Hauptbrennstoffquelle des erwachsenen Gehirns. Veränderungen im zerebralen Glukosestoffwechsel sind eine häufige Reaktion auf ein SHT. Sowohl Erhöhungen (Hyperglykämie) als auch erniedrigte Blutzuckerwerte (Hypoglykämie) können das ischämische Gehirngewebe weiter schädigen.

> **TIPP**
>
> Erhöhte Blutzuckerwerte wurden mit einem schlechteren neurologischen Outcome in Verbindung gebracht und sollten vermieden werden.

In der Präklinik sollte der Schwerpunkt auf der Vermeidung von Hypoglykämie liegen, da die Bedrohung durch niedrige Glukosespiegel viel unmittelbarer ist als die Gefahr durch erhöhte Serumglukosekonzentrationen. Führen Sie eine Blutzuckermessung bei allen Patienten mit verändertem Bewusstseinszustand durch und verabreichen Sie Glukose, wenn der Messwert unter den normalen Werten liegt.

> **Lieber zu viel als zu wenig**
>
> Jede indizierte Hyperglykämie ist wahrscheinlich vorübergehend, und die strenge Glukosekontrolle, die für eine ordnungsgemäße Behandlung dieser Patienten erforderlich ist, wird bei der Aufnahme in das Krankenhaus festgelegt.

Krampfanfälle

Ein Patient mit akutem SHT hat aus mehreren Gründen ein erhöhtes Anfallrisiko:

- Hypoxie durch Atemwegsverlegungen oder Belüftungsproblemen kann zu generalisierten Anfällen führen, ebenso wie Hypoglykämie und Elektrolytverschiebungen.
- Ischämisches und geschädigtes Hirngewebe kann Grand-Mal-Anfälle bis hin zum Status epilepticus hervorrufen.
- Anfälle können eine bereits bestehende Hypoxie verschlimmern.
- Anfälle können das verletzte Gehirn weiter schädigen, da die mit generalisierten Anfällen verbundene neuronale Aktivität den Sauerstoff- und Blutzuckerspiegel schnell erschöpft, was die zerebrale Ischämie weiter verschlimmert.

> **FALLBEISPIEL: TEIL 5**
>
> Fragen:
> - Wie würden Sie in diesem Fall eine sekundäre Hirnverletzung für den Patienten verhindern?
> - Welche Verletzungen hat der Patient, die eine sekundäre Hirnverletzung verursachen können?

> **FÜR ZUSÄTZLICHE INFORMATIONEN**
>
> Abschnitt *Physiologie* im Kapitel 8: „Schädel-Hirn-Trauma"

Primary Survey

Starke Blutungen

Die Kopfhaut hat mehrere Gewebeschichten und ist stark vaskularisiert. Verletzungen in diesem Bereich variieren von einfachen, kleinen Wunden bis zu komplexen Verletzungen, wie zum Beispiel einer Skalpierungsverletzung, bei der ein großer Bereich der Kopfhaut vom Schädelknochen abgerissen wird.

Eine unkontrollierte Blutung aus diesen Verletzungen kann zum hypovolämischen Schock und sogar zum Ausbluten führen. Diese Art von Verletzung tritt häufig bei einem nicht angeschnallten Passagier auf dem Vordersitz eines Fahrzeugs auf, dessen Kopf auf

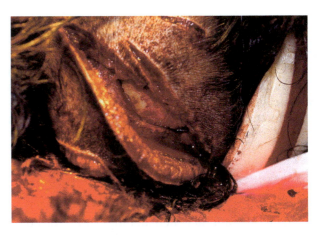

Abb. 7A-9 Großflächige Verletzungen der Kopfhaut können zu massiven äußeren Blutungen führen.
Mit freundlicher Genehmigung von Peter T. Pons, MD, FACEP.

die Windschutzscheibe aufprallt, sowie bei Arbeitern, deren langes Haar in der Maschine hängen bleibt. Ein schwerer Schlag auf den Kopf kann zur Bildung eines Hämatoms unter der Kopfhaut führen, das mit einer Impressionsfraktur beim Palpieren der Kopfhaut verwechselt werden kann.

Atemweg und Atmung

Ein SHT führt häufig zu Bewusstseinsverlust, wodurch der Patient außerstande ist, seine Atemwege selbstständig offen zu halten und zu schützen. Erbrechen, Blutungen und Schwellungen durch Gesichtstraumata sind häufige Ursachen für Atemwegsverlegungen bei Patienten mit SHT. Eine ausreichende Sauerstoffversorgung des verletzten Gehirns ist wichtig, um sekundäre Gehirnverletzungen zu minimieren. Eine Sauerstoffsättigung von über 90 % (SpO_2) ist essenziell.

Bei einer schweren Hirnverletzung können verschiedene pathologische Atemmuster auftreten, insbesondere wenn der Hirnstamm betroffen oder wenn der intrakraniale Druck erhöht ist. Deshalb kann in schweren SHT-Fällen eine assistierte Beatmung erforderlich werden.

Kreislauf

Die Aufrechterhaltung eines systolischen Blutdrucks von mehr als 90 mm Hg ist für die Prävention sekundärer Hirnverletzungen von entscheidender Bedeutung. Kontrollieren Sie daher schnell Blutungen, um eine Hypotonie zu verhindern und/oder zu minimieren. Eine unkontrollierte Blutung aus einer Kopfhautverletzung kann eine unerkannte Ursache für einen hämorrhagischen Schock sein und sollte durch direkten Druck oder einen Druckverband so schnell wie möglich unter Kontrolle gebracht werden.

Ohne einen erheblichen externen Blutverlust deutet ein schwacher, schneller Puls bei einem stumpfen Trauma auf eine lebensbedrohliche innere Blutung in die Pleuraräume, ins Peritoneum, Retroperitoneum oder in das, die langen Röhrenknochen umgebenden Weichteilgewebe, hin. Bei einem Säugling mit offenen Fontanellen kann eine Blutung im Schädel einen hypovolämischen Schock auslösen.

Defizite der neurologischen Funktionen

Nachdem Sie mit der Behandlung von Problemen begonnen haben, die Sie während des Primary Survey festgestellt haben, müssen Sie eine rasche neurologische Untersuchung durchführen. Dies beinhaltet das Erheben eines Basis-GCS-Scores und eine Untersuchung der Pupillenfunktion. Überprüfen Sie die grobe Bewegung aller vier Extremitäten, um zu vermeiden, dass Sie eine Hemiplegie übersehen. Achten Sie bewusst auf eine Verschlechterung der GCS, der Entwicklung von Seitenzeichen, Bradykardie und Bluthochdruck.

Management

Das effektive Management eines Patienten mit SHT beginnt mit der Behandlung aller im Primary Survey festgestellten lebensbedrohlichen Problemen. Sobald diese Probleme behoben sind, sollte der Patient schnell zur nächsten geeigneten Klinik, die ein SHT behandeln kann, transportiert werden.

Wie bei jedem Traumapatienten müssen wir uns nach der Kontrolle von schweren Blutungen auf das Atemwegs- und Ventilationsmanagement konzentrieren. Patienten, bei denen eine traumatische Hirnverletzung aufgetreten ist, können gleichzeitig begleitende Gesichtsverletzungen aufweisen. Solche Verletzungen können einen schwierigen Atemweg verursachen.

> **TIPP**
>
> Als Rettungsdienstpersonal sollten Sie immer Backup-Pläne (Pläne A, B und C), für den schwierigen Atemweg vorhalten. Ein Ziel, den SpO_2-Wert des SHT-Patienten von mindestens 90 % bis 95 % zu halten, ist optimal. Da sowohl Hypokapnie als auch Hyperkapnie das SHT verschlimmern können, ist die Kontrolle der Beatmungsfrequenz wichtig.

Eine kontrollierte Hyperventilation als Reaktion auf eine Einklemmung sollte unter folgenden spezifischen Umständen in Betracht gezogen werden:

- asymmetrische Pupillen
- erweiterte und nicht reaktive Pupillen
- Strecksynergismen oder keine Reaktion auf die motorische Untersuchung
- progressive neurologische Verschlechterung, definiert als Abnahme des GCS-Scores von mehr als zwei Punkten bei einem Patienten, dessen anfänglicher GCS-Score 8 oder weniger betrug.

Leichte Hyperventilation ist definiert als $etCO_2$ von 30 bis 35 mm Hg, gemessen via Kapnographie oder durch sorgfältige Kontrolle der Ventilationsfrequenz (20 Atemzüge/Minute für Erwachsene, 25 Atemzüge/Minute für Kinder und 30 Atemzüge/Minute für Säuglinge.

Da Hypotonie die Gehirnischämie verschlimmert, führen Sie Standardmaßnahmen durch, um einen Schock zu bekämpfen. Bei Patienten mit SHT ist die Kombination von Hypoxie und Hypotonie mit einer hohen Mortalitätsrate verbunden. Wenn ein Schock vorliegt und eine schwere innere Blutung vermutet wird, hat der umgehende Transport in ein Traumazentrum Priorität.

Hypovolämischer und neurogener Schock sollte durch ein entsprechendes Volumenmanagement mit intravenösen Flüssigkeiten wie Blutprodukten und balancierten Vollelektrolytlösungen zielorientiert behandelt werden. Um die zerebrale Perfusion aufrechtzuerhalten, geben Sie ausreichend Flüssigkeit. Ziel ist es, den systolischen Blutdruck bei mindestens 90 mm Hg zu halten. Bei erwachsenen SHT-Patienten mit normalen Vitalzeichen und ohne andere vermutete Verletzungen sollte Flüssigkeit mit einer Geschwindigkeit von nicht mehr als 125 ml/Stunde verabreicht und umgehend angepasst werden, wenn sich Anzeichen eines Schocks entwickeln.

> **FÜR ZUSÄTZLICHE INFORMATIONEN**
>
> Abschnitt *Management* im Kapitel 8: „Schädel-Hirn-Trauma"

Ablehnung der Behandlung

Sie werden häufig auf Patienten treffen, die sich einer medizinischen Behandlung und/oder einem Transport widersetzen. Diese Begegnungen werden komplizierter, wenn Sie glauben, dass es im besten Interesse des Patienten ist, einem Arzt vorgestellt und ärztlich untersucht zu werden. SHT-Patienten, auch die mit schweren Verletzungsmechanismen, nehmen oft erst Stunden oder Tage später den vollen Schweregrad ihrer Verletzung wahr. Denken Sie an Patienten mit einer epiduralen Blutung, bei der es häufig zu einem symptomfreien Intervall kommt, in dem sich der Patient wohlfühlt, bevor er Stunden später die potenziell tödlichen Auswirkungen einer Blutung erleidet.

Patienten, bei denen eine mögliche Kopfverletzung aufgetreten ist, sollten vollständig untersucht werden, wobei der Frage nach ihrer Entscheidungsfähigkeit besondere Aufmerksamkeit zu widmen ist. Darüber hinaus weisen die folgenden Anzeichen und Symptome darauf hin, dass weitere ärztliche Betreuung erforderlich ist:

- ungleiche Pupillen
- Zunahme der Kopfschmerzen
- Übelkeit und Erbrechen
- Schläfrigkeit oder Schwierigkeiten beim Aufwachen
- verwaschene Sprache
- Verwirrung oder Verhaltensänderung
- Bewusstseinsverlust
- Krampfanfälle
- körperliche Ermüdung
- Taubheitsgefühl
- verminderte Koordination
- Probleme beim Erkennen von Personen oder Orten

Wenn Sie der Meinung sind, dass es im besten Interesse des Patienten ist, zur weiteren Untersuchung in ein Krankenhaus gebracht zu werden und ein Patient mit voller Entscheidungsfähigkeit den Transport ablehnt, versuchen Sie, die Risiken einer Ablehnung und den Nutzen der Behandlung klar zu erklären. Dies beinhaltet sehr direkte Warnungen vor möglichen Todesfällen und dauerhaften Behinderungen, die sich aus einer verspäteten medizinischen Versorgung ergeben können. Eine frühzeitige Kontaktaufnahme mit einem Arzt (Nachforderung Notarzt) kann in diesen Situationen hilfreich sein, da einige Patienten eher bereit sind, einem Arzt zuzuhören. Wenn der Patient den Transport und die weitere Behandlung immer noch ablehnt, machen Sie klar, dass er seine Meinung jederzeit ändern kann und der Rettungsdienst zur Verfügung steht, um zurückzukehren und den Patienten in ein Krankenhaus zu transportieren.

Wenn Patienten nicht eindeutig über die volle Entscheidungsfähigkeit verfügen, sollten Sie sich auf ärztliche Anweisung und rechtliche Rahmenbedingungen verlassen, um das zu tun, was im besten Interesse des Patienten ist. Bringen Sie ihn zur weiteren Untersuchung ins Krankenhaus.

Befolgen Sie bei Behandlungsentscheidungen stets die lokalen Protokolle, ärztliche Anweisungen für nichtärztliches Rettungsdienstpersonal und die gesetzlichen Bestimmungen.

> **Diskutieren Sie die Optionen früh und oft**
>
> Diskussionen über die richtige Vorgehensweise in Szenarien, die den zuvor diskutierten Szenarien ähneln, sollten vor dem Ereignis geführt werden und sollten routinemäßig in die Weiterbildung und die Schulung der Mitarbeiter einbezogen werden. Der Grundsatz „First do no harm" sollte bei der Behandlung aller Patienten von Rettungsdienstpersonal von grundlegender Bedeutung sein. Patienten mit fragwürdiger Zurechnungsfähigkeit bilden keine Ausnahme.

Transport

Patienten mit mittelschwerem und schwerem SHT sollten direkt zu einem Traumazentrum, das eine CT-Untersuchung durchführt und unverzüglich eine neurochirurgische Konsultation und Intervention (einschließlich ICP-Überwachung, falls indiziert) vorhält, transportiert werden. Wenn Sie keine solche Einrichtung in Ihrer Nähe haben, sollten Sie einen Transport per Hubschrauber von der Einsatzstelle zu einem geeigneten Traumazentrum in Betracht ziehen.

> **Lassen Sie einen Patienten mit SHT liegen**
>
> Im Allgemeinen sollten Patienten mit SHT wegen anderer Verletzungen in Rückenlage transportiert werden. Obwohl das Anheben des Kopfes auf der Krankentrage oder das Hochlagern des kompletten Oberkörpers (umgekehrte Trendelenburg-Position) den ICP-Wert senken kann, kann der zerebrale Perfusionsdruck gefährdet sein, insbesondere wenn der Kopf höher als 30 Grad ist.

FÜR ZUSÄTZLICHE INFORMATIONEN

Abschnitt *Transport* im Kapitel 8: „Schädel-Hirn-Trauma"

FALLBEISPIEL: ZUSAMMENFASSUNG

Auf dem Weg zum Krankenhaus führen Sie eine Wiederbeurteilung (Reassessment) durch: sie ergibt folgende Befunde:

- X –
- A – Die Atemwege werden mittels Nasopharyngealtubus offengehalten.
- B – Der Patient wird leicht per Beatmungsbeutel hyperventiliert (Ventilations Rate bei 20 Atemzügen/min) Dabei wird die Kapnographie beobachtet und das etCO$_2$ zwischen 30 und 35 mm Hg gehalten. Die Lungen sind beidseitig belüftet.
- C – Der Blutdruck wird auf 168/90 mm Hg gehalten, die Hautfarbe des Patienten verbessert sich, peripherer Puls 56 Schläge/Minute, stark und regelmäßig
- D – Die neurologische Untersuchungen werden bei gleichbleibendem Patientenzustand durchgeführt. Der Patient zeigt eine Dezerebrationshaltung. GCS: 4 (E1, V1, M2)
- E – keine Veränderung

Sie transportieren den Patienten zum nächstgelegenen überregionale Traumazentrum. Sofort wurde eine Schädel-CT wurde durchgeführt. Ein großes epidurales Hämatom musste im OP durch die Neurochirurgie behandelt werden. Nach der Operation wurde der Patient auf die Trauma-Intensivstation (ICU) zur weiteren Behandlung und Überwachung aufgenommen.

Essenzielle Maßnahmen:

- Untersuchung des neurologischen Status? zur Ermittlung potenzieller lebensbedrohlicher Zustände
- Festlegung der geeigneten Behandlungsstrategien für diesen Patienten
- Reevaluation nach jeder Intervention

ZUSAMMENFASSUNG

- Als Rettungsdienstpersonal ist es essenziell, die Anzeichen und Symptome eines SHT zu erkennen und fundierte Entscheidungen zu treffen, wie der Patient angemessen behandelt wird.
- Die präklinische Behandlung von traumatischen Hirnverletzungen konzentriert sich auf die Aufrechterhaltung der Sauerstoffversorgung und Perfusion des Patienten, um sekundäre Hirnschäden zu verhindern.
- Es ist wichtig, Verletzungen zu erkennen, die einen dringenden Transport in ein spezialisiertes Traumazentrum erfordern.

FALLBEISPIEL: ÜBERBLICK

Teil 1	
Wie schätzen Sie die Trauma-Kinematik für diesen Patienten ein?	■ Der Patient stürzte aus einer Höhe von ca 1-1,2 Metern. Die Geschwindigkeit, mit der er auf dem Skateboard unterwegs war, könnte mögliche Verletzungen verschlimmern. ■ Er landete zuerst auf seinem Arm und dann auf dem Kopf. Die Oberfläche, auf der er aufschlug, war solider Beton. ■ Er trug auch keinen Helm oder sonstige Sicherheitsausrüstungen, die den Sturz hätte abmindern können.
Welche Verletzungen kann der Patient erlitten haben?	■ Schädelbrüche ■ Gesichtsverletzungen ■ andere Frakturen ■ Verletzungen des Axis und Scherverletzungen der Halswirbelsäule

- Die Armfraktur ist ebenfalls besorgniserregend, wäre aber gravierender, wenn sie stark bluten würde. An diesem Punkt stellt die Armfraktur eine ablenkende Verletzung in Bezug auf mögliche Kopf- und Wirbelsäulenverletzungen dar.

Teil 2

Gibt es eine Notwendigkeit zur Kontrolle der Blutung?	Bei diesem Patienten nicht.
Ist ein Atemwegsmanagement indiziert?	Bei einem SpO_2-Wert von 92 % profitiert der Patient von einer Sauerstoffgabe, um den SpO_2-Wert auf ein Level von 94 % oder mehr anzuheben. Hierzu eignet sich ein niedriger Sauerstofffluss über eine Nasenbrille, um den SpO_2-Wert zwischen 94 % und 99 % zu halten.
Ist eine Wirbelsäulenimmobilisation indiziert?	Ja. Bis zum Abschluss der Untersuchung muss mindestens eine manuelle Inline-Stabilisierung der HWS durchgeführt werden. Nach der kompletten Untersuchung und Beurteilung kann eine fundierte Entscheidung getroffen werden.
Könnte dieser Patient eine traumatische Hirnverletzung haben?	Ja.

Teil 3

Ist ein Atemwegsmanagement für Ihren Patienten notwendig?	Die Sauerstoffsättigung liegt bei 92 % Durch eine Nasenbrille kann Sauerstoff appliziert werden. Sie sollten aber jederzeit darauf vorbereitet sein, den Patienten bei einer Zustandsverschlechterung mit einem Beatmungsbeutel assistiert zu beatmen.
Was sagt der $etCO_2$-Wert über den Zustand des Patienten aus?	Änderungen der Lungenperfusion, des Herzzeitvolumens und der Patiententemperatur können zu einer Veränderung des $etCO_2$-Werts führen.
Wie würden Sie den anfänglichen Sauerstoffbedarf dieses Patienten handhaben?	Die Sauerstoffsättigung des Patienten beträgt 92 %, SpO_2-Werte um 94 % und mehr sind optimal. Wenn eine Nasenbrille nicht ausreicht, wechseln Sie zu einer Sauerstoffmaske. Seien Sie jedoch darauf vorbereitet, den Patienten zu beatmen, wenn sich sein Zustand weiter verschlechtert.
Ist eine Immobilisation der Wirbelsäulenbewegung angezeigt?	Ja. Wenn eine Wirbelsäulenimmobilisation bei noch nicht durchgeführter Atemwegssicherung indiziert ist, achten Sie darauf, dass der Halskragen nicht zu eng ist.

Teil 4

Was ist der geeignete Zugang, den dieser Patient erhalten soll?	Sie sollten einen i.v.-Zugang (18 G oder größer) etablieren.

(Fortsetzung)

FALLBEISPIEL: ÜBERBLICK (FORTSETZUNG)

Worauf deuten die ungleichen Pupillen bei diesem Patienten hin?	Auf einen erhöhten intrakraniellen Druck. Wenn der ICP zunimmt, wird der dritte Hirnnerv komprimiert. Dieser kreuzt auf der Oberfläche des Tentorium cerebelli. Dadurch wird die Funktion des Nervs beeinträchtigt und es kommt zu einer Dilatation der Pupillen.
Welche Vorgänge vermuten Sie im Schädel?	Schwellung und Einklemmung des Gehirns
Aus welchen Verletzungen könnte eine Bewusstlosigkeit des Patienten resultieren?	Verletzungen der Axone durch den Aufschlag des Kopfes und eine Contra-Coup Verletzung, die Scherkräfte auf die Axone ausübt.
Teil 5	
Wie würden Sie in diesem Fall eine sekundäre Hirnverletzung für den Patienten verhindern?	▪ Transportieren Sie den Patienten mit einem 30 Grad erhöhten Oberkörper. ▪ Vermeiden Sie das Abfallen des Blutdrucks ▪ Stellen Sie eine ausreichende Ventilation der Lunge und Versorgung mit Sauerstoff sicher ▪ Bereiten Sie sich auf die Behandlung von Blutdruckabfällen, Krampfanfällen usw. vor
Welche Verletzungen hat der Patient, die eine sekundäre Hirnschädigung nach sich ziehen können?	▪ Es sickert Blut von der rechten Schädelseite des Patienten. ▪ Der Patient ist verwirrt. ▪ Alles was den intrakraniellen Druck ansteigen lässt

© National Association of Emergency Medical Technicians.

WIEDERHOLUNGSFRAGEN

1. Sie werden in ein betreutes Wohnen zu einer 72-jährigen Frau gerufen, die über starke Kopfschmerzen und zunehmende Verwirrung klagt. Die Mitarbeiter berichten, dass sie zu Beginn der Woche aus ihrem Rollstuhl gefallen ist, aber offenbar nicht verletzt war. Heute wirkt sie jedoch zunehmend desorientiert.
Vitalparameter: BD 110/90; Herzfrequenz 118 und unregelmäßig; Atemfrequenz 20 und etwas abgeschwächt; 93 % SpO$_2$ bei Raumluft
Sie nimmt ein Cumarin-Derivat als Antikoagulans. Welche der folgenden Diagnosen vermuten Sie?
   A. zerebrale Prellung
   B. Epiduralhämatom
   C. Subarachnoidalblutung
   D. subdurales Hämatom

2. Während der Untersuchung reagiert die Patientin auf Sie, obwohl sie eindeutig verwirrt ist. Sie zeigt eine verringerte motorische Reaktion auf Schmerzreiz, aber eine normale Beugung der Extremitäten. Wie hoch ist ihre GCS-Punktzahl?
   A. 15
   B. 12
   C. 10
   D. 8

3. Schätzen Sie den SHT-Grad anhand des GCS-Werts ab:
   A. leichtes SHT
   B. mittelschweres SHT
   C. schweres SHT
   D. kein SHT

4. Als Sie die Pupillen der Patientin untersuchen, stellen Sie fest, dass die rechte Pupille erheblich erweitert ist und ihre motorische Reaktion auf der linken Seite verzögert ist.
   Worauf deutet das hin?
   A. Contre-coup Verletzung
   B. Hyphaema (Blutansammlung in der vorderen Augenkammer)
   C. Hypoxie
   D. Einklemmung

5. Welches der folgenden Zeichen ist an diesem Punkt besonders beunruhigend?
   A. ein Abfall des systolischen Blutdrucks auf 88 mm Hg
   B. SpO_2 von 93 %
   C. ein GCS Wert für die Motorik von 4
   D. Hemiplegie auf der linken Seite

6. Was passiert, laut der Monroe-Kellie-Doktrin, mit dem Gehirn, wenn es sich nach einem SHT noch in einem kompensierten Zustand befindet?
   A. Liquorvolumen, ICP, Herzfrequenz und Blutdruck liegen immer noch im normalen Bereich.
   B. Das Liquorvolumen steigt, der ICP sinkt, die Herzfrequenz steigt und der Blutdruck sinkt.
   C. Liquorvolumen und Blutvolumen nehmen ab, während die Herzfrequenz und der Blutdruck noch im normalen Bereich liegen.
   D. Das Liquorvolumen sinkt, der ICP steigt, die Herzfrequenz sinkt und der Blutdruck steigt.

MUSTERLÖSUNG

Frage 1: D
Das Alter der Patientin, die Einnahme eines Blutverdünners und die Tatsache, dass sie kürzlich gefallen ist, deuten auf ein subdurales Hämatom hin.

Frage 2: B
Augen öffnen: 4; verbale Antwort: 4; motorische Reaktion: 4 = 12

Frage 3: B
Eine Gesamt-GCS-Punktzahl von 13 bis 15 deutet am ehesten auf ein mildes SHT hin, während eine Punktzahl von 9 bis 12 auf ein mittleres SHT hinweist. Ein GCS-Score von 3 bis 8 kennzeichnet ein schweres SHT.

Frage 4: D
Wenn der mediale Teil des Schläfenlappens (Uncuns) in Richtung Tentorium gedrückt wird und so den Hirnstamm komprimiert. Das führt zu einer Einklemmung des dritten Hirnnervs, der motorischen Hirnnervenkerne und des aufsteigenden retikulären Systems, was zu einer erweiterten oder entrundeten Pupille ipsilateral, einer motorischen Schwäche auf der Gegenseite und Atemwegsstörungen bis zum Koma führt.

Frage 5: A
Ein systolischer Blutdruck von weniger als 90 mm Hg weist auf eine sekundäre Hirnverletzung hin. Der SpO_2-Wert liegt über 90 % und eine Bewertung der motorischen Reaktion von 4 ist nicht so beunruhigend.

Frage 6: C
In einem kompensierten Zustand nehmen Liquor und Blutvolumen ab, während Herzfrequenz und Blutdruck noch im normalen Bereich liegen.

QUELLEN UND WEITERFÜHRENDE LITERATUR

National Association of Emergency Medical Technicians. PHTLS: Prehospital Trauma Life Support. 9. ed. Burlington, MA: Öffentliche Sicherheitsgruppe; 2019. www.awmf.org. S3-LL-Polytrauma

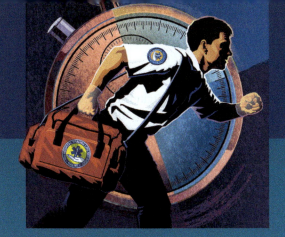

KAPITEL 7B

Spinales Trauma

LERNZIELE
- Die Zeichen und Symptome einer spinalen Verletzung und eines neurogenen Schocks erkennen können.
- Die Pathophysiologie einer spinalen Verletzung und eines neurogenen Schocks erklären können.
- Die evidenzbasierte Pflege einer spinalen Verletzung demonstrieren können.
- Die Indikationen für eine Wirbelsäulenimmobilisation identifizieren können.
- Angemessene Interventionen zur Schmerzbehandlung wählen können.

Einführung

Traumatische spinale Verletzungen können potenziell lebensbedrohlich sein. Die Schwere der Verletzung hängt von der verletzten Region der Wirbelsäule und davon ab, ob weitere umgebende Strukturen, wie das Rückenmark, mitbetroffen sind. Die Verletzungen resultieren am häufigsten von Hochrasanz-Traumata oder von Niedrigrasanz-Traumata bei dafür anfälligen Personen, wie zum Beispiel älteren Personen.

Ursachen einer traumatischen spinalen Verletzung können sein:

- Kollisionen mehrerer Fahrzeuge: 48 %
- Stürze: 21 %
- Penetrierende Verletzungen: 15 %
- Sportverletzungen: 14 %
- Sonstige: 2 %

Verletzte knöcherne Anteile und Bänder können zu einer strukturellen Instabilität der Wirbelsäule führen, die das Rückenmark und die umgebenden Strukturen anfällig für Verletzungen machen, wenn man die Wirbelsäule nicht immobilisiert. Sofortige neurologische Ausfälle sind das Resultat des Traumas, der primären Verletzung. Sekundäre Verletzungen können von einer pathologischen Beweglichkeit der verletzten Wirbelsäule herrühren und das neurologische Defizit auslösen oder verstärken. Falls eine Wirbelsäulenverletzung nicht erkannt und der Patient mit einer möglichen Wirbelsäulenverletzung nicht entsprechend immobilisiert wird, kann dies zu einem erheblich schlechteren Outcome führen. Ein frühzeitiges Erkennen und eine entsprechende Versorgung derartiger Verletzungen bei Schwerverletzten durch das Rettungsdienstpersonal kann die weitere Diagnostik und Therapie entscheidend beeinflussen und das Risiko für sekundäre Verletzungen reduzieren.

TIPP
Verletzungen der knöchernen Strukturen führen nicht unbedingt zu Verletzungen des Rückenmarks. Allerdings kann es in manchen Fällen zu Verletzungen des Rückenmarks, der Blutgefäße oder Nerven kommen, ohne dass eine Fraktur oder Dislokation der knöchernen Strukturen vorliegt.

FALLBEISPIEL: TEIL 1
An einem warmen, sonnigen Junitag werden Sie zu einem 24-jährigen Patienten gerufen, der vom Sprungbrett in den Pool seines Freundes gesprungen war. Im Notruf wurde gesagt, dass der Patient von Freunden aus dem Pool gezogen worden sei, als er nicht wieder auftauchte.

> Bei Ihrem Eintreffen scheint die Einsatzstelle sicher zu sein – die Gruppe von Freunden, die sich um den Patienten versammelt hat, ist kooperativ und der Boden neben dem Pool ist nicht rutschig. Augenzeugen berichten, dass der Patient in den Pool eingetaucht und nicht wieder aufgetaucht sei. Zwei Augenzeugen hätten den Patienten aus dem Wasser gezogen und ihn an den Rand des Pools gelegt. Sie finden den Patienten auf dem Rücken liegend am Rand des Pools vor. Er bewegt sich nicht. Er sagt, er könne seine Arme und Beine nicht bewegen und klagt über Nackenschmerzen.
>
> *Fragen:*
> - *Was beunruhigt Sie an dieser Szene?*
> - *Was beunruhigt Sie an diesem Patienten?*
> - *Vermuten Sie eine traumatische spinale Verletzung?*
> - *Sollte eine manuelle Wirbelsäulenimmobilisation durchgeführt werden?*

Ein lebensverändernder Moment

Rückenmarksverletzungen können einen riesigen Einfluss auf physische Funktionen, Lifestyle und finanzielle Gegebenheiten haben. Im Vergleich zu der normalen Population haben Leute, die die initiale Rückenmarksverletzung überleben, eine niedrigere Lebenserwartung.

Das Rückenmark kann auf jeder Höhe verletzt werden. Die zwei Hauptkategorien von Rückenmarksverletzungen sind die komplette und die inkomplette Verletzung.

- Komplette Rückenmarksverletzungen betreffen beide Seiten des Körpers. Daraus resultiert ein vollständiger Verlust der Funktionen, inklusive Motorik und Sensorik, unterhalb der Höhe der Verletzung.
- Inkomplette Verletzungen beschreiben jegliche Verletzungen des Rückenmarks ohne kompletten Funktionsverlust. Motorik oder Sensorik – oder beides – sind bei Patienten mit inkompletten Rückenmarksverletzungen noch erhalten, aber asymmetrisch. Insgesamt nehmen die physiologischen Einschränkungen und die Langzeitfolgen mit der Höhe der Rückenmarksverletzung zu. Dabei stellt die Verletzung des Halsrückenmarks die verheerendste Verletzung dar. Eine komplette Verletzung an der höchsten Stelle des Rückenmarks stellt eine katastrophale Verletzung dar und endet meist letal, noch bevor die Rettungskräfte eintreffen. Der Verlust von motorischen und sensorischen Funktionen kann nach einer Rückenmarksverletzung von einer moderaten Schwäche bis hin zur Abhängigkeit von Rollstuhl und/oder Beatmungsgerät reichen.

Es ist wichtig, die Limitationen und möglichen Komplikationen einer Wirbelsäulenimmobilisation zu kennen, um klinische Entscheidungen treffen zu können. Die Entwicklung der präklinischen Versorgung von Wirbelsäulentraumata hat dazu geführt, dass evidenzbasierte Protokolle für die Wirbelsäulenimmobilisation entwickelt wurden. Die Protokolle sorgen dafür, dass die Komplikationen einer Immobilisation mit einer Vakuummatratze reduziert werden, weil die Bewegung der Wirbelsäule des Patienten eingeschränkt wird.

TIPP

Die initiale Versorgung eines Patienten mit Verdacht auf ein Wirbelsäulentrauma muss eine zügige Stabilisierung und eine Immobilisation der Wirbelsäule beinhalten, um sekundäre Verletzungen und verschlechterte neurologische Funktion zu vermeiden.

Altern bedeutet Rückenschmerzen

Osteoporose, Stenosen des Spinalkanals und Rigidität der Wirbelsäule prädisponieren geriatrische Patienten für Rückenmarksverletzungen.

Anatomie und Physiologie

Anatomie der Wirbelsäule

Die Wirbelsäule ist eine komplexe Struktur, die:

- die Bewegung in allen drei Ebenen ermöglicht,
- die Last von Kopf und Rumpf auf das Becken überträgt, und
- die empfindlichen Strukturen des Rückenmarks schützt.

Die einzelnen Wirbel sind so miteinander verbunden, dass sich eine doppelte S-förmige Krümmung ergibt. Dieser Aufbau erlaubt eine große multidirektionale Beweglichkeit bei gleichzeitiger maximaler Stabilität. Die Wirbelsäule wird in fünf unterschiedliche anatomische Abschnitte unterteilt. Ausgehend vom Kopf hinab zum Becken sind dies die zervikale (Halswirbelsäule), thorakale (Brustwirbelsäule), lumbale (Lendenwirbelsäule), sakrale (Kreuzbein) und kokzygeale (Steißbein) Region. Je weiter fußwärts der Wirbel liegt, desto mehr Körpergewicht muss er tragen. Daher werden die Wirbel von C3 bis zu L5 immer größer, um dem zunehmenden Körpergewicht und den steigenden Belastungen standzuhalten.

Anatomie des Rückenmarks

Das Rückenmark besteht aus weißer und grauer Substanz. Die graue Substanz besteht größtenteils aus den Zellkörpern der Nervenzellen. Die weiße Substanz enthält die langen myelinisierten Axone, die die anatomischen spinalen Leitungsbahnen bilden, die als Kommunikationswege für Nervenimpulse dienen.

Die spinalen Leitungsbahnen werden in zwei Typen unterteilt: aufsteigende und absteigende Bahnen.

Entlang des Rückenmarks gehen – auf Höhe jedes Wirbels – jeweils paarig Nervenäste davon ab, die dann zu den unterschiedlichen Körperteilen führen.

Das Rückenmark hat 31 Paare von spinalen Nerven, die nach ihrem entsprechenden Austritts-Niveau aus dem Rückenmark benannt werden. Jeder Nerv hat zwei Wurzeln (je eine ventral und eine dorsal) auf jeder Seite.

- Die dorsalen Wurzeln leiten die Informationen der sensorischen Impulse,
- die ventralen Wurzeln leiten die motorischen Impulse weiter.

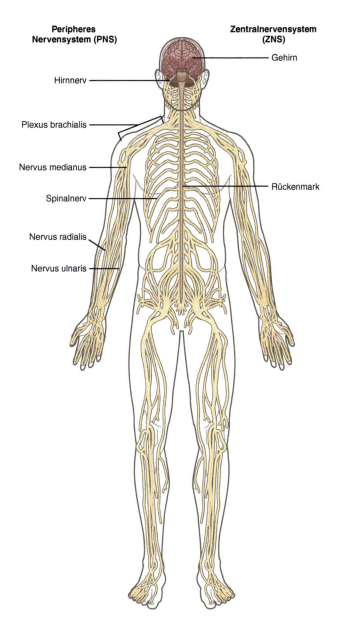

Abb. 7B-2 Nerven des zentralen Nervensystems (ZNS) und peripheren Nervensystems (PNS).
© National Association of Emergency Medical Technicians

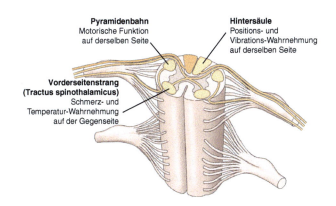

Abb. 7B-1 Spinale Nervenbahnen
© National Association of Emergency Medical Technicians

Stimuli werden zwischen dem Hirn und allen Körperteilen durch das Rückenmark und ebendiese spinalen Nerven geleitet. Wenn die Spinalnerven aus dem Rückenmark abzweigen, gehen sie durch eine Einbuchtung in der inferioren lateralen Seite der Wirbel, die „Foramen intervertebrale" genannt wird, hinter dem Wirbelkörper.

Ein Dermatom ist das sensible Areal auf der Hautoberfläche, das von einer einzelnen dorsalen Nervenwurzel innerviert wird. Die Dermatome erlauben es, die Körperregionen einem spinalen Niveau zuzuordnen.

Mapping the Landmarks

Dermatome helfen, das Niveau einer Rückenmarksverletzung zu bestimmen. Drei wichtige Orientierungspunkte, die man sich merken sollte, sind:

- Die Schlüsselbeine sind das C4-C5 Dermatom.
- Das Level der Brustwarzen ist das T4 Dermatom.
- Das Level des Bauchnabels ist das T10 Dermatom.

Das Wissen über diese drei Orientierungspunkte kann dabei helfen, schnell eine Rückenmarksverletzung zu lokalisieren.

Der In- und Exspirationsvorgang setzen eine Bewegung des Thorax und eine genügende Formveränderung des Zwerchfells (Diaphragma) voraus. Die Interkostalmuskulatur und die Atemhilfsmuskulatur,

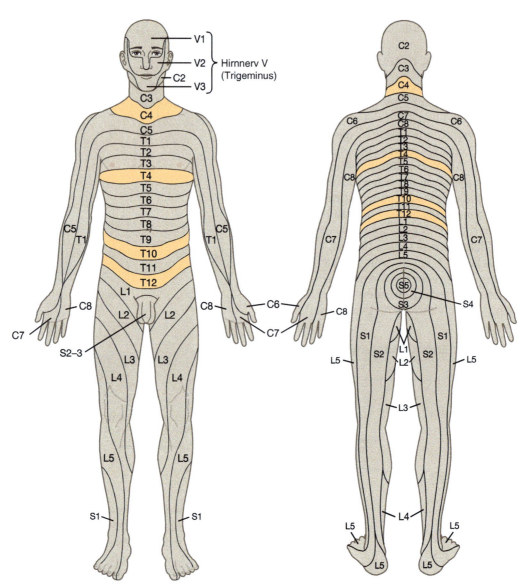

Abb. 7B-3 Die Darstellung der Dermatome zeigt den Zusammenhang zwischen Arealen der Berührungssensibilität auf der Haut und den dazu korrespondierenden Spinalnerven. Ein Sensibilitätsverlust in einem spezifischen Areal kann auf eine Verletzung des korrespondierenden Spinalnervens oder eine Rückenmarksverletzung auf dieser Höhe hindeuten. **A)** Frontale Ansicht. **B)** Posteriore Ansicht.

© National Association of Emergency Medical Technicians

wie z. B. der Trapezius, tragen ebenfalls zur Atmung bei. Das Zwerchfell wird vom linken und rechten Nervus phrenicus, die dem Rückenmark auf Höhe C3-C5 entspringen, innerviert. Wenn das Rückenmark höher als der C3 verletzt wird oder die Phrenicus-Nerven durchtrennt werden, verliert der Patient die Fähigkeit zur Spontanatmung. Ein Patient mit einer solchen Verletzung kann noch vor dem Eintreffen der Rettungskräfte einer Asphyxie erliegen. Es sei denn, ein Ersthelfer vor Ort initiiert eine Laienbeatmung.

> **TIPP**
>
> Es ist wichtig, die Atemwege eines Patienten mit Verdacht auf eine Rückenmarksverletzung unter Kontrolle zu halten. Eine Überdruckbeatmung kann auch während des Transports noch nötig sein.

> **TIPP**
>
> Eine Verlegung der Atemwege durch die Zunge, eine Verengung der Atemwege und chronische Atelektasen stellen zusätzliche Herausforderungen für den auf dem Rücken liegenden bariatrischen Patienten dar. Wenn vollständige Wirbelsäulen-Schutzmaßnahmen eingeleitet werden, müssen aufgrund von pathophysiologischen Veränderungen der Strukturen der Atemwege und des respiratorischen Systems häufige Kontrollen der Atemwege sichergestellt werden.

> **FÜR ZUSÄTZLICHE INFORMATIONEN**
>
> Abschnitt *Anatomie und Physiologie* im Kapitel 9: „Spinales Trauma"

> **TIPP**
>
> Auf den Körper wirkende Kräfte können die knöchernen Strukturen und Bänder der Wirbelsäule über ihre normalen Bewegungsspielräume hinaus belasten.

Verletzungen des Skeletts

An der Wirbelsäule können verschiedene Verletzungsformen auftreten. Dazu gehören:

- Kompressionsfrakturen der Wirbel, die zu Keilwirbeln führen oder den Wirbelkörper komplett flach drücken;
- Berstungsfrakturen, die die Hinterkante betreffen, und bei denen Knochensplitter ins Rückenmark gepresst werden können;
- Subluxation, worunter eine teilweise Dislokation eines Wirbels aus seiner normalen Ausrichtung innerhalb der Wirbelsäule verstanden wird, und
- discoligamentäre Verletzungen mit oder ohne knöcherne Beteiligung durch Überdehnung oder Reißen von Bändern und Muskeln mit Instabilitäten zwischen den Wirbeln als Folge.

Auch wenn einfache Kompressionsfrakturen normalerweise stabile Verletzungen sind, kann doch jede dieser Verletzungen zur sofortigen schweren Kompression oder (seltener) zur Transsektion des Rückenmarks führen, was wiederum zu einer irreversiblen Verletzung führt. Bei einigen Patienten können Schäden der Wirbelsäule oder der Bänder auch instabile Wirbelverletzungen als Folge haben, bei denen das Rückenmark nicht sofort betroffen ist. Sollten Knochensplitter bei einer instabilen Fraktur ihre Position verändern, kann es auch noch sekundär zu einer Schädigung des Rückenmarks kommen.

> **Defizite bei Rückenmarksverletzungen**
>
> Ein fehlendes neurologisches Defizit schließt eine knöcherne Schädigung oder eine instabile Wirbelsäule nicht aus. Obwohl gute motorische und sensorische Reaktionen der Extremitäten anzeigen, dass das Rückenmark zurzeit intakt ist, können eine Fraktur von Wirbelkörpern, eine Verletzung der Bänder oder Weichteilverletzungen nicht ausgeschlossen werden. Die Mehrheit der Patienten mit Wirbelfrakturen hat keine neurologischen Symptome. Eine vollständige Untersuchung ist nötig, um die Notwendigkeit für eine Immobilisierung zu ermitteln.

Wirbelsäulentraumata können von einer Vielzahl von Mechanismen verursacht werden:

- Eine axiale Belastung der Wirbelsäule kann auf verschiedensten Wegen auftreten. Am häufigsten kommt es zur Kompression der Wirbelsäule, wenn der Kopf durch einen harten Gegenstand gebremst wird und sich der Körper mit seinem ganzen Gewicht in Richtung des gestoppten Kopfes weiterbewegt. Dies ist etwa bei einem Kopfsprung in seichtes Wasser, beim Aufschlag des Kopfes an der Frontscheibe eines Autos – falls die Person nicht angeschnallt ist –, oder wenn jemand aus großer Höhe fällt und aufrecht stehend landet, der Fall. Dabei wird das Gewicht von Kopf und Thorax nach unten gegen die Lendenwirbelsäule gepresst, während das Kreuzbein an Ort und Stelle verbleibt.

- Hyperflexion oder Hyperextension resultieren aus exzessiver lateraler Beugung, was bei seitlichen und posterioren Energieeinwirkungen geschehen kann und dazu führt, dass die Wirbelsäule zur Seite gedrückt wird. Diese Bewegung führt häufig zu Dislokationen und Knochenfrakturen.
- Eine Distraktion oder Auseinanderziehung der Wirbelsäule erfolgt, wenn ein Teil der Wirbelsäule stabil ist und der Rest sich in einer Längsbewegung befindet. In solchen Fällen kommt es schnell zu einer Dehnung und zum Zerreißen des Rückenmarks. Diese Art von Verletzung ist bei Unfällen auf Kinderspielplätzen, bei Patienten, die sich erhängt haben, oder bei einigen Motorradunfällen häufig.

> **TIPP**
>
> Es ist schwierig, den exakten Verletzungsmechanismus der Wirbelsäule zu bestimmen, da die Mechanismen häufig das Resultat aus komplizierten Kräftemustern sind. Nehmen Sie immer an, dass eine Verletzung schwer genug ist, um eine Fraktur, eine Verletzung des Nervengewebes oder eine Instabilität der Wirbelsäule zu verursachen, bis das Gegenteil durch weitere klinische und radiologische Untersuchungen bewiesen ist.

Rückenmarksverletzungen

Primäre Verletzungen entstehen direkt zum Zeitpunkt des Unfalls, während die Kräfte einwirken, und können zu einer Kompression des Rückenmarks, zu direkten Rückenmarksschädigungen (häufig verursacht von scharfen, instabilen Knochenfragmenten oder Projektilen) oder zu einer Unterbrechung der Blutversorgung führen. Sekundäre Verletzungen entstehen im Anschluss an die initiale Schädigung aufgrund von Schwellung, Ischämie oder Bewegung von Knochenfragmenten.

- **Rückenmarkerschütterungen** führen zu einer temporären Unterbrechung der Funktionen distal der Verletzung.
- Von **Rückenmarkkontusionen** spricht man bei Quetschungen oder Blutungen ins Rückenmarkgewebe, was ebenfalls zu einer vorübergehenden (manchmal auch permanenten) Unterbrechung der spinalen Funktionen distal der Verletzung führen kann („spinaler Schock"). Der spinale Schock ist ein neurologisches Phänomen, das nach einem spinalen Trauma auftritt (gewöhnlich in weniger als 48 Stunden). Die Dauer ist jedoch nicht vorhersagbar. Der spinale Schock führt zu einem vorübergehenden Verlust aller motorischen und sensorischen Funktionen sowie der Reflexe unterhalb des Verletzungsniveaus.
- Bei einer **Rückenmarkkompression** wird durch eine Schwellung benachbarter Gewebe, durch eine traumatische Bandscheibenruptur, durch Knochenfragmente oder durch ein komprimierendes Hämatom Druck auf das Rückenmark ausgeübt. Dies kann zu einer lokalen Gewebe-Ischämie führen. In einigen Fällen ist eine operative Entlastung (Dekompression) erforderlich, um einen dauerhaften Funktionsverlust zu verhindern. Daher ist ein zügiger Transport zur Bildgebung und endgültigen Beurteilung wichtig.
- Eine **Rückenmarklazeration** tritt auf, wenn das Rückenmark reißt oder durchtrennt wird. Diese Art von Verletzung erzeugt meist dauerhafte neurologische Defizite.

> **TIPP**
>
> Rückenmarkskontusionen werden häufig durch penetrierende Verletzungen oder durch Bewegung von Knochenfragmenten gegen das Rückenmark verursacht. Die Schwere der Verletzung hängt von der Größe der Blutung ins Nervengewebe ab. Schäden oder Unterbrechungen der spinalen Blutversorgung können zur lokalen Ischämie des Nervengewebes führen.

Rückenmarkdurchtrennungen können in komplette oder inkomplette Unterbrechungen eingeteilt werden.

- Bei einer **kompletten Durchtrennung** sind alle Nervenbahnen unterbrochen und alle Funktionen des Rückenmarks unterhalb der Verletzung sind erloschen. Durch die zusätzlichen Einflüsse von Schwellungen kann man das Ausmaß des Funktionsverlusts nicht

früher als 24 Stunden nach der Verletzung korrekt einschätzen. Je nach Höhe der Verletzung enden die meisten kompletten Durchtrennungen in einer Tetraplegie oder Paraplegie.
- Bei **inkompletten Durchtrennungen** bleiben einige Bahnen und somit sensorische/motorische Funktionen intakt. Die Prognose für eine Erholung der Funktionen ist besser als bei den kompletten Durchtrennungen.

> **Intrinsische Ursachen einer sekundären Verletzung**
>
> Intrinsische Ursachen von sekundären Verletzungen betreffen direkt das ZNS-Gewebe und beinhalten:
> - Ödeme: Eine Schwellung des Rückenmarks führt zur Kompression von Nervenfasern, was zu Nervenschäden und neurologischen Defiziten führt.
> - Hämatome: Blutungen in den Spinalkanal komprimieren das Rückenmark und führen zu Nervenschäden und neurologischen Defiziten.
> - Erhöhter intrakranieller Druck: Der Spinalkanal ist mit Liquor gefüllt. Ein erhöhter intrakranieller Druck kann also zu einem erhöhten Druck im Spinalkanal führen.
> - Epileptische Anfälle: Tonisch-klonische Bewegungen können Rückenmarksverletzungen durch die Bewegung verschobener Wirbel während des Anfalls noch verschlimmern.

> **Unterscheidungen sind nicht nötig**
>
> Es ist im präklinischen Umfeld nicht möglich, zu unterscheiden ob die neurologische Symptomatik von einer Rückenmarkskontusion, einem spinalen Schock oder einer schwereren Schädigung des Rückenmarks ausgelöst wird. Daher sollten alle Patienten mit dem Verdacht auf eine Rückenmarksverletzung, ohne Überlegungen dieser Ursachen, gleich behandelt werden.

Neurogener Schock

Ein spinaler Schock ist ein Verlust der motorischen und sensorischen Signalübermittlung im Rückenmark nach einer Verletzung. Ein **neurogener Schock** ist ein Typ des **distributiven Schocks**, der durch den Verlust der sympathischen Stimulation des Herzens und der peripheren Gefäße hervorgerufen wird. Ohne die richtige Menge an sympathischer Stimulation überwiegen die parasympathischen Stimulationen, was zu einer Bradykardie und einer Dilatation der peripheren Arterien und Venen führt. Die Dilatation der peripheren Arterien führt zu einem Verlust des peripheren Gefäßwiderstandes, während die Dilatation der peripheren Venen zum venösen Pooling führt (d. h. das Blut sammelt sich in den peripheren Venen an). Dies reduziert die kardiale Vorlast (Preload), d. h. den venösen Rückfluss zum rechten Herzen. In Kombination mit der Bradykardie kann es zu einem schweren Abfall des Herzminutenvolumens kommen.

Bei einem **hypovolämischen Schock** zeigt der Patient eine Tachykardie als Antwort auf die Hypotonie. Seine Haut ist kalt und klamm, da es zu einer Konstriktion der peripheren Blutgefäße kommt, um das verbliebene Blutvolumen, als Versuch des Körpers den Blutdruck zu erhalten, zu den lebenswichtigen Organen umzuleiten.

> **TIPP**
>
> Andere Anzeichen eines ungehemmten parasympathischen Tonus sind eine warme, gerötete Haut und Priapismus (eine abnormale, verlängerte Erektion des Penis) als Resultat der peripheren Vasodilatation.

Bei einem spinalen Schock findet man klassischerweise eine „hypotone Bradykardie" vor, die eine Behandlung mit Atropin (oder einem anderen Parasympathikus-Blocker) in Kombination mit anderen, aggressiven Reanimationsmaßnahmen nötig macht.

> **Der Schock ist nur ein Teil des Problems**
>
> Patienten mit einer Rückenmarksverletzung und einem spinalen Schock haben häufig weitere Verletzungen, die zusätzlich zum neurogenen Schock zu einem hypovolämischen Schock führen können. Dies erschwert die Beurteilung und Behandlung dieser Patienten.

Initiale Stabilisierung

Die zügige Stabilisierung spielt eine entscheidende Rolle in der präklinischen Versorgung bei Patienten, die sich in einem Schockzustand, hervorgerufen durch eine Rückenmarksverletzung, befinden. Sie spielt eine wesentliche Rolle bei der Reduzierung von neurologischen Problemen und bei der Prävention von sekundären neurologischen Schäden, die durch den Verlust der Autoregulation entstehen.

Eine frühe, zielgerichtete Volumen- und Blutdruckerhöhung kann die Mikrozirkulation verbessern und das Risiko von sekundären Schäden am Rückenmark verringern.

Idealerweise sollte die Erstversorgung eines Patienten mit Rückenmarksverletzung Maßnahmen beinhalten, um den mittleren arteriellen Blutdruck auf einem Zielwert von mindestens 90 mm Hg für die ersten sieben Tage nach der Verletzung zu halten. Dieser Zielwert kann durch die Verabreichung von Kristalloiden, Kolloiden oder Blutprodukte, verabreicht durch zwei großlumige, venöse Zugänge, erreicht werden. So kann der neurologische Blutfluss so gut wie möglich wiederhergestellt werden.

> **Rückenmarksverletzungen und Hypotonie**
>
> Beim polytraumatischen Patienten mit Rückenmarksverletzung ist es wichtig, die potenziellen Risiken und Vorteile einer permissiven Hypotonie abzuwägen. Es besteht das Risiko, dass die Rückenmarksverletzung durch eine vorübergehende niedrige Perfusion verschlimmert wird, weshalb man bei einer vermuteten Rückenmarksverletzung eine permissive Hypotonie vermeiden sollte.

Volumenbasierte Stabilisierung mit Infusionslösungen, die Glukose beinhalten, sollten aus zwei Gründen vermieden werden:

1. Glukose wird schnell metabolisiert und hinterlässt einen Überschuss an freiem Wasser, was die Bildung von Ödemen begünstigen kann.
2. Zu viel Glukose führt zu einer Hyperglykämie, die zu einem gesteigerten anaeroben Zellmetabolismus führt, was wiederum den Laktatspiegel erhöht und somit den systemischen pH-Wert senkt. Dies verschlechtert das Outcome des Patienten.

Es ist wichtig, sich zu merken, dass hohe Rückenmarksverletzungen (C5 und höher) häufiger kardiovaskuläre Interventionen, wie z. B. Vasopressoren und Schrittmacher, benötigen. Vasomotorische sympathische Fasern verlassen das Rückenmark zwischen dem ersten und vierten Brustwirbel und können bei höheren Rückenmarksverletzungen durchtrennt werden. Die parasympathischen Fasern verlaufen jedoch außerhalb des Rückenmarks im Vagusnerv in den Thorax. Dies führt dazu, dass die parasympathische Stimulation erhalten bleibt, was zum Paradox der hypotonen Bradykardie führt. Auch wenn man bei allen Patienten mit Rückenmarksverletzungen bei der Stabilisierung darauf achten muss, ist besonders bei Patienten mit Verletzungen der Halswirbelsäule darauf zu achten, um das bestmögliche neurologische Outcome zu erreichen.

> **TIPP**
>
> Es gibt nichts, was man gegen die initiale Verletzung machen kann. Aber man kann durch eine Wirbelsäulenimmobilisation einer zusätzlichen direkten Verletzung durch kaputte Wirbel vorbeugen oder diese verringern. Sekundäre Verletzungen können das Outcome verschlechtern, weshalb es für den Patienten eine enorme Rolle spielt, dass man sekundäre Probleme erkennt und behebt.

> **Hohes Alter und stumpfe Traumata**
>
> Eine Kyphose (limitiert den Bewegungsspielraum der Halswirbelsäule), eine langsamere Reaktionszeit, Polymedikation und eine Verschlechterung der Sicht, der Kraft, der Koordination und des Gleichgewichtes prädisponieren geriatrische Patienten für stumpfe Traumata.

> **FÜR ZUSÄTZLICHE INFORMATIONEN**
>
> Abschnitt *Pathophysiologie* im Kapitel 9: „Spinales Trauma"

> **FALLBEISPIEL: TEIL 2**
>
> *Dein Primary Survey des Patienten zeigt Folgendes:*
>
> X – keine schwere äußere Blutung sichtbar
> A – die Atemwege sind offen
> B – die Atmung ist schnell, normale Thoraxhebung

- C – der Puls ist langsam, schwacher Radialispuls; die Haut ist rosig und warm
- D – Glasgow Coma Scale (GCS) = 15 (E4, V5, M6); Der Patient kann seine Arme nicht bewegen, kann jedoch seine Zunge herausstrecken.
- E – leichte Abschürfung an der Stirn sichtbar

Vitalzeichen:

- Blutdruck 82/50 mm Hg
- Puls 54 Schläge/min, schwacher Radialispuls, schwacher Carotispuls
- Atemfrequenz 20/Min, Zwerchfellatmung
- SpO$_2$: 97 % unter O$_2$-Gabe
- Blutzucker: 100 mg/dl (5,6 mmol/l)
- Hautverhältnisse und -temperatur: warm, rosig
- Körpertemperatur 35 °C

Als Sie einen Secondary Survey durchführen, fällt Ihnen Folgendes auf:

- Kopf: Dermabrasion auf dem Oberkopf mit leichter Blutung
- Hals: Schmerzen bei Palpation des C5 und C6 ohne Deformitäten oder Krepitationen
- Thorax: Lungen klar, Zwerchfellatmung
- Abdomen: weich, keine Verspannungen, keine Zeichen eines Traumas
- Becken: stabil
- Genitalien: Priapismus
- Rücken: Check nicht durchführbar; wird angeschaut, wenn der Patient auf das Stabilisierungsgerät bewegt wird.
- Extremitäten: Der Patient kann seine Beine und Arme nicht fühlen oder bewegen.

Fragen:

- Welche pathologischen Prozesse erklären die klinische Präsentation des Patienten?
- Welche sofortigen Maßnahmen müssen durchgeführt werden?

Beurteilung

Verletzungen des Rückenmarks sollten immer im Zusammenhang mit den anderen Verletzungen und Zuständen beurteilt werden. Nachdem die Sicherheit für das Personal festgestellt wurde, hat der Primary Survey höchste Priorität. Deshalb muss mittels einer raschen Beurteilung der Geschehnisse und des Ablaufs abgeschätzt werden, ob eine spinale Verletzung möglich ist, die einen Schutz der Wirbelsäule durch eine äußere Immobilisation nötig macht. In einem solchen Fall muss die Wirbelsäule des Patienten zunächst manuell geschützt werden. Der Kopf wird in einer neutralen sogenannten Inline-Position fixiert. Der Kopf wird so lange in dieser Position belassen, bis die Untersuchung ergibt, dass keine Indikation für eine Immobilisierung besteht, oder der Patient mit Zervikalstütze auf einem Spineboard oder einer Vakuummatratze definitiv immobilisiert wurde. Wenn der Unfallmechanismus unklar ist, oder die Beurteilung der Einsatzstelle nicht ausreichend durchgeführt werden kann, oder aus anderen Gründen unzuverlässig erscheint, muss man annehmen, dass eine spinale Verletzung vorliegt und eine Immobilisation vornehmen, bis eine sorgfältige Untersuchung vorgenommen werden kann.

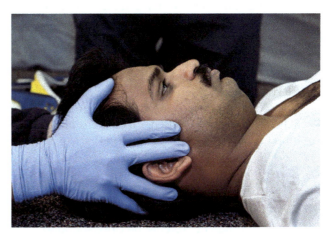

Abb. 7B-4 Manuelle Halswirbelsäulenimmobilisation.
© National Association of Emergency Medical Technicians

Verletzungsmechanismen bei Wirbelsäulenverletzungen

Die folgenden Konzepte helfen, die möglichen Auswirkungen von Energie auf die Wirbelsäule zu klären, während das Verletzungspotenzial abgeschätzt wird:

- Der Kopf lässt sich mit einer Bowlingkugel vergleichen, die auf dem Hals befestigt ist. Seine Masse bewegt sich häufig in eine andere Richtung als der Körper, was dazu führt, dass starke Kräfte auf den Hals ausgeübt werden (Halswirbelsäule, Rückenmark).

- Sich bewegende Objekte neigen dazu, in Bewegung zu bleiben, genauso wie ruhende Objekte dazu neigen, in Ruhe zu bleiben (Erstes Newton'sches Gesetz).
- Plötzliche oder brutale Bewegungen der Oberschenkel führen zu einer Verschiebung des Beckens, was zu einer plötzlichen Bewegung der unteren Wirbelsäule führt. Durch das Gewicht und die Trägheit des Oberkörpers und des Kopfes wird eine entgegen gerichtete Kraft auf die obere Wirbelsäule ausgeübt.
- Ein Fehlen von neurologischen Ausfällen schließt eine Verletzung der Knochen oder Bänder der Wirbelsäule nicht aus.

Neurologische Untersuchung

Der Rettungssanitäter, Notfallsanitäter bzw. Notarzt führt eine kurze neurologische Untersuchung durch, um offensichtliche neurologische Ausfälle zu erkennen.

- Der Patient wird aufgefordert, seine Arme, Hände und Beine zu bewegen, wobei Auffälligkeiten registriert werden müssen.
- Danach untersucht man den Patienten von der Schulter bis zu den Füßen, ob die Sensibilität noch intakt ist.

TIPP
Eine vollständige neurologische Untersuchung ist in der Präklinik nicht erforderlich, weil sie keine Informationen liefert, die die Behandlung im Rettungsdienst beeinflussen, und weil sie nur dazu führt, dass mehr Zeit vor Ort verbracht wird.

Die kurze neurologische Untersuchung sollte erneut durchgeführt werden, sobald der Patient immobilisiert ist, wenn der Patient bewegt wurde, und beim Erreichen des Krankenhauses. Dies hilft dabei, neurologische Veränderungen, die sich nach der initialen Untersuchung eingestellt haben können, zu erkennen.

Rückenmarksverletzungen anhand des Unfallmechanismus einschätzen

Traditionell wurde in der Ausbildung des Rettungsfachpersonals gelehrt, dass der Verdacht auf eine Verletzung des Rückenmarks einzig auf dem Unfallmechanismus basiert und somit eine Wirbelsäulenimmobilisierung nach einem entsprechenden Unfallmechanismus bei jedem Patienten nötig ist. Diese Verallgemeinerung hat dazu geführt, dass klare klinische Leitlinien für die Beurteilung von Rückenmarksverletzungen fehlen. Der Unfallmechanismus sollte nie der einzige Grund für eine Wirbelsäulenimmobilisation sein, da dieser nur einen Teil des multifaktoriellen Entscheidungsprozesses darüber, ob eine Immobilisation der Wirbelsäule gerechtfertigt ist oder nicht, darstellt. Bei der Untersuchung vor einer Immobilisation von Nacken und Wirbelsäule sollte auch eine Beurteilung von motorischen und sensorischen Funktionen, die Schmerzlokalisation und die Zuverlässigkeit des Patienten mitberücksichtigt werden. Zusätzlich kann der Patient auch keine Schmerzen an der Wirbelsäule angeben, wenn er von einer anderen noch schmerzhafteren Verletzung, wie zum Beispiel einem gebrochenen Femur, abgelenkt ist.

Nicht ablenken lassen
Die Definition davon, was eine ablenkende Verletzung ausmacht, bleibt kontrovers. Auf jeden Fall sollten alle Verletzungen bei den Überlegungen berücksichtigt werden und man sollte die Schwelle zur Indikation einer Wirbelsäulenimmobilisation senken, wenn andere ablenkende Verletzungen vorliegen.

Alkohol oder Drogen, die der Patient genommen haben könnte, sowie traumatische Schädel-Hirn-Verletzungen können die Schmerzempfindung des Patienten dämpfen und schwere spinale Verletzungen kaschieren. Eine Wirbelsäulenimmobilisation ist bei vollständig wachen Patienten mit einer unauffälligen Untersuchung, und ohne neurologische Defizite und Nacken- oder Rückenschmerzen, und ohne ablenkende Verletzung nicht indiziert. Bei Patienten, die auch nur einen dieser Faktoren bei der Untersuchung aufweisen, oder bei denen eine verlässliche Einschätzung nicht möglich ist, sollte die Immobilisation weitergeführt werden.

Stumpfes Trauma

Wenn bei einer Wirbelsäulenverletzung das Vorhandensein einer instabilen Verletzung angenommen wird, sollte generell eine manuelle Fixierung der Halswirbelsäule und eine Einschätzung, ob eine Wirbelsäulenimmobilisation notwendig ist oder nicht, in folgenden Situationen vorgenommen werden:

- bei jedem stumpfen Mechanismus mit Gewalteinwirkung auf Kopf, Hals, Rumpf oder Becken (z. B.

körperliche Gewaltanwendung, Verschüttete bei Gebäudeeinstürzen, usw.);
- bei Ereignissen, die ein plötzliches Beschleunigen oder Abbremsen, oder seitliches Verbiegen von Hals oder Rumpf bewirken (z. B. Verkehrsunfälle mit mittleren oder hohen Geschwindigkeiten, angefahrene Fußgänger oder Explosionsverletzungen, usw.);
- bei jedem Sturz, vor allem bei älteren Erwachsenen;
- beim Herausschleudern oder bei einem Sturz von jeglichem motorisierten Gefährt oder Fortbewegungsmittel (z. B. Roller, Skateboards, Fahrräder, Autos, Motorräder, Rollstühle);
- bei jedem Unfall in seichtem Wasser (Kopfsprünge oder Surfen).

Andere Situationen, die oft mit einer spinalen Schädigung einhergehen, sind die folgenden:
- Kopfverletzungen mit eingeschränktem Bewusstseinszustand
- signifikante Beschädigungen an einem Helm
- signifikante stumpfe Verletzung des Rumpfes
- Frakturen der Beine oder der Hüften
- signifikante lokale Verletzungen in der Gegend der Wirbelsäule

Bei diesen Unfallmechanismen sollte eine eingehende und vollständige Untersuchung des Patienten erfolgen, um entscheiden zu können, ob eine Indikation zur Wirbelsäulenimmobilisation vorliegt. Wenn keine Indikation gefunden wurde, muss auch die manuelle Fixierung der Halswirbelsäule nicht weiter durchgeführt werden.

Penetrierendes Trauma

Patienten mit einem penetrierenden Trauma werden bezüglich der Wirbelsäulenimmobilisierung speziell betrachtet. Im Allgemeinen kann man sagen: Wenn zum Zeitpunkt, an dem die Verletzung stattfand, kein neurologisches Defizit auftrat, gibt es wenig Grund zur Besorgnis, dass sich daraus eine Rückenmarksverletzung entwickelt.

> **Penetrierende Verletzungen**
>
> Penetrierende Verletzungen für sich allein sind keine Indikation für eine Wirbelsäulenimmobilisation.

Eine Vielzahl von Studien hat gezeigt, dass durch penetrierende Traumata von Kopf, Hals oder Oberkörper selten instabile Wirbelsäulenverletzungen entstehen. Penetrierende Verletzungen alleine sind keine Indikation für eine Wirbelsäulenimmobilisation. Da das Risiko für instabile Wirbelsäulenverletzungen sehr niedrig ist und da andere durch das penetrierende Trauma verursachte Verletzungen oft mit einer höheren Priorität behandelt werden sollten, sollten Patienten mit penetrierenden Traumata nicht immobilisiert werden.

Indikationen für eine Wirbelsäulenimmobilisation

Der Verletzungsmechanismus kann bei der Prüfung, ob eine Indikation für eine Wirbelsäulenimmobilisierung besteht, hilfreich sein. Entscheidend ist immer die komplette körperliche Untersuchung, gepaart mit einem guten klinischen Urteilsvermögen. 2018 haben das American College of Surgeons Committee on Trauma, die National Association of EMS Physicians und das American College of Emergency Physicians die Empfehlungen zur Wirbelsäulenimmobilisation aktualisiert. Basierend auf diesen Empfehlungen und der aktuellen Literatur sollte die Wirbelsäulenimmobilisation vorgenommen werden, wenn ein stumpfes Trauma und eine der im folgenden Abschnitt aufgelisteten Indikationen vorliegen.

> **Indikationen für die Wirbelsäulenimmobilisation**
>
> - Schmerzen oder Druckempfindlichkeit in der Mitte von Nacken oder Rücken. Dies umfasst auch subjektive Beschwerden oder bewegungsabhängige Schmerzen, punktuelle Schmerzen oder einen muskulären Hartspann direkt an der Wirbelsäule.
> - veränderter Bewusstseinszustand oder eine Intoxikation (z. B. SHT, unter Einfluss von Alkohol oder Drogen)
> - Lähmungen oder fokale neurologische Zeichen und Symptome (z. B. Taubheit und/oder motorische Schwäche). Dies schließt beidseitige Lähmungen, partielle Lähmungen, Paresen (Schwäche), Taubheit, Kribbeln und Zeichen des neurogenen Schocks unterhalb des Levels der Verletzung mit ein. Bei Männern kann eine Erektion des Penis (Priapismus) ein zusätzliches Zeichen einer Rückenmarksverletzung sein.
> - Anatomische Deformationen der Wirbelsäule. Dies schließt jede Deformation ein, die bei der Untersuchung des Patienten erkannt wurde.
> - Vorliegen einer ablenkenden Verletzung
> - Kommunikationsbarriere

Einige wichtige Zeichen und Symptome für ernsthafte Wirbelsäulenverletzungen sind nachfolgend aufgelistet. Aber Achtung: Die Abwesenheit dieser Zeichen schließt eine Wirbelsäulenverletzung nicht vollständig aus.

> **Anzeichen und Symptome für Wirbelsäulenverletzungen**
>
> - Schmerzen im Bereich von Nacken oder Rücken
> - Schmerzen bei Bewegungen des Halses oder Rückens
> - Schmerzen bei Palpation des Nackens oder der Mitte des Rückens
> - Deformierungen der Wirbelsäule
> - muskuläre Abwehrspannung im Hals- oder Rückenbereich
> - Lähmungen, Paresen, Taubheit oder Kribbeln in Beinen oder Armen zu jeglichem Zeitpunkt nach dem Ereignis
> - Zeichen und Symptome des neurogenen Schocks
> - Priapismus (bei männlichen Patienten)

Bei der Bemühung den unnötigen Einsatz der Wirbelsäulenimmobilisation, vor allem mit dem starren Spineboard, zu reduzieren, wurde von diesen professionellen Institutionen folgende Kriterien empfohlen, bei denen eine Immobilisation auf dem Spineboard nicht notwendig ist. Sie sind nachfolgend aufgelistet.

> **Kriterien zur Entscheidung, wann eine Wirbelsäulenimmobilisation nicht nötig ist**
>
> - normaler Bewusstseinszustand (Glasgow Cola Scale von 15)
> - keine Druckempfindlichkeit oder anatomische Auffälligkeit an der Wirbelsäule
> - keine ablenkende Verletzung
> - keine Intoxikation
> - keine neurologischen Ausfälle

Das Hauptziel ist es, Indikationen für eine spinale Immobilisation zu erkennen, noch ehe man die Wirbelsäule genauer abklärt. Da viele Patienten keine spinale Verletzung haben, sollte man eine selektive Herangehensweise verwenden, wenn eine Wirbelsäulenimmobilisation durchgeführt wird. Es hat sich gezeigt, dass eine Wirbelsäulenimmobilisation negative Auswirkungen auf gesunde Freiwillige, die an sich eine Wirbelsäulenimmobilisation haben durchführen lassen, hat. Zu den negativen Auswirkungen können eine höhere Atemarbeit, Hautischämie und stärkere Schmerzen zählen. Eine selektive Herangehensweise ist insbesondere bei betagten Patienten wichtig, die eine empfindlichere Haut und möglicherweise pulmonale Vorerkrankungen haben. Man soll auf angemessene Indikationen für eine Wirbelsäulenimmobilisation achten, die Maßnahme jedoch nur durchführen, wenn diese wirklich indiziert ist, um Komplikationen zu vermeiden. Wenn nach einer sorgfältigen und vollständigen Untersuchung keine Indikationen vorhanden sind, kann es sein, dass eine Wirbelsäulenimmobilisation nicht notwendig ist.

> **TIPP**
>
> Die Basis der Versorgung von Wirbelsäulenverletzungen ist die gleiche, wie bei allen Traumaversorgungen: überlegte Beurteilung des Patienten mit angemessener und zeitnaher Behandlung.

> **FÜR ZUSÄTZLICHE INFORMATIONEN**
>
> Abschnitt *Beurteilung* im Kapitel 9: „Spinales Trauma"

> **FALLBEISPIEL: TEIL 3**
>
> *Fragen:*
>
> - *Kann der Patient seinen Zustand verlässlich beurteilen?*
> - *Welche Umstände wären beunruhigend und ließen Sie an der Zuverlässigkeit des Patienten zweifeln?*
> - *Wie sollte dieser Patient für den Transport „verpackt" werden?*
> - *Wie würde sich die „Verpackung" unterscheiden, wenn der Patient bewusstlos wäre?*
> - *Welche Umstände könnten zu abnormalen Vitalzeichen des Patienten führen?*
> - *Wie sollte das Management dieses Patienten aussehen?*

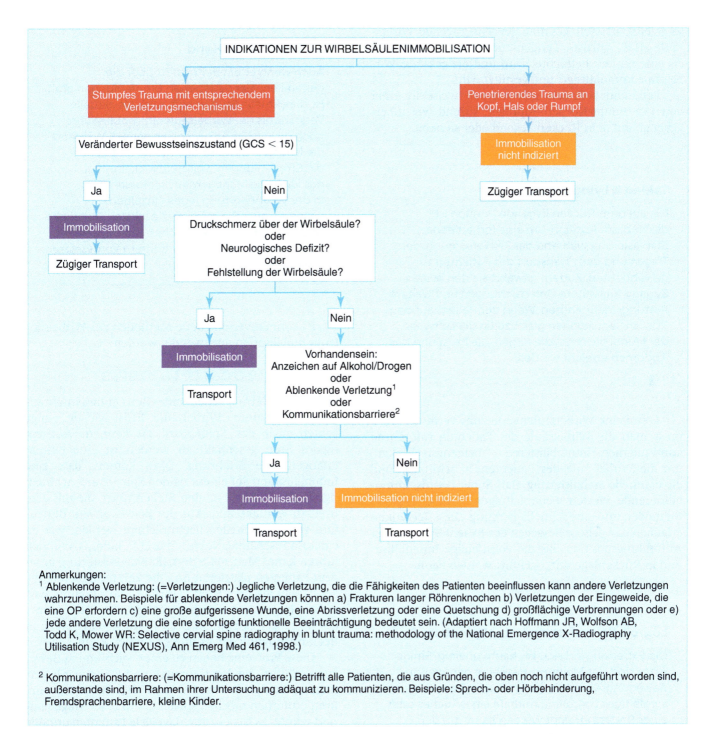

Abb. 7B-5 Indikationen für eine Wirbelsäulenimmobilisation.
© National Association of Emergency Medical Technicians

Management

Wenn eine traumatische spinale Verletzung angenommen wird, ist eine Immobilisation der Wirbelsäule angezeigt und das Rettungsdienstpersonal sollte den Patienten durch vorsichtige Einschränkung der Beweglichkeit auf den Transport vorbereiten. Das Ziel der Immobilisation ist es, die Beweglichkeit der Wirbelsäule bei Patienten, die eine instabile Verletzung haben, einzuschränken, um eine sekundäre Verletzung aufgrund von übermäßiger Bewegung zu verhindern.

Frakturen eines Wirbelsäulenareals sind häufig verbunden mit weiteren Frakturen von anderen Wirbelsäulenarealen. Deshalb wird es traditionellerweise so gelehrt, dass die gesamte gewichtstragende Wirbelsäule (Hals-, Brust-, Lenden- und Sakralwirbelsäule) als eine Einheit betrachtet wird und die gesamte Wirbelsäule immobilisiert und gestützt wird.

Patienten befinden sich normalerweise in einer von vier Haupt-Körperpositionen: sitzend, vornübergebeugt, auf dem Rücken liegend oder stehend.

> **Taking It Lying Down**
>
> Die auf dem Rücken liegende Position ist die stabilste Position, um eine fortlaufende Stabilisierung während der Erstversorgung, dem Tragen und dem Transport des Patienten zu gewährleisten. Zudem gewährt sie den besten Zugang für weitere Untersuchungen und weitere Rettungsmaßnahmen. Wenn der Patient auf dem Rücken liegt, können gleichzeitig die Luftwege, der Mund, die Nase, die Augen, die Brust und das Abdomen erreicht werden.

Wenn eine Wirbelsäulenverletzung vermutet wird, muss man die Wirbelsäule des Patienten sofort und kontinuierlich immobilisieren. Übergangstechniken, um die Wirbelsäule des Patienten zu schützen, sind die manuelle Stabilisierung, Half-Spine-Boards, immobilisierende Westen, Schaufeltragen, richtige Logroll-Methoden und eine schnelle Bergung. Diese Techniken erlauben das sichere Bewegen des Patienten aus seiner Auffindungsposition, bis die vollständige Immobilisation in Rückenlage durchgeführt werden kann.

> **Logroll, Schaufeltrage oder Spineboard?**
>
> Die Experten sind sich bis heute uneinig. Einige Ärzte sind der Meinung, dass eine genügende Bewegungseinschränkung für den Transfer durch sorgfältiges Logrolling mithilfe eines Tuches oder eines Brettes erreicht werden kann, um den Patienten flach auf der Notfalltrage oder dem Feldbett zu halten. Andere Ärzte jedoch glauben, dass auch wenn diese Methoden der Standard für eine Wirbelsäulenprotektion im Spitalumfeld sind, es im präklinischen Umfeld wahrscheinlich sicherer ist, ein Hilfsmittel wie ein Spineboard, eine Schaufeltrage oder eine Vakuummatratze zu benutzen, um das Risiko einer Verschiebung von instabilen Wirbelsäulensegmenten zu reduzieren.

> **Es liegt in Ihrer Hand**
>
> Auch wenn es einen Konsens über die generellen, hier gegebenen Empfehlungen gibt, ist die aktuelle Studienlage und das aktuelle Verständnis der Wirbelsäulenimmobilisation noch unvollständig und nicht perfekt. Während die klinische Beweiskraft wächst und sich die Empfehlungen weiterentwickeln, liegt das klinische Management schlussendlich in der Verantwortung jedes einzelnen Erstversorgers. Sie müssen die lokalen Protokolle verstehen und die spezifischen Techniken des Patientenmanagements mit Ihrem Vorgesetzten diskutieren.

Es können verschiedene Methoden zur Wirbelsäulenimmobilisation angewendet werden:

Die Spineboard-Debatte

Spineboards ermöglichen eine Bewegungseinschränkung der gesamten Wirbelsäule. Es ist wichtig, einige Fakten über das Spineboard zu kennen. Auf ein rigides Brett geschnallt zu werden ist eine extrem unangenehme Erfahrung. Dazu kommt, dass eine Immobilisation auf einem rigiden Spineboard zu einem signifikanten Druck an den Stellen führt, die mit dem Brett in Kontakt sind. Mit der Zeit kann die Blutzufuhr zu diesen Stellen beeinträchtigt werden, was zu einer Hautischämie, Nekrosen und Dekubitus-Wunden führen kann. Man sollte deshalb eine Polsterung unter dem Patienten platzieren und die Zeit minimieren, die der Patient auf dem Brett verbringt. Dazu kommt, dass es bei einigen, v.a. übergewichtigen, Patienten, durch das Befestigen auf einem Brett in Rückenlage zu einer Beeinträchtigung der Atmung kommen kann.

Diese Probleme haben zu einer wachsenden Bewegung geführt, die den Gebrauch von Spineboards verringern, komplett beenden oder den Patienten vom Brett entfernen möchte, sobald er auf einer Trage platziert wurde. Es ist bekannt, dass viele Patienten unnötig immobilisiert werden, nur aufgrund des Verletzungsmechanismus. Wie bei allen Interventionen muss man alle Management-Strategien sorgfältig abwägen.

Es ist genauso möglich, eine achsengerechte Ausrichtung der Wirbelsäule zu gewährleisten und die Bewegung einzuschränken, indem man den Patienten mit einer Halskrause in Rückenlage auf ein Feldbett legt. Diese Technik wird zur Immobilisation des Patienten im Krankenhaus gewählt, sogar nachdem eine instabile Hals-, Brust- oder Lendenwirbelverletzung diagnostiziert wurde.

Eine achsengerechte Ausrichtung der Wirbelsäule ohne Immobilisation

Da die meisten Notfalltransportzeiten kurz sind und die Zeit, während der die Wirbelsäulenimmobilisation im Krankenhaus aufrechterhalten werden muss, sehr lang ist, ist es für den Patienten sehr unkomfortabel, wenn er dort dauerhaft auf dem Spineboard gelagert wird. Dies ist der Grund, weshalb Patienten zeitnah nach der Ankunft im Krankenhaus oder Traumazentrum vom Spineboard genommen werden sollten (und in der Regel auch werden).

Immer häufiger wird in den Vereinigten Staaten und in Europa im präklinischen Umfeld auf die Nutzung eines langen Spineboards verzichtet, ohne dass sich die Inzidenz von schweren sekundären neurologischen Verletzungen nachweislich erhöht hat.

Man kann ebenso ein Schaufelboard oder eine Vakuummatratze als Alternative zum rigiden Spineboard verwenden, da diese Alternativen häufig einfacher anzulegen und angenehmer für den Patienten sind. Kopf, Hals, Oberkörper und Becken müssen in einer neutralen Inline-Position immobilisiert werden, um weitere Bewegungen einer instabilen Wirbelsäule zu verhindern.

TIPP

Während einige Erstversorgungsanbieter in den Vereinigten Staaten damit beginnen, ein komplettes Weglassen des rigiden Spineboard in Erwägung ziehen, haben andere beschlossen, ihre Verwendung von Spineboard-Techniken zu verändern, ohne den Patienten einem möglichen Risiko für katastrophale sekundäre Verletzungen auszusetzen. Beachten Sie die lokalen Protokolle.

TIPP

Die Immobilisierung der Wirbelsäule folgt den allgemeinen Prinzipien der Fixierung von Frakturen: Ruhigstellung der Gelenke ober- und unterhalb des Bruches. Aufgrund der Anatomie der Wirbelsäule und der durch die einwirkenden Kräfte verursachten Interaktionen zwischen den Wirbeln muss die Immobilisierung auf die Gelenke ober- und unterhalb der gesamten Wirbelsäule ausgeweitet werden. Das „Gelenk" oberhalb der Wirbelsäule ist der Kopf, das „Gelenk" unterhalb ist das Becken.

Die Schaufeltrage

Traditionell ist die Schaufeltrage aus Metall, aus Aluminium oder anderen Leichtmetallen. Heutzutage werden moderne Kunststoffe häufiger verwendet. Die Schaufeltrage besteht aus zwei Hälften, wobei die jeweilige Hälfte unter die linke und rechte Seite des Patienten gebracht werden kann, ohne dass größere Bewegungen des Patienten erforderlich sind. Nachdem die beiden Hälften miteinander verbunden worden sind, kann der Patient angehoben und auf die Trage oder Vakuummatratze gelegt werden.

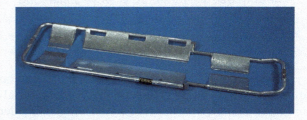

Abb. 7B-6 Schaufeltrage.
© Jones and Bartlett Learning. Mit freundlicher Genehmigung von MIEMSS.

Die Vakuummatratze

Die Vakuummatratze kann für den Transport und die Immobilisierung verwendet werden, nachdem der Patient mit einer Schaufeltrage darauf gelegt wurde.

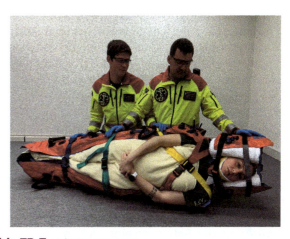

Abb. 7B-7 Vakuummatratze.
Mit freundlicher Genehmigung von Hartwell Medical

Sie besteht aus einer luftdichten Kunststoffhülle, die mit kleinen Styroporkugeln gefüllt ist und verfügt über ein Ventil. Wenn die Luft aus der Vakuummatratze abgesaugt wird, presst der Druck der Atmosphäre die Kugeln zusammen, sodass eine Art „rigides Bett" entsteht, das sich an die Konturen des Körpers anpasst.

Die Vakuummatratze ist komfortabler im Vergleich zum rigiden Spineboard und ist, ähnlich wie viele Spineboard, durchlässig für Röntgenstrahlen, sodass der Patient bei der Diagnostik im Notfallzentrum nicht von der Matratze genommen werden muss.

> **Die Armknochen sind mit dem Schultergürtel verbunden**
>
> Schon leichte Bewegungen der Arme können zu signifikanten Bewegungen des Schultergürtels führen. Bewegungen des Beckens verschieben die Sakralwirbel und folglich auch die Lendenwirbelsäule. Seitliche Bewegungen beider Beine zum Beispiel führen zu einer Verschiebung des Beckens und zu einer seitlichen Biegung der Wirbelsäule.

In manchen Fällen profitiert der Patient eher von einfachen Schutzmaßnahmen für die Wirbelsäule als von einer kompletten Immobilisation auf einem der genannten Hilfsmittel. Diese einfachen Schutzmaßnahmen können aus der Anlage eines festen Halskragens und dem festen Fixieren auf der Trage bestehen. Dies ist für Patienten in den folgenden Situationen angebracht:

- Patienten, die an der Einsatzstelle herumlaufen
- Patienten, die einen moderaten Nackenschmerz haben, verlässliche Auskünfte geben und die keinerlei neurologische Defizite und keinerlei Schmerzen am thorakolumbalen Übergang oder in der Lendenwirbelsäule haben
- Patienten, für die ein Spineboard oder anderes Hilfsmittel nicht geeignet ist, die eine ablenkende Verletzung haben, die bewusstlos sind oder die den Nachweis einer Intoxikation haben

> **Seien Sie flexibel mit der Immobilisation**
>
> Oft wird den technischen Hilfsmitteln mehr Aufmerksamkeit gewidmet als dem Verständnis der grundlegenden Prinzipien der Immobilisierung und wie diese modifiziert werden können, um auf die individuellen Bedürfnisse des Patienten einzugehen. Spezifische Methoden und Hilfsmittel können nur sicher benutzt werden, wenn anatomisches Basiswissen vorhanden ist, das auf jegliche verwendeten Hilfsmittel und Techniken übertragbar ist. Wird die Anwendung eines Hilfsmittels statisch und aus dem Zusammenhang gerissen erlernt, wird dies den unterschiedlichen Anforderungen im Einsatz nicht gerecht. Ideal wäre es, wenn dem Rettungsdienstpersonal verschiedene Hilfsmittel zur Verfügung stehen, zum Beispiel Spineboard, Schaufeltrage und Vakuummatratze, und dieses dann – je nach Einzelfall – das am besten geeignete Hilfsmittel einsetzt. Unabhängig von den verwendeten Hilfsmitteln und Methoden sollte die Behandlung eines Patienten mit einer instabilen Wirbelsäule grundsätzlich den nachfolgend aufgeführten Schritten folgen.

Grundsätzliche Vorgehensweise

Ungeachtet dessen, welche Ausrüstung oder welche Methode verwendet wird, sollten beim Management eines Patienten mit instabiler Wirbelsäule folgende Prinzipien beachtet werden:

1. Bringen Sie den Kopf des Patienten zuerst in eine neutrale Inline-Position (außer bei Kontraindikationen; siehe nächsten Abschnitt). Führen Sie die manuelle Inline-Stabilisierung ohne Unterbrechung fort.
2. Schätzen Sie den Patienten durch den Primary Survey ein und führen Sie alle notwendigen lebensrettenden Interventionen durch.
3. Kontrollieren Sie die motorischen Funktionen, die Sensibilität und die Durchblutung aller Extremitäten des Patienten.
4. Untersuchen Sie den Hals des Patienten und legen Sie nach Bestimmung der korrekten Größe bzw. Einstellung eine effektiv schützende Zervikalstütze an.
5. Legen Sie dem Patienten – abhängig von der Situation und davon, ob der Patient in einem kritischen Zustand ist – z. B. ein Rettungskorsett an oder führen Sie eine Sofortrettung/schnelle Rettung/schonende Rettung durch. Positionieren Sie den Patienten beispielsweise auf dem Spineboard oder lagern Sie ihn mit der Schaufeltrage auf die Vakuummatratze um, sofern er sich auf dem Boden liegend befindet.
6. Fixieren Sie den Rumpf so auf dem Spineboard, dass er sich weder nach oben noch nach unten bzw. links oder rechts bewegen kann.
7. Unterpolstern Sie – je nach Bedarf – den Kopf des Patienten oder – bei Kindern – den Brustkorb.
8. Immobilisieren Sie den Kopf des Patienten auf dem verwendeten Hilfsmittel in einer neutralen Inline-Position.

9. Sobald der Patient auf einem Spineboard liegt, sind seine Beine so zu fixieren, dass sie nicht seitlich wegrutschen können. Bei Verwendung einer Vakuummatratze kann dies durch entsprechende Anformung an den Patienten gewährleistet werden.
10. Fixieren Sie die Arme des Patienten, sofern dies erforderlich ist.
11. Führen Sie erneut den Primary Survey durch und – falls es der Zustand des Patienten erlaubt – bewerten Sie noch einmal Motorik, Sensibilität und Durchblutung aller vier Extremitäten.

Manuelle achsgerechte (Inline) Stabilisierung des Kopfes

Falls aufgrund des Unfallmechanismus mit einer Wirbelsäulenverletzung gerechnet werden muss, ist der erste Schritt die manuelle Inline-Stabilisierung. Der Kopf des Patienten wird – sofern nicht kontraindiziert (siehe weiter unten) – mit den Händen vorsichtig in eine neutrale Stellung gebracht. Eine gute manuelle Fixierung in neutraler Inline-Position erfolgt ohne nennenswerten Zug am Kopf. Die manuelle Stabilisierung des Kopfes muss kontinuierlich aufrechterhalten bleiben, bis Rumpf und Kopf in neutraler Position mit Hilfsmitteln komplett fixiert sind, oder aber die Untersuchung keine Notwendigkeit für eine Immobilisierung ergibt.

Kontraindikationen

In einigen Fällen ist es kontraindiziert, den Kopf des Patienten in eine neutrale Position zu bringen. Falls vorsichtiges Bewegen des Kopfes und Halses zu folgenden Symptomen führt, muss die Bewegung sofort gestoppt werden:

- falls ein Widerstand gegen die Bewegung bemerkt wird
- bei Halsmuskelkrämpfen
- bei Zunahme der Schmerzen

> **TIPP**
> Der Kopf sollte dann ebenfalls nicht in eine neutrale Position gebracht werden, wenn der Patient so schwer verletzt ist, dass der Kopf nicht mehr in der Mittellinie zwischen den Schultern zu liegen scheint (starke Fehlstellung). In solchen Fällen muss der Kopf des Patienten in der aufgefundenen Position so gut wie möglich immobilisiert werden. Solche Fälle sind zum Glück aber sehr selten.

> **TIPP**
> Die manuellen Immobilisations-Fähigkeiten müssen praktisch an Schauspielpatienten geübt werden, bevor sie bei echten Patienten angewendet werden. Mindestens eine Studie hat gezeigt, dass bei einer signifikanten Anzahl von Patienten mit möglicher Wirbelsäulenverletzung keine angemessene Immobilisation durchgeführt wurde.

- bei neuen oder verstärkten neurologischen Symptomen, wie Taubheit, Kribbeln oder Verlust der Motorik
- bei Beeinträchtigung von Atemwegen oder Atmung.

Wenn geübt wird oder neue Methoden/eine neue Ausrüstung getestet wird, soll man die folgenden Schritte beachten, um zu messen, wie effektiv die Intervention die Wirbelsäule immobilisiert:

1. Sofort manuelle Inline-Stabilisierung beginnen und beibehalten, bis die Stabilisierung mechanisch ersetzt wird.
2. Distale neurologische Funktion kontrollieren.
3. Effektive Halskrause in der passenden Größe anlegen.
4. Den Oberkörper vor dem Kopf sichern.
5. Oberkörperbewegungen vermeiden, wenn der Patient gelagert wird.
6. Bewegung des Ober- und Unterkörpers nach links oder rechts an der Immobilisierungsvorrichtung verhindern.
7. Sicherstellen, dass die Sicherungsgurte, die die Brust überkreuzen, die Atembewegung nicht einschränken und so keine erschwerte Atmung verursachen.
8. Den Kopf so immobilisieren, dass er sich in keinerlei Richtung bewegen kann.
9. Die Auflagefläche des Kopfes polstern, falls nötig.
10. Der Kopf soll in einer neutralen Inline-Position bleiben.
11. Sicherstellen, dass nichts die Mundöffnung behindert und dass der Zugang zu den Atemwegen möglich ist, sodass eine Sicherung der Atemwege möglich ist, falls nötig.
12. Die Beine so immobilisieren, dass sie sich nicht zur Seite, nach vorne oder in Rotation bewegen können, sogar wenn das Board und der Patient zur Seite rotiert werden!
13. Das Becken und die Beine in einer neutralen Inline-Position fixieren.
14. Sicherstellen, dass die Arme angemessen am Board oder am Oberkörper gesichert sind.
15. Sicherstellen, dass keine Gurte oder Riemen die Blutzufuhr zu den Extremitäten abklemmen.

16. Der Patient muss bei jedem Ruckeln, Anstoßen oder anderen Bewegungen während des Anlegens des Hilfsmittels, die eine instabile Wirbelsäule verschieben könnten, reevaluiert werden.
17. Dies alles muss in einem angemessenen Zeitrahmen stattfinden.
18. Zum Schluss nochmals die distale neurologische Funktion kontrollieren.

Die Wahl einer spezifischen Methode oder einer bestimmten Ausrüstung sollte der Situation, dem Zustand des Patienten und den verfügbaren Ressourcen angepasst werden.

Die häufigsten Fehler bei der Immobilisierung

Die folgenden Fehler treten bei der Immobilisierung am häufigsten auf:

1. Nur unzureichende Immobilisierung, sodass der Rumpf sich trotz der Fixierungshilfsmittel bewegen kann oder der Kopf sogar noch stark bewegt werden kann.
2. inadäquate Anpassung der Größe der Zervikalstütze oder der Anlage am Patienten
3. Immobilisierung mit hyperextendiertem Kopf. Die häufigste Ursache hierfür ist eine inadäquate Unterpolsterung des Kopfes.
4. Fixieren des Kopfes vor der Fixierung des Rumpfes oder nachjustieren der Gurte am Rumpf nach der Fixierung des Kopfes. Dies verursacht Bewegungen des Rumpfes und führt wiederum zu Bewegungen im Bereich von Kopf und Halswirbelsäule.
5. Ungenügende Polsterung. Wenn die „Lücken" unter einem Patienten nicht angemessen ausgefüllt werden, kann dies sowohl eine Bewegung der Wirbelsäule mit zusätzlichen Verletzungen als auch mehr Unbequemlichkeit für den Patienten bewirken.
6. Durchführung einer Wirbelsäulenimmobilisierung bei einem Patienten, bei dem dies nicht erforderlich ist.
7. Viel Zeit für eine vollständige Immobilisation nutzen, wenn der Patient instabil oder potenziell instabil ist.
8. Verwendung von allzu strengen Immobilisationstechniken, die dazu führen, dass dem Sichern des offenen Atemwegs kein Vorrang eingeräumt wird.

Eine komplette Immobilisation ist generell keine angenehme Erfahrung für den Patienten.

Je besser und kompletter ein Patient immobilisiert wird, desto unbequemer wird es für ihn. Die Wirbelsäulenimmobilisierung ist ein Balanceakt zwischen der Notwendigkeit einer sicheren und vollständigen Fixierung der Wirbelsäule und der Erfordernis, dem Patienten keine zusätzlichen Schmerzen zuzufügen. Das ist der Grund, warum genau abgeschätzt werden sollte, ob die Indikation für eine komplette Immobilisation vorliegt.

TIPP

Wenn ein pädiatrischer Patient klinische Zeichen einer Rückenmarksverletzung zeigt, sollten die gesamten Vorkehrungen beibehalten werden, auch wenn ein Röntgenbild oder CT negativ ausfallen. Durch die unreife Struktur des Rückenmarks von Kindern kann es zu einem SCIWORA (Spinal Cord Injury Without Radiographic Abnormality) kommen. Dann wird ein MRI benötigt, um den pädiatrischen Patienten vollständig abzuklären.

Schnelle Rettung versus schonende Rettung

Die Entscheidung, ob eine schnelle Rettung oder schonende Rettung vorgenommen wird, hängt davon ab, wie der Patient sich klinisch präsentiert, welche Befunde im Rahmen der initialen Beurteilung erhoben werden und wie die Situation an der Einsatzstelle ist. Falls der Patient Hinweise auf schwere Verletzungen bietet, etwa Probleme des Atemwegs, der Atmung oder des Kreislaufs, z. B. Anzeichen für einen Schock oder beginnenden Schock, dann sollte eine schnelle Rettung und ein zügiger Transport erfolgen. Die Vorteile, die eine schnelle Rettung bei diesen Patienten mit sich bringt, beispielsweise eine schnellere Behandlung der Probleme, wiegen die damit einhergehenden Risiken auf. Jedoch fallen nur wenige Patienten in diese Kategorie. Bei den meisten, stabilen Patienten kann eine schonende Rettung erfolgen.

Spezielle Überlegungen

Wenn bei bariatrischen (übergewichtigen) Traumapatienten ein Spineboard verwendet wird, muss sichergestellt werden, dass die sicheren Maximalbelastungswerte nicht überschritten werden. Zudem braucht es zusätzliches Personal, um beim Anheben und Losmachen des bariatrischen Patienten zu helfen, um weitere Verletzungen der Patienten oder des Rettungsdienstpersonals zu verhindern.

FÜR ZUSÄTZLICHE INFORMATIONEN
Abschnitt *Management* im Kapitel 9: „Spinales Trauma"

FALLBEISPIEL: TEIL 4
Nach einer weiteren Neubeurteilung finden Sie Folgendes:

- *Blutdruck 92/54 mm Hg*
- *HF 54 Schläge/Min; kaum spürbarer, schneller Radialispuls*
- *AF 20 Atemzüge/Min, Zwerchfellatmung*
- *SpO_2: 97% unter O_2-Gabe*
- *Blutzucker: 100 mg/dl (5,6 mmol/l)*
- *Hautverhältnisse: rosig, warm*
- *Körpertemperatur: 35 °C*
- *Schmerzen: 4/10*

Fragen:

- *Könnte dieser Patient Schmerzmittel erhalten?*
- *Könnte gegen die Bradykardie Atropin verwendet werden?*
- *Sollten Steroide als Behandlung der Rückenmarksverletzungen verwendet werden?*
- *Besteht ein Risiko einer Atemgefährdung?*

Lange Transportzeiten

Bei Patienten mit Verdacht auf (oder bewiesenen) Wirbelsäulen- und Rückenmarksverletzungen sind, wie auch bei anderen Verletzungen, spezielle Überlegungen angebracht, sofern lange Transportzeiten erforderlich sind. Spineboards können bei der Bergung und kurzen Transporten wertvoll sein, sie sollten aber bei Transportzeiten von über 30 min nicht als Hilfsmittel zur Immobilisation eingesetzt werden. Diese Bemühungen sollen dazu beitragen, das Risiko für die Entstehung von Druckstellen zu verringern.

TIPP
Für Transporte, die länger als 30 Minuten dauern werden, sollte die Nutzung einer Schaufeltrage in Betracht gezogen werden, um den Patienten vorsichtig hochzuheben, das Spineboard zu entfernen und den Patienten dann vorsichtig auf die Trage des Rettungswagens umzulagern.

Jede Region, über die im Zuge der Immobilisierung Druck auf den Körper des Patienten ausgeübt werden kann, insbesondere exponierte Knochen, sollte gut gepolstert werden.

Patienten, die liegend auf einem langen Spineboard immobilisiert werden, können bei Erbrechen aspirieren. In dem Moment, wo der Patient zu erbrechen beginnt, sollte das Spineboard auf die Seite gekippt werden. Zudem sollte eine Absaugeinheit immer in der Nähe des Patientenkopfes bereitstehen, damit sie sofort einsetzbar ist. Die Einlage einer Magensonde (nasal oder oral) oder die Gabe von Antiemetika können das Risiko vermindern.

Patienten mit hohen Rückenmarksverletzungen haben möglicherweise eine eingeschränkte Funktion des Zwerchfells und der Atemhilfsmuskulatur (z. B. der Interkostalmuskeln), sodass bei ihnen besonders mit Atemversagen gerechnet werden muss. Straff gespannte Fixierungsbänder des Spineboards können ein drohendes Versagen der Atmung zusätzlich verstärken bzw. beschleunigen. Vergewissern Sie sich daher vor einem längeren Transport doppelt, dass jegliche Bänder nicht die Thoraxexkursionen einschränken und der Rumpf im Bereich von Schultergürtel und Becken gesichert ist.

Wenn die Vitalzeichen schwach sind
Wie zuvor beschrieben, können Patienten mit hohen Rückenmarksverletzungen aufgrund des

> Verlusts des Sympathikotonus hypotensiv werden (neurogener „Schock"). Da diese Patienten selten an einer ausgedehnten Minderdurchblutung der Gewebe leiden, reicht häufig ein Bolus einer kristalloiden Vollelektrolytlösung aus, um den Blutdruck zu normalisieren. Ein anderes Symptom einer hohen HWS-Verletzung ist die Bradykardie. Falls diese zusammen mit einer ausgeprägten Hypotension vorkommt, kann zur Behandlung der Bradykardie fraktioniert 0,5–1 mg Atropin i. v. injiziert werden.

Patienten mit Rückenmarksverletzungen haben eventuell starke Rückenschmerzen oder Schmerzen aufgrund von Begleitverletzungen. Die Schmerzen sollten bis zur Besserung mit der fraktionierten Gabe kleiner Dosen von Analgetika behandelt werden. Narkotika können die Hypotension im neurogenen Schock verstärken.

Patienten mit Rückenmarksverletzungen büßen die Möglichkeit, die Körpertemperatur zu regulieren, teilweise ein und dieser Effekt ist bei einer Querschnittlähmung auf höherem Niveau tendenziell stärker. Deshalb können die Verletzten eher eine Unterkühlung entwickeln, insbesondere in kühler Umgebung. Die Patienten sollten warm gehalten werden (normotherm). Aber Vorsicht: Zu starkes Wärmen kann zu einer Hyperthermie führen.

Wirbelsäulen- und Rückenmarksverletzungen werden am besten in Kliniken mit unfallchirurgischen und neurochirurgischen bzw. orthopädischen Abteilungen versorgt, die Erfahrung in der Behandlung solcher Patienten haben. Alle großen Traumazentren (in Deutschland: z. B. überregionale oder regionale Traumazentren nach DGU) sollten in der Lage sein, Rückenmarks- und deren Begleitverletzungen zu behandeln. Einige Kliniken haben sich auf die Versorgung von Querschnittverletzungen spezialisiert und akzeptieren nur isolierte Rückenmarksverletzungen (z. B. nach Kopfsprung in flaches Gewässer ohne Hinweis auf Aspiration).

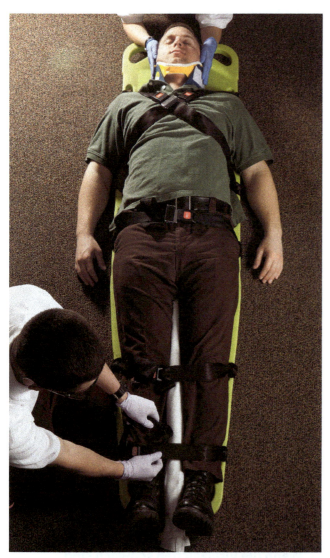

Abb. 7B-8 Eine Bewegung des Patienten nach fußwärts kann vermieden werden, indem das Becken und die Beine mit eng anliegenden Gurten fixiert werden.
© Jones & Bartlett Learning. Fotografiert von Darren Stahlmann

> **Lagerung von schwangeren Patientinnen**
>
> Mitunter wird es bei einer schwangeren Patientin erforderlich sein, eine Wirbelsäulenimmobilisierung durchzuführen. In Abhängigkeit von dem Stadium der Schwangerschaft wird die Patientin eine Rückenlagerung möglicherweise nicht vertragen, weil es durch eine Kompression der V. cava inferior zu einem verminderten venösen Rückstrom zum Herzen kommen kann, was wiederum in einem Blutdruckabfall resultiert. In diesen Fällen sollte die Patientin, wie üblich, auf dem Spineboard immobilisiert werden. Sobald dies erfolgt ist, wird das Spineboard angewinkelt, damit eine Art Linksseitenlage entsteht (linke Seite nach unten, mit einer Decke oder genügend anderer Polsterung unter der rechten Seite der Patientin, um die Position zu halten). Dadurch komprimiert der Uterus die V. cava nicht mehr und der Blutdruck steigt wieder an.

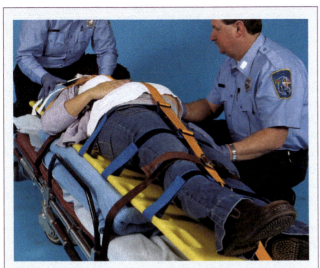

Abb. 7B-9 Kippen einer Schwangeren auf ihre linke Seite hilft, die V. cava inferior vom Uterus zu entlasten und den Blutfluss zum Herzen zu verbessern und damit den Blutdruck zu stabilisieren.
© Jones and Bartlett Learning, mit freundlicher Genehmigung von MIEMSS

> **FÜR ZUSÄTZLICHE INFORMATIONEN**
>
> Abschnitt *Lange Transportzeiten* im Kapitel 9: „Spinales Trauma"

> **FALLBEISPIEL: ZUSAMMENFASSUNG**
>
> *Der Patient wurde vom Rettungsdienst zu einem Level 1-Traumazentrum transportiert, während er stabilisiert war. Er erhielt einen chirurgischen Eingriff aufgrund einer zervikalen Wirbelsäulenfraktur an C5 und C6 ohne irreversibler Rückenmarksschädigung.*
>
> *Der Patient wurde einige Wochen später zur Rehabilitation entlassen. Drei Monate später wurde er mit beinahe voller Mobilität nach Hause entlassen. Er wird auch in der nächsten Zeit noch weitere Rehabilitation benötigen.*

ZUSAMMENFASSUNG

- Der Verletzungsmechanismus und die klinische Untersuchung des Patienten entscheiden über eine Wirbelsäulenimmobilisation.
- Eine Immobilisation sollte eine angemessene Therapie und die Reduktion von sekundären Verletzungen der Wirbelsäule zum Ziel haben.
- Ein neurogener Schock sollte sofort behandelt werden, um eine gute Durchblutung des Rückenmarks zu gewährleisten und so weitere Schäden und ein schlechtes neurologisches Outcome zu verhindern.

FALLBEISPIEL: ÜBERBLICK

Teil 1

Was beunruhigt Sie an dieser Situation?	Der Vorfall kann möglicherweise ein Beinahe-Ertrinken, eine traumatische Hirnverletzung und Wirbelsäulenverletzungen verursacht haben.
	Folgende Punkte sollten in Bezug auf die Sicherheit beachtet werden: • möglicherweise Rauschmittelkonsum der Freunde • starke Emotionen • Freunde in Panik • rutschige Oberflächen
	Der Verletzungsmechanismus könnte sein, dass sich der Patient den Kopf am Sprungbrett oder am Rand des Pools gestoßen hat.
Was beunruhigt Sie an diesem Patienten?	Da der Patient aus dem Pool gezogen wurde, sollte man die Atemwege und die Atmung genauer anschauen. Da der Patient nass und exponiert auf dem Rücken liegt, muss auch eine Hypothermie bedacht werden.

(Fortsetzung)

FALLBEISPIEL: ÜBERBLICK (*Fortsetzung*)

Vermuten Sie eine traumatische spinale Verletzung?	Ja. ■ Es gibt eine Abschürfung an der Stirn, die dafür spricht, dass eine signifikante Kraft durch den Rand oder den Boden des Pools ausgeübt wurde. ■ Es gibt keine Bewegung der Extremitäten des Patienten. ■ Er hat Nackenschmerzen und keine Mobilität der Extremitäten. ■ Seine Haut ist rosig und warm mit einem schwachen, schnellen Puls, was für eine kompensierte Vasodilatation – der Verlust der Innervation der Blutgefäße – spricht.
Sollte eine manuelle Wirbelsäulen-immobilisation durchgeführt werden?	Ja. Man sollte eine manuelle Inline-Stabilisierung aufgrund des Verletzungsmechanismus und da der Patient seine Extremitäten nicht bewegen kann machen.
Teil 2	
Welche pathologischen Prozesse erklären die klinische Präsentation des Patienten?	Der Patient hat eine Wirbelsäulenverletzung auf Höhe C5/C6 entsprechend der klinischen Untersuchungsergebnisse.
Welche sofortigen Maßnahmen müssen durchgeführt werden?	Eine Wirbelsäulenimmobilisation in Betracht ziehen, da der Patient ein neurologisches Defizit und eine vermutete Wirbelsäulenverletzung hat.
Teil 3	
Kann der Patient seinen Zustand verlässlich beurteilen?	Ein veränderter mentaler Status kann die Fähigkeit des Patienten beeinflussen, verlässliche Informationen über seinen Zustand mitzuteilen. In diesem Fall ist der Patient orientiert und antwortet angemessen, also kann er seinen Zustand beurteilen.
Welche Umstände wären beunruhigend und ließen Sie an der Zuverlässigkeit des Patienten zweifeln?	Ein veränderter mentaler Status, ablenkend schmerzende Verletzungen und Kommunikationsbarrieren sind alles Dinge, die in Betracht gezogen werden müssen. ■ Patienten, die eine traumatische Hirnverletzung erlitten haben und einen veränderten mentalen Status aufweisen, können nicht angemessen evaluiert werden und sollten immobilisiert werden. ■ Patienten unter dem Einfluss von Drogen oder Alkohol sollten so behandelt werden, als ob sie eine Wirbelsäulenverletzung hätten, bis sie ruhig, kooperativ und nüchtern sind und die klinische Untersuchung unauffällig ist. Ein zuverlässiger Patient ist ruhig, kooperativ und hat einen komplett normalen mentalen Status.
Wie sollte dieser Patient für den Transport „verpackt" werden?	Es sollte eine Wirbelsäulenimmobilisation mit einem Hilfsmittel durchgeführt werden, um sekundäre Verletzungen zu vermeiden. Ein Spineboard, eine Schaufeltrage oder eine Vakuummatratze sollte verwendet werden, um den Patienten auf die Trage zu legen. Liegt der Patient erst mal auf der Trage, sollte das Spineboard entfernt werden.

Wie würde sich die „Verpackung" unterscheiden, wenn der Patient bewusstlos wäre?	Wenn der Patient bewusstlos wäre, würde er komplett immobilisiert auf einem Spineboard oder Vakuummatratze bleiben, um Bewegungen zu verhindern.
Welche Umstände könnten zu abnormalen Vitalzeichen des Patienten führen?	Der Patient könnte einen spinalen Schock haben.
Wie sollte das Management dieses Patienten aussehen?	Wirbelsäulenimmobilisation und intravenöser Zugang, um den systolischen Blutdruck auf mindestens 90 mm Hg zu halten.
	Sollte es zu einem spinalen Schock kommen, kann der Patient zusätzlich zur i.v. Flüssigkeitssubstitution einen Parasympathikus-Blocker (z. B. Atropin) benötigen, um die hypotensive Bradykardie in den Griff zu bekommen.

Teil 4

Könnte dieser Patient Schmerzmedikamente erhalten?	Viele häufig verwendete Anästhetika, inkl. Morphium und andere Opioide, können das kardiale Auswurfvolumen aufgrund von negativ inotropen Effekten auf den Herzmuskel vermindern. Auch wenn die Schmerzkontrolle des Patienten wichtig ist, müssen diese Wirkstoffe vorsichtig verwendet werden, um eine adäquate Perfusion und Oxygenierung des Rückenmarks zu gewährleisten. Patienten mit hohen Wirbelsäulenverletzungen reagieren sensibler auf die Effekte von Sedativa und Analgetika.
Könnte für die Bradykardie Atropin verwendet werden?	Patienten mit hohen Rückenmarksverletzungen können durch einen Verlust des Sympathikotonus eine Hypotension erleiden (neurogener Schock). Auch wenn diese Patienten nur selten eine Hypoperfusion der Gewebe erleiden, sind Boli von kristalloiden Lösungen i.v. in der Regel ausreichend, um den Blutdruck zu normalisieren. Vasopressoren sind sehr selten, wenn überhaupt, nötig, um einen neurogenen Schock zu behandeln.
	Ein anderes Merkmal einer hohen Rückenmarksverletzung ist eine Bradykardie. Wenn diese zusammen mit einer signifikanten Hypotension auftritt, kann die Bradykardie mit intermittierenden Dosen vom Atropin (0,5 – 1 mcg) i.v. behandelt werden.
Sollten Steroide verwendet werden als Behandlung einer Rückenmarksverletzung?	Aktuell sind Steroide zur präklinischen Versorgung von Rückenmarksverletzungen nicht empfohlen.
	Mehrere ältere Studien behaupten, dass hohe Dosen des Steroids Methylprednisolon das neurologische Outcome einiger Patienten verbessern, wenn diese innerhalb von acht Stunden nach der Verletzung verabreicht werden. Rückenmarksverletzungen bei Kindern oder solche, die durch penetrierende Traumata entstanden sind, wurden nicht untersucht, und Steroide sind nie indiziert für neurologische Defizite, die durch Stich- oder Schusswunden entstanden sind.
	Die Komplikationen, die mit einer Steroidgabe einhergehen, sind wahrscheinlich signifikant bedeutender als der Vorteil einer solchen Behandlung.

© National Association of Emergency Medical Technicians.

WIEDERHOLUNGSFRAGEN

1. Sie werden zu einer 25-jährigen, gesunden Patientin gerufen, die von einem Mountainbike gestürzt ist. Bei der Ankunft geht die Patientin an der Unfallstelle herum. Sie ist aufgeregt, und beklagt sich über Schmerzen im Schlüsselbein und auf ihrer rechten Körperseite, wenn sie einatmet. Sie bemerken, dass ihr Helm in zwei Teile zerbrochen ist. Was ist das Erste, was Sie unternehmen?
   A. komplette Untersuchung der ABCs
   B. motorische und sensible Funktion testen
   C. manuelle Inline-Stabilisation durchführen
   D. Sie auf einem Spineboard stabilisieren

2. Während des Primary Surveys finden Sie folgendes:
   - Die Patientin ist wach und orientiert, spricht in ganzen Sätzen.
   - GCS 15
   - Atemwege: offen
   - Atmung: symmetrisch
   - Kreislauf: warme, rosige, trockene Haut
   - Puls: 112 Schläge/min, stark und regelmäßig
   - Blutdruck: 90/42 mm Hg
   - Schmerz: Patientin klagt über starke Schmerzen am Schlüsselbein und an der rechten Körperseite bei Inspiration auf Höhe von möglicherweise gebrochenen Rippen. Keine anderen Verletzungen.

   Was ist Ihr nächster Schritt?
   A. eine Zervikalstütze anlegen und eine Inline-Immobilisation mit Hilfsmittel durchführen
   B. Behandlung eines hypovolämischen Schocks
   C. eine Armschlinge für die Schlüsselbeinfraktur anlegen
   D. Schmerzmittel verabreichen

3. Welches Körperteil sollten Sie zuerst sichern?
   A. den Kopf
   B. den Oberkörper
   C. die Beine
   D. das Becken

4. Wie sollte man den Oberkörper der Patientin immobilisieren?
   A. Den Oberkörper mit zwei Gurten befestigen, die X-förmig über die Schultern, dann über oberen Thorax und durch die entgegengesetzte Armbeuge verlaufen.
   B. Ein Gurt unter einer Armbeuge hindurch, dann quer über den Oberkörper und dann unter der anderen Armbeuge hindurch am Board befestigen.
   C. Rucksackartig die Gurte um jede Schulter legen.
   D. Drei Gurte eng über das untere Drittel des Thorax legen.

5. Welche Polsterung sollte man für diese Patientin verwenden, wenn man sie immobilisiert?
   A. Kompressible Polsterung unter den Schultern und dem Torso verwenden, um eine Hyperflexion zu vermeiden.
   B. Feste Polsterung zwischen dem Hinterkopf und dem Board verwenden, um eine Hyperextension zu vermeiden.
   C. Keine Polsterung verwenden. Es kann eine Extension oder Flexion im Nacken verursachen.
   D. Keine Polsterung verwenden. Jedoch sollte man, um einen verminderten venösen Rückstrom zu vermeiden, das Spineboard in eine linksseitige Schräglage kippen.

6. Während Sie versuchen, die Patientin für eine Wirbelsäulenimmobilisation auf den Rücken zu legen, wird sie unruhiger und beklagt sich über Kurzatmigkeit und Atemschwierigkeiten. Das gebrochene Schlüsselbein scheint sich nach distal zu bewegen und verschlimmert die Atemschwierigkeiten noch, als die Patientin sich hinlegt. Was sollte man tun?
   A. Das Spineboard in eine Linksseitenlage kippen.
   B. Den Rücken der Schaufeltrage anheben.
   C. Die Patientin in einer ihr bequemen Position aufsitzen lassen.
   D. Morphium verabreichen.

MUSTERLÖSUNG

1. C: Da eine mögliche Wirbelsäulenverletzung vorliegen könnte, sollte man den Kopf der Patientin in eine neutrale Inline-Position bringen.

2. A: Auch wenn der GCS der Patientin normal ist, hat sie eine ablenkende Verletzung und der Zustand ihres Helms deutet auf eine mögliche

Wirbelsäulen-Kompression/Flexion hin. Man sollte sie also immobilisieren.

3. B: Wenn man die Patientin immobilisiert, sollte man den Oberkörper zuerst fixieren, dann den Kopf, die Beine und das Becken.

4. C: Da die Patientin eine Schlüsselbeinverletzung hat, sollte man die Gurte rucksackartig anziehen. Die Gurte bleiben so am lateralen Ende des Oberkörpers und überkreuzen nicht die Schlüsselbeine.

5. B: Da die Patientin erwachsen ist, sollte man eine feste Polsterung zwischen dem Hinterkopf und dem Spineboard verwenden, um eine Hyperextension zu vermeiden. Bei einem Kind würde man die Schultern und den Torso polstern, um eine Hyperflexion zu vermeiden. Bei einer Schwangeren würde man das Spineboard kippen, um den venösen Rückstrom zu erhöhen.

6. B: Da das Hinlegen der Patientin das Risiko für Atem-/Ventilationsprobleme erhöht, kann es helfen, sie leicht aufzusetzen, was die achsengerechte Lage der Wirbelsäule gewährleistet und ihre Atemprobleme verbessert.

FERTIGKEITSSTATION

Schnelle Rettung mit drei oder mehr Helfern

1. Sobald die Entscheidung zur schnellen Rettung getroffen ist, werden zunächst Kopf und Hals manuell in Neutralposition stabilisiert. Dies geht am besten von hinten. Wenn es dem Helfer nicht möglich ist, hinter den Patienten zu gelangen, lässt sich die manuelle Stabilisierung auch von der Seite durchführen. Egal, ob von hinten oder von der Seite, Kopf und Hals des Patienten werden in Neutralposition gebracht, der Patient wird schnell beurteilt und eine korrekt sitzende Zervikalstütze angelegt.

2. Während die manuelle Stabilisierung des Kopfes aufrechterhalten wird, werden Brustkorb und Abdomen sowie Beine untersucht. Dann wird der Patient in kurzen, kontrollierten Bewegungen gedreht.

3. Der Helfer dreht den Patienten weiter, bis die manuelle Stabilisierung von innerhalb des Fahrzeugs nicht mehr durchgeführt werden kann.

4. Ein weiterer Helfer übernimmt nun von außen die manuelle Stabilisierung der HWS.

5. Der erste Helfer verlässt nun seine Position im Fahrzeug und übernimmt die Stabilisierung der HWS vom zweiten Helfer.

6. Die Drehung des Patienten wird fortgeführt, bis der Patient aus der geöffneten Fahrzeugtür gekippt und auf dem Spineboard abgelegt werden kann.

7. Sollte die Umgebung unsicher sein, sollte der Patient zu einer sicheren Stelle gebracht werden, bevor er auf dem Immobilisations-Hilfsmittel festgemacht wird.

Schnelle Rettung: Zwei-Helfer-Methode

In manchen Situationen sind nicht genügend Rettungskräfte vor Ort, um einen kritischen Patienten schnell zu retten. In diesen Situationen ist die Zwei-Helfer-Methode sinnvoll.

1. Ihr Partner nähert sich dem Fahrzeug und gewährleistet manuelle Inline-Stabilisierung von der Fahrerseite her durch ein offenes Fenster, wenn möglich.

2. Betreten Sie das Fahrzeug von der Beifahrerseite her und übernehmen Sie die manuelle Inline-Stabilisierung von vorne. Ihr Partner legt dem Patienten eine Zervikalstütze in der passenden Größe an.

3. Ihr Partner bereitet das benötigte Material vor:
   - eine längs eingerollte Decke
   - die Trage aus dem Rettungswagen
   - ein Hilfsmittel für die Wirbelsäulenimmobilisation

4. Ihr Partner positioniert die Trage so, dass sie auf der Höhe des Autositzes ist.

5. Ihr Partner wickelt die eingerollte Decke um die Zervikalstütze und unter die Arme des Patienten.

6. Ihr Partner greift die Enden der eingerollten Decke und beginnt den Patienten zur Trage hin zu schwenken.

7. Sie können nun die manuelle Inline-Stabilisierung loslassen und die Beine des Patienten zur Beifahrerseite des Fahrzeugs hinleiten.

8. Sie und Ihr Partner fahren mit dem Schwenken des Patienten fort, bis er gleichauf mit dem Immobilisations-Hilfsmittel liegt. Der Patient wird dann longitudinal auf das Spineboard gerutscht und darauf gesichert.

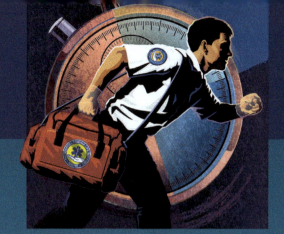

KAPITEL 8

Spezielle Patientengruppen

LERNZIELE
- Diskutieren Sie die Beurteilung und Behandlung von Verbrennungen.
- Lernen Sie pädiatrische Traumapatienten zu beurteilen und zu behandeln.
- Wenden Sie Erwachsenen-Trauma-Behandlungskonzepte für pädiatrische Traumapatienten an.
- Wenden Sie Erwachsenen-Trauma-Behandlungskonzepte für Patienten mit geriatrischen Traumata an.
- Wählen Sie, basierend auf den klinischen Befunden, die geeignetste Schmerztherapie.

Einführung

Jeder Patient ist verschieden – besonders, wenn es sich dabei um Kinder und geriatrische Patienten handelt. Wie bei allen Aspekten der Versorgung der speziellen Bevölkerungsgruppen ist eine ordnungsgemäße Beurteilung und Behandlung erforderlich. Dabei braucht es ein gründliches Verständnis nicht nur für die besonderen Merkmale der jeweiligen Altersgruppe, sondern auch für die jeweiligen besonderen Verletzungsmechanismen.

Kinder: kleine Erwachsene?

Es gilt das Sprichwort, dass „Kinder keine kleinen Erwachsenen sind". Kinder haben abweichende Verletzungsmuster, abweichende physiologische Reaktionen und besondere Bedürfnisse bei der Versorgung, die auf ihrer körperlichen und psychosozialen Entwicklung zum Zeitpunkt der Verletzung basieren.

Mit einem ständig wachsenden Bevölkerungsanteil älterer Erwachsener leiden immer mehr geriatrische Patienten unter traumatischen Verletzungen. Trauma ist die vierthäufigste Todesursache bei Menschen zwischen 55 und 64 Jahren und die neunthäufigste Todesursache bei Personen ab 65 Jahren. Spezifische Mechanismen und Verletzungsmuster sind auch bei älteren Erwachsenen zu beobachten. Obwohl Autounfälle die häufigste Ursache für traumatisch bedingte Todesfälle sind, sind Stürze der Hauptmechanismus für Todesfälle bei Patienten die älter als 75 Jahre sind.

In diesem Kapitel werden einige der Hauptunterschiede bei jüngeren und älteren Patienten, sowie die besondere Behandlung, die für Verbrennungsopfer und schwangere Patienten erforderlich ist, erörtert.

TIPP
Obwohl die Besonderheiten der Spezialbehandlung für Sie wichtig sind, bedenken Sie, dass der Ablauf des Basic Life Support (BLS) und des Advanced Life Support (ALS) für den Primary und Secondary Survey für jeden Patienten unabhängig von Alter und Größe gleich sind.

FALLBEISPIEL 1: TEIL 1
Ihr Rettungswagen wird zu einem 2-jährigen männlichen Patienten mit einer Verbrennungsverletzung an der Hand alarmiert. Die Bezugsperson des Patienten ist eine

Babysitterin, die berichtet, dass das Kind auf den Tresen gekrochen war und seine Hand in einen Topf mit kochendem Wasser, der auf dem Herd stand, gesteckt hatte. Die Polizei spricht vor Ort mit der Babysitterin, die den Patienten im Arm hält. Das Kind windet sich und versucht der Betreuerin zu entkommen. Es hat eine sichtbare Verbrennung der gesamten linken Hand, die auf der Höhe über dem Handgelenk endet, sowie Rötungen und Blasen im Gesicht. Beim Betreten des Raums ist ein hörbarer Stridor zu hören. Das Kind erscheint blass und seine Haut fühlt sich kühl und trocken an.

Der Primary Survey zeigt Folgendes:

X - keine starke Blutung feststellbar
A - hörbarer Stridor vorhanden
B - Atemfrequenz von 32 Atemzügen pro Minute; beidseits normale Atemgeräusche
C - schneller Puls; Haut kühl, blass und trocken
D - pädiatrischer Glasgow Coma Scale (GCS) Score von 15 (E4, V5, M6)
E - Verbrennung der linken Hand, Rotfärbung, nass, endet auf der Ebene des Handgelenks. Die Betreuerin hält einen Eisbeutel an die verbrannte Hand. Das Kind zittert.

Fragen:

- Wie häufig treten Verbrennungen bei pädiatrischen Patienten auf?
- Welche Verbrennungsarten treten am häufigsten auf?
- Was lässt Sie vermuten, dass dies eine absichtlich verursachte Verbrennungsverletzung war?
- Bei welcher Patientengruppe besteht ein erhöhtes Risiko für Verbrennungen?
- Wie schätzen Sie die Verbrennungstiefe ein?
- Welches sind die besonderen anatomischen und physiologischen Eigenschaften dieses Patienten, die besorgniserregend sind?

Verbrennungen

Verbrühungen durch heiße Flüssigkeiten sind die häufigsten Verbrennungen bei Kindern und älteren Erwachsenen. Ältere Erwachsene und Kinder sind am anfälligsten für Verbrennungen.

Pathophysiologie der Verbrennungsverletzung

Wenn die Haut verbrannt wird, wird sie sofort zerstört und beeinflusst die Temperaturregulation, den Infektionsschutz und die Aufrechterhaltung der Flüssigkeitshomöostase. Eine Verbrennungsverletzung stört die systemische Zirkulation aufgrund des Verlustes der Gefäßwandintegrität und des daraus resultierenden Proteinverlusts in das Interstitium. Durch die erhöhte Kapillarpermeabilität gelangt mehr Flüssigkeit in den Zellzwischenraum. Dies bewirkt schnelle Flüssigkeitsverschiebungen aus dem intravaskulären Bereich.

Verbrennungen sind traumatisch

Bei großen Verbrennungsverletzungen führt der dramatische Verlust von Flüssigkeiten, Elektrolyten und Proteinen zum Verlust des effektiven zirkulierenden Plasmavolumens, zu massiver Ödembildung, verminderter Durchblutung der Organe und zu einer Beeinträchtigung der kardiovaskulären Funktion.

Der Grundkonsens besteht darin, die geringste Menge an Flüssigkeit zuzuführen, die zur Aufrechterhaltung einer adäquaten Endorgan-Perfusion erforderlich ist. Ebenso ist der Ersatz von extrazellulärem Salz, das im verbrannten Gewebe verloren geht, wesentlich.

TIPP

Es stehen verschiedene Lösungen für die Flüssigkeitsgabe zur Verfügung, wobei der größte Unterschied in deren Zusammensetzung besteht.

FÜR ZUSÄTZLICHE INFORMATIONEN

Abschnitt *Pathophysiologie* im Kapitel 13: „Verbrennungen"

Eigenschaften der Verbrennung

Eine Verbrennungsverletzung wird durch Hitze verursacht, die Haut, Unterhautgewebe, Fett, Muskeln und sogar Knochen schädigt. Akute thermische

Verletzungen verursachen Gewebsnekrose (Gewebetod) im Zentrum der Verletzung mit zunehmend geringerer Schädigung an den äußeren Rändern. Die Tiefe der Verletzung hängt von dem Grad der Wärmeeinwirkung und der Tiefe des Eindringens von Wärme ab.

Die Verletzung der Haut erfolgt in zwei Phasen:

- Unmittelbare Verletzungen entstehen durch akute thermische Belastung, was zum sofortigen Verlust der Integrität der Plasmamembran und der Denaturierung von Proteinen führt.
- Spätere Verletzungen resultieren aus unzureichender Versorgung, Austrocknung, Ödemen und Wundinfektionen.

> **Timing ist alles**
>
> Die rechtzeitige und angemessene Behandlung der Verbrennungen, einschließlich der Wiederherstellung des Flüssigkeitshaushalts und die Vermeidung der Vasokonstriktion, ist für die Verhinderung der Nekrose in dieser Verletzungszone von entscheidender Bedeutung. Wenn das Gewebe nicht angemessen versorgt wird, sterben die Zellen im verletzten Gewebe ab und führen zu Gewebenekrose.

> **TIPP**
>
> Ein häufiger Fehler, der die Stasiszone schädigt, ist das Aufbringen von Eis durch Ersthelfer oder Rettungsdienstpersonal. Eis, das auf die Haut aufgebracht wird, um den Verbrennungsprozess zu stoppen, verursacht eine Vasokonstriktion und verhindert die Wiederherstellung des Blutflusses, der für das verletzte Gewebe jedoch von entscheidender Bedeutung ist.

Verbrennungstiefe

Das Schätzen der Verbrennungstiefe kann selbst für den erfahrensten Rettungsdienstmitarbeiter schwierig sein. Oft erscheint die Oberfläche einer Verbrennung auf den ersten Blick mit nur bedingter Dicke, aber nach der chirurgischen Ablösung der verbrannten Hautschichten im Krankenhaus trennt sich die oberflächliche Epidermis und gibt darunter einen weißen Schorf über die gesamte Schicht frei.

> **TIPP**
>
> Häufig ist es am besten, dem Patienten einfach mitzuteilen, dass die Verletzung weder oberflächlich noch tief ist und weitere Untersuchungen erforderlich sind, um die endgültige Verbrennungstiefe zu bestimmen.

Oberflächliche Verbrennungen

Oberflächliche Verbrennungen betreffen nur die Epidermis und sind an sich stark gerötet und schmerzhaft. Diese Verbrennungen erstrecken sich in die papilläre Dermis und bilden charakteristische Blasen. Diese Wunden bleichen unter Druck aus und der Blutfluss zu diesem Bereich ist im Vergleich zu angrenzender normaler Haut erhöht. Verbrennungen dieser Tiefe werden bei der Berechnung des prozentualen Anteils der gesamten Körperoberfläche, die verbrannt wird oder für die Flüssigkeitsverabreichung verwendet wird, nicht berücksichtigt.

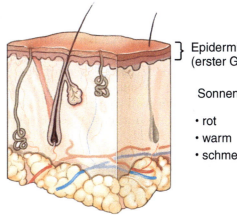

Abb. 8-1 Verbrennung 1. Grades.
© National Association of Emergency Medical Technicians.

Unvollständige (partial-thickness) Verbrennungen der Haut

Bei unvollständigen Verbrennungen, die früher als Verbrennungen zweiten Grades bezeichnet wurden, sind die Epidermis und Teile der darunterliegenden Dermis betroffen. Sie können als oberflächlich oder tief klassifiziert werden.

Tiefer gehende Verbrennungen erscheinen als Blasen oder als entblößte verbrannte Bereiche mit einer glitzernden oder nass erscheinenden Basis.

> **Blasen**
>
> Es gibt viele Diskussionen über Blasen, einschließlich darüber, ob man sie öffnen und entfernen soll oder nicht, und wie man diese bei tiefer gehenden Verbrennungen behandelt.
>
> Viele denken, dass die Haut der Blase als Verband wirkt und eine Kontamination der Wunde verhindert. Die Haut der Blase ist jedoch nicht normal und kann daher nicht als Schutzbarriere dienen. Durch das Aufrechterhalten der Blase wird außerdem die Anwendung topischer Antibiotika direkt auf die Verletzung verhindert.
>
> In der präklinischen Umgebung werden Blasen normalerweise während der relativ kurzen Transportzeit in Ruhe gelassen und erst in den meisten Fällen in einem Krankenhaus behandelt, in dem die Verbrennungsverletzung in einer sterileren Umgebung behandelt werden kann. Bereits geöffnete Blasen sollten mit einem sterilen, trockenen Verband bedeckt werden.

> **TIPP**
>
> Das Vorhandensein von Sensibilitätszeichen deutet auf eine noch unvollständige Verbrennung hin.

Vollständige (full-thickness) Verbrennungen aller Hautschichten

Eine Verbrennung der gesamten Schicht führt zu einer vollständigen Zerstörung der Epidermis und der Dermis, sodass in der Wunde keine regenerationsfähigen Zellen überleben.

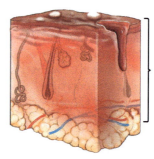

Epidermis und komplette Dermis (dritter Grad)
- lederartig
- weiß bis verkohlt.
- totes Gewebe
- Patienten haben Schmerzen von angrenzenden zweitgradigen Bezirken

Abb. 8-3 Verbrennung 3. Grades.
© National Association of Emergency Medical Technicians.

Oberflächliche Hautverbrennungen dringen in die papilläre Dermis ein. Diese Wunden bleichen durch Druck aus und der Blutfluss in die Dermis steigt aufgrund der Vasodilatation gegenüber normaler Haut an. Diese Wunden sind schmerzhaft. Bei einer tiefer gehenden Verbrennung wird der größte Teil der dermalen Schicht mit wenigen lebensfähigen Epidermiszellen zerstört. Blasen bilden sich im Allgemeinen nicht, da das nicht lebensfähige Gewebe dick ist und an der darunterliegenden Dermis (Schorf) haftet. Dies beeinträchtigt den Blutfluss und es ist oft schwierig, zwischen einer unvollständigen Verbrennung und einer Verbrennung über alle Hautschichten, zu unterscheiden.

Vollständige Verbrennungen aller Hautschichten können mehrere Erscheinungsbilder haben. Die meisten erscheinen als dicke, trockene, weiße, ledrige Verbrennungen, unabhängig von der Rasse oder Hautfarbe des Patienten. Diese dicke, ledrig geschädigte Haut wird als Schorf bezeichnet.

Vollständige Verbrennungen aller Hautschichten sind schmerzhaft

Es gibt ein weitverbreitetes Missverständnis, das besagt, dass Verbrennungen aller Hautschichten schmerzfrei seien, weil die Nervenenden im verbrannten Gewebe zerstört sind. Patienten mit diesen Verbrennungen haben unterschiedlich starke Schmerzen. Verbrennungen 3. Grades sind umgeben von solchen 1. und 2. Grades. Die Nerven in diesen Bereichen sind intakt und übertragen weiterhin das Schmerzempfinden.

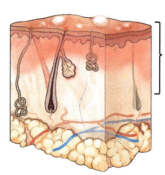

Epidermis, teilweise Dermis (zweiter Grad)
- Blasen
- schmerzhaft
- glänzend-feuchtes Wundbett

Abb. 8-2 Verbrennung 2. Grades.
© National Association of Emergency Medical Technicians.

Subdermale Verbrennungen

Subdermale Verbrennungen betreffen nicht nur alle Hautschichten, sondern auch Fett, Muskeln, Knochen oder innere Organe. Diese Verbrennungen sind komplette Verbrennungen mit tiefen Gewebeschäden.

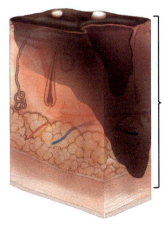

Verkohlung mit Zerstörung tiefer liegender Gewebeschichten (vierter Grad)

Abb. 8-4 Beispiel einer subdermalen Verbrennung mit Hautverbrennung und sichtbarer Thrombose der Blutgefäße.
© National Association of Emergency Medical Technicians.

> **FÜR ZUSÄTZLICHE INFORMATIONEN**
> Abschnitt *Charakteristika von Verbrennungen* im Kapitel 13: „Verbrennungen"

Beurteilung des Verbrennungspatienten

Abgesehen von verbrennungsbedingten Beeinträchtigungen der Atemwege oder der Atmung sind Verbrennungen an sich normalerweise keine unmittelbar lebensbedrohlichen Verletzungen. Das Gesamtbild der Verbrennung kann jedoch dramatisch sein. Denken Sie also daran, dass der Patient auch ein mechanisches Trauma erlitten hat und weniger offensichtliche innere Verletzungen hat, die eine unmittelbarere Lebensgefahr darstellen.

> **TIPP**
> Entsprechend der Maxime „Treat first what kills first" steht beim thermomechanischen Kombinationstrauma die Polytraumakomponente aufgrund ihrer Lebensbedrohlichkeit als Behandlungspriorität im Vordergrund

Kontrolle schwerer äußerer Blutungen

Verbrennungspatienten sind Traumapatienten und können auch andere Verletzungen als die offensichtlichen Verbrennungsverletzungen haben. Bei anderen weniger offensichtlichen inneren Verletzungen, die unmittelbar lebensbedrohlicher sein können, müssen diese unbedingt berücksichtigt werden. Bei einem Versuch, der Verbrennung zu entgehen, kann beispielsweise ein Patient aus dem Fenster eines Gebäudes springen; Elemente der brennenden Struktur können kollabieren und auf den Patienten fallen; oder der Patient kann in einem brennenden Fahrzeugwrack gefangen sein.

Atemwege

Verbrennungsverletzungen sind eine Untergruppe von akuten traumatischen Verletzungen. Daher müssen Sie bei allen Traumapatienten auf die Atemwege achten. Eine thermische Verletzung durch akute Flammeneinwirkung kann zu Schwellungen der Atemwege oberhalb der Stimmbänder führen und die Atemwege beeinträchtigen. Wenn Sie lange Transportwege haben, müssen Sie besonders auf die Beurteilung und Sicherung der Atemwege achten. Das Atemwegsmanagement beim Verbrennungspatienten ist schwieriger, wenn eine Rauchgasinhalation vorliegt, oder wenn die thermische Erstverletzung durch einen Brand in einem geschlossenen Raum verursacht wird. Direkte thermische Einwirkung auf die oberen Atemwege führt zu einem Ödem, das zu einer fortschreitenden Schwellung der Schleimhaut führt. Dadurch steigt die Atemarbeit. Zunächst sollten Sie allen Patienten 100 % befeuchteten Sauerstoff geben, auch wenn keine Anzeichen einer offensichtlichen Atemnot vorliegen. Der Patient sollte gründlich untersucht werden, wobei besonders auf Anzeichen von Verbrennungen der Atemwege zu achten ist, wie Verbrennungen um Mund und Nasenlöcher, verbrannte Schleimhäute und verbrannte Nasenlöcher. Achten Sie auch auf Atemexkursionen und Verbrennungen am Thorax, die die Ausdehnung und die Atemexkursionen behindern können.

Atmung

Bei einer umlaufenden Thoraxverbrennung nimmt die Compliance der Brustwand so ab, dass sie die Atmung des Patienten beeinträchtigt. In solchen Fällen muss das aufnehmende Krankenhaus möglicherweise eine Escharotomie durchführen, um diese Spannung abzubauen. Verbrennungen der Atemwege können ebenso zu Lungenschäden führen.

Kreislauf

Der Prozess der Beurteilung und des Managements des Kreislaufs umfasst:

- die Beurteilung umlaufender Verbrennungen und
- die Etablierung eines intravenösen (i.v.) Zugangs.

Eine genaue Messung des Blutdrucks wird bei Verbrennungen der Extremitäten schwierig oder unmöglich. Wenn ein Blutdruck gemessen werden kann, wird der systemische arterielle Blutdruck aufgrund von Verbrennungen 3. Grades und Ödeme der Extremitäten möglicherweise nicht korrekt wiedergegeben.

> **TIPP**
>
> Selbst wenn der Patient einen ausreichenden arteriellen Blutdruck hat, kann die Durchblutung der distalen Extremitäten aufgrund von umlaufenden Verletzungen kritisch reduziert sein. Untersuchen Sie die verbrannten Extremitäten, die während des Transports erhöht gelagert werden sollten, um die Schwellung in der betroffenen Extremität zu reduzieren.

Der i.v.-Zugang sollte mit zwei großlumigen i.v.-Kathetern etabliert werden. Es empfiehlt sich eine großvolumige Flüssigkeitsgabe bei Verbrennungen, bei denen mehr als 20 % der Körperoberfläche betroffen sind, mit einer entsprechend schnellen Flussrate. Idealerweise sollten die i.v.-Katheter nicht durch oder neben verbranntem Gewebe platziert werden. Eine Platzierung im Gebiet der Verbrennung ist jedoch angebracht, wenn keine alternativen Möglichkeiten zur Verfügung stehen. Vergessen Sie nicht, einen i.o.-Zugang herzustellen, wenn sich der i.v.-Zugang als zu schwierig erweist.

Defizite der Neurologischen Funktionen

Eine Ursache für eine lebensbedrohliche neurologische Beeinträchtigung, speziell bei Verbrennungsopfern, ist die Wirkung von inhalierten Toxinen wie Kohlenmonoxid und Cyanwasserstoff. Diese Toxine können zum Ersticken führen.

Exposur

Die nächste Priorität besteht darin, den Patienten vollständig zu untersuchen, um den gesamten Körper des Patienten zu beurteilen. Außerdem ist die Kontrolle der Umgebungstemperatur bei der Behandlung von Patienten mit großen Verbrennungen von entscheidender Bedeutung. Patienten mit großflächigen Verbrennungen können die eigene Körperwärme nicht halten und sind anfällig für Unterkühlungen. Die Verbrennung führt zu einer Vasodilatation in der Haut, was einen erhöhten Wärmeverlust verursacht. Da offene Verbrennungswunden nässen und Flüssigkeit austritt, beschleunigt die Verdampfung den Wärmeverlust des Körpers.

> **TIPP**
>
> Setzen Sie alles daran, die Körpertemperatur des Patienten zu erhalten.

> **FALLBEISPIEL 1: TEIL 2**
>
> Sie untersuchen die Vitalfunktionen des Kindes im Rahmen des Secondary Surveys und finden Folgendes:
>
> - Blutdruck: 64/32 mm Hg
> - Herzfrequenz und Qualität: 132 Schläge/Minute mit schwachen Brachialispulsen
> - Atemfrequenz: 32 Atemzüge/Min, SpO_2: 98 % / O_2
> - Hautzustand und -temperatur: kühl, blass und trocken
> - Temperatur: 35 °C
> - Schmerz: schreit vor Schmerzen 10/10
> - pädiatrische GCS-Punktzahl: 15 (E4, V5, M6)
>
> Fragen:
>
> - Ist ein fortgeschrittenes Atemwegsmanagement für diesen Patienten indiziert?
> - Welche körperliche Beurteilung lässt auf ein mögliches Risiko für die Atmung schließen?
> - Welche Managementoptionen haben wir, basierend auf dem, was wir über den Patienten wissen?
> - Wie viel Prozent der Körperfläche wurden verbrannt?
> - Welche Beurteilungsmethoden stehen zur Verfügung, um die Verbrennungsgröße im präklinischen Umfeld einzuschätzen?
> - Was sind die ersten Maßnahmen, die Sie bei der Behandlung einer Verbrennungsverletzung ergreifen sollten?
> - Wie sollten Blasen bei Verbrennungen behandelt werden?

- Welches Hilfsmittel zur Einschätzung würden Sie verwenden, um die Flüssigkeitsgabe bei einem Patienten mit Verbrennung zu dosieren? Ist bei diesem Kind eine Flüssigkeitsgabe indiziert? Warum?
- Wie wird die Flüssigkeitsgabe bei pädiatrischen Patienten angepasst?
- Was ist die Zehnerregel für die Flüssigkeitsgabe bei Verbrennungen?

Einschätzung der verbrannten Körperoberfläche

Nach Abschluss des Primary und Secondary Surveys können Sie die Verbrennung beurteilen. Verbrennungspatienten verlieren Flüssigkeit und dies führt dazu, dass das Blut dicker wird und die Durchblutung immer schwieriger wird. Diese Form des Schocks braucht Stunden, um sich zu entwickeln. Ein Verbrennungspatient, der am Unfallort einen Schock erleidet, verliert wahrscheinlich aufgrund einer damit verbundenen Verletzung Blut. Die Flüssigkeitsgabe beim Verbrennungspatienten ist wichtig für die Erhaltung des Kreislaufs. Jegliche Komplikationen, die mit einem hypovolämischen Schock aufgrund einer Verbrennungsverletzung einhergehen, müssen verhindert werden. Die Bestimmung der Größe der Verbrennung kann auch als Werkzeug zur Sichtung von Schweregrad und Triage von Verletzungen verwendet werden. Die am weitesten verbreitete Methode ist die Neuner-Regel, die den Grundsatz anwendet, dass die Hauptregionen des Körpers bei Erwachsenen als 9 % der Körperoberfläche gelten. Das Perineum oder der Genitalbereich macht 1 % aus. Die Handfläche des Patienten (mit den Fingern) ist eine gute Schätzung von 1 % der Körperoberfläche.

Wundversorgung

Vor dem Transport müssen Sie die Wunden abdecken. Das Ziel der Verbände ist es, eine fortlaufende

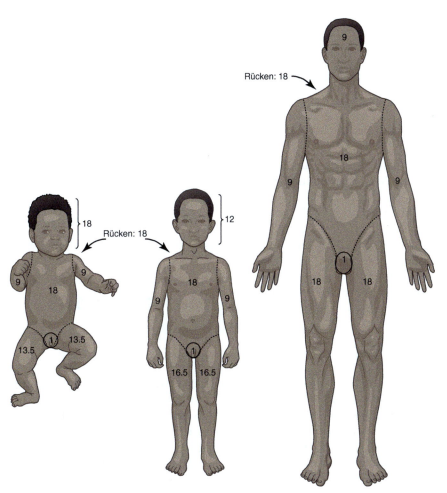

Abb. 8-5 Neunerregel nach Wallace.
© Jones & Bartlett Learning

Das Alter spielt eine Rolle

Die Schätzung der Verbrennungsgröße bei Kindern unterscheidet sich aufgrund der Zunahme der Körperoberfläche des Kopfes von Erwachsenen. Außerdem ist der Anteil der Körperoberfläche von Kopf und unteren Extremitäten von Kindern mit dem Alter bei Kindern unterschiedlich. Das Lund-Browder-Diagramm berücksichtigt altersbedingte Veränderungen bei Kindern. Mithilfe dieser Diagramme können Sie die verbrannte Oberfläche zuordnen und dann die Ausdehnung anhand einer begleitenden Referenztabelle ermitteln. Diese Methode erfordert das Zeichnen der Verbrennungen und das Konvertieren dieser in eine berechnete verbrannte Oberfläche. Die Komplexität dieser Methode macht es jedoch schwierig, sie im präklinischen Umfeld einzusetzen.

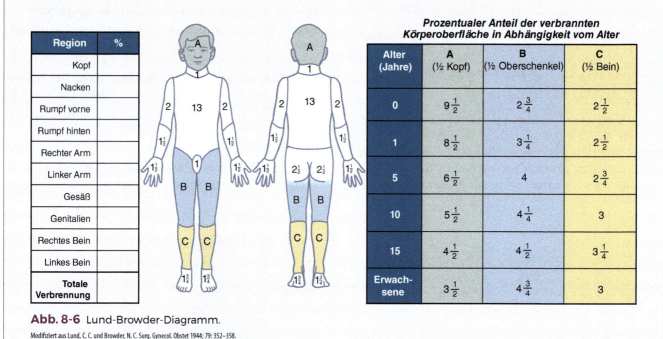

Abb. 8-6 Lund-Browder-Diagramm.
Modifiziert aus Lund, C. C. und Browder, N. C. Surg. Gynecol. Obstet 1944; 79: 352–358.

Kontamination und einen Luftstrom über die Wunden zu verhindern, was bei der Schmerzreduktion helfen wird.

Vor dem Transport des Patienten sind Verbände in Form eines trockenen sterilen Tuches ausreichend. Mehrere Decken werden dann über die sterilen Wundauflagen gelegt, damit der Patient die Körpertemperatur aufrechterhalten kann. Topische antibiotische Salben und Cremes sollten nicht angewendet werden, bis der Patient vom Verbrennungszentrum untersucht wurde.

> **FÜR ZUSÄTZLICHE INFORMATIONEN**
> Abschnitt *Beurteilung und Behandlung von Verbrennungen* im Kapitel 13: „Verbrennungen"

Management
Erstbehandlung bei Verbrennungen

Der erste Schritt in der Versorgung eines Verbrennungspatienten besteht darin, den Verbrennungsprozess zu stoppen. Der effektivste Weg, die Verbrennung zu stoppen, ist die Spülung mit Wasser bei Raumtemperatur für maximal zehn Minuten. Die Zeit der Kühlung durch Laienhelfer zählt dazu. Diese Methode der Kühlung sollte jedoch nicht bei Patienten mit mehr als 10 % verbrannter Körperoberfläche angewendet werden. Andernfalls werden die Verbrennungen zwar lokal gekühlt, der Patient insgesamt wird jedoch unterkühlt.

> **Verbrennungszentren**
> Patienten mit starken Verbrennungen sollten in Zentren mit speziellen Fachkenntnissen und Ressourcen versorgt werden. Der sofortige Transport in ein spezielles Verbrennungszentrum führt zu einer niedrigeren Sterblichkeitsrate und weniger Komplikationen. Ein Verbrennungszentrum kann Erwachsene, Kinder oder beide Gruppen behandeln.

> **TIPP**
>
> Je geringer die Körpertemperatur der Verbrennungspatienten bei Krankenhausaufnahme ist, desto höher ist ihre Sterblichkeitsrate!

> **TIPP**
>
> Die Anwendung von Eis stoppt zwar den Verbrennungsvorgang und führt zu Schmerzlinderung, erhöht aber auch das Ausmaß von Gewebeschäden in der Stasiszone. Die Anwendung von Eis oder kaltem Wasser ist insgesamt für den Patienten schädlich.
>
> Um Brandwunden effektiv abzudecken, verwenden Sie sterile, nicht haftende Verbände und bedecken Sie den Bereich mit sauberen, trockenen Tüchern. Der Verband verhindert eine fortlaufende Kontamination der Umgebung und verhindert, dass der Patient Schmerzen durch Luftströmungen, die über die freiliegenden Nervenenden zieht, erfährt.

> **TIPP**
>
> Wenn kein steriles Laken verfügbar ist, verwenden Sie einen sterilen OP-Mantel, sonstige Abdeckfolien, Handtücher oder eine Rettungsdecke.

Flüssigkeitsersatz

Das Ziel der anfänglichen Flüssigkeitsgabe bei Patienten mit Verbrennungsverletzungen besteht darin, das intravaskuläre Volumen zu ersetzen und die Hypovolämie in den ersten 24 bis 48 Stunden zu bekämpfen. Dies ist bei Patienten mit partiellen und vollständigen Verbrennungen von 20 % Körperoberfläche und mehr erforderlich.

Die Behandlung und Flüssigkeitsgabe bei einem Patienten mit einer Verbrennungsverletzung zielt nicht nur auf die Wiederherstellung des Verlusts des intravaskulären Volumens ab, sondern auch auf den Ersatz von intravaskulären Verlusten in der gleichen Geschwindigkeit, in der diese Verluste auftreten.

Bei Traumapatienten ersetzen Sie das Volumen, das der Patient bereits beispielsweise durch eine offene Fraktur oder durch innere Blutungen verloren hat. Im Gegensatz dazu besteht das Ziel, bei einer Verbrennungsverletzung darin, die Flüssigkeiten, die der Patient einerseits bereits verloren hat, zu berechnen und zu ersetzen sowie aber auch das Volumen zu ersetzen, von dem Sie erwarten, dass es den ersten 24 Stunden nach der Verletzung durch die Verbrennung verloren gehen wird. Durch eine frühe aggressive Flüssigkeitsgabe soll das Abgleiten der Patienten in einen hypovolämischen Schock verhindert werden.

In dramatischen Situationen mit Patienten mit mehreren Verbrennungen können Flüssigkeiten bei Patienten mit bis zu 40%igen Verbrennungen oral verabreicht werden.

Erwachsener Patient

Die Verwendung von i.v.-Flüssigkeiten, insbesondere einer Ringer-Laktat-Lösung, ist der beste Weg, um einen Verbrennungspatienten zunächst zu behandeln. Die Menge an Flüssigkeiten, die in den ersten 24 Stunden nach der Verletzung verabreicht wurde, beträgt typischerweise 2 bis 4 ml/Kilogramm (kg)/% verbrannter Körperoberfläche (nur unter Verwendung der Gesamtbrandfläche der partiellen und gesamten Dicke). Gegenwärtig wird empfohlen, die Flüssigkeitsgabe bei 2 ml/kg/% verbrannter Körperoberfläche einzuleiten.

Es gibt verschiedene Formeln, die die Flüssigkeitsgabe beim Verbrennungspatienten berechnen. Die wichtigste ist die Parkland-Formel, die 4 ml × Körpergewicht in kg × Prozent der verbrannten Fläche liefert. Die Hälfte dieser Flüssigkeit muss innerhalb der ersten acht Stunden der Verletzung verabreicht werden, und die verbleibende Hälfte des Volumens soll zwischen der 8. und 24. Stunde gegeben werden.

> **Rechnen Sie nach**
>
> Stellen Sie sich einen Mann mit einem Gewicht von 80 kg vor, der bis zu 30 % seiner Körperoberfläche verbrannt hat. Die Menge der zu verabreichenden Flüssigkeit wird wie folgt berechnet:
>
> 24-stündige Flüssigkeitsmenge = 4 ml/kg × Gewicht in kg × % verbrannter Körperoberfläche
>
> = 4 ml/kg × 80 kg × 30 % Körperoberfläche verbrannt
>
> = 9.600 ml
>
> Beachten Sie, dass in dieser Formel die Einheiten von Kilogramm und Prozent aufgehoben werden, sodass nur noch ml vorhanden sind und die Berechnung 4 ml × 80 × 30 = 9.600 ml ergibt.
>
> Wenn die 24-Stunden-Summe berechnet wurde, teilen Sie diese Zahl durch 2:

die Flüssigkeitsmenge, die vom Zeitpunkt der Verletzung bis zur achten Stunde abgegeben werden muss = 9.600 ml : 2 = 4.800 ml

Um den Stundensatz für die ersten acht Stunden zu ermitteln, dividieren Sie diese Summe durch 8:

Flüssigkeitsrate für die ersten acht Stunden = 4.800 ml : 8 Stunden = 600 ml/Stunde

Der Flüssigkeitsbedarf für die nächste Periode (Stunden 8 bis 24) wird wie folgt berechnet:

Flüssigkeitsmenge, die von 8 bis 24 Stunden abgegeben werden soll = 9.600 ml : 2 = 4.800 ml

Um den Stundensatz für die letzten 16 Stunden zu ermitteln, dividieren Sie diese Summe durch 16:

Flüssigkeitsrate für die letzten 16 Stunden = 4.800 ml : 16 Stunden = 300 ml/Stunde.

TIPP

Die gezeigten Berechnungsmöglichkeiten sind insbesondere durch die präklinische Fehlabschätzung der verbrannten Körperoberfläche ungenau und zudem nur für die mittel- und langfristige Steuerung der Volumentherapie relevant. Bei Einhaltung einer Prähospitalzeit von einer Stunde ist beim erwachsenen Verbrennungspatienten standardmäßig die Gabe von 500–1.000 ml balancierter Vollelektrolytlösung präklinisch adäquat.

Pädiatrischer Patient

Die Flüssigkeitsgabe bei Kindern mit Verbrennungen wird häufig nach einer im Vergleich zu Erwachsenen geringeren verbrannten Körperoberfläche eingeleitet. Pädiatrische Patienten benötigen größere Mengen an Infusionsflüssigkeiten als Erwachsene mit Verbrennungen von ähnlicher Größe (In einigen Fällen wurde berichtet, dass sie zwischen 5,8 und 6,2 ml/kg/% verbrannter Oberfläche liegen.). Die Flüssigkeitsverluste sind bei Kindern aufgrund ihres geringen Verhältnisses zwischen Körpergewicht und Körperoberfläche proportional höher. Außerdem haben Kinder weniger metabolische Glykogenreserven, um während der Behandlung der Verbrennungen einen ausreichenden Blutzuckerspiegel aufrechtzuerhalten.

Besondere Patientengruppen

Anwendung der Parkland-Formel bei pädiatrischen Patienten:

- Die Gesamtflüssigkeit sollte in den ersten 24 Stunden 4 ml × Körpergewicht des Patienten in kg × Prozentsatz der verbrannten Körperoberfläche betragen.
- Die Hälfte dieser Flüssigkeit muss innerhalb der ersten acht Stunden nach der Verletzung verabreicht werden und die verbleibende Hälfte des Volumens soll zwischen 8 und 24 Stunden verabreicht werden.

Analgesie

Verbrennungen erfordern eine angemessene Aufmerksamkeit für die Schmerztherapie, die im präklinischen Umfeld beginnt. Narkotische Analgetika wie Fentanyl (1 Mikrogramm pro kg Körpergewicht) oder Morphin (0,1 mg pro kg Körpergewicht) in angemessenen Dosierungen können zur Schmerzkontrolle erforderlich sein.

Denken Sie daran, dass ein schneller und effizienter Weg zur Schmerzlinderung eines Patienten mit Verbrennungen darin besteht, die Verbrennungen mit einem trockenen sterilen Verband abzudecken, da der Kontakt mit Luftzug äußerst schmerzhaft ist.

Umlaufende Verbrennungen

Durch den dicken, unelastischen Schorf kann es zu lebensgefährlichen oder zumindest gliedmaßengefährdenden Problemen kommen. Durch Brustverbrennungen kann die Brustwand so stark eingeengt werden, dass der Patient erstickt, weil er nicht einatmen kann. Umlaufende Verbrennungen der Extremitäten erzeugen einen Tourniquet-ähnlichen Effekt, der einen Arm oder ein Bein pulslos machen kann. Behandeln Sie daher alle umlaufenden Verbrennungen als dringlichen Notfall und transportieren Sie die Patienten in ein Verbrennungszentrum oder in das örtliche Traumazentrum, wenn kein Verbrennungszentrum verfügbar ist.

Besteht der Verdacht auf Kindesmissbrauch?

Verbrennungen sind die dritthäufigste Verletzung, die bei Kindern zum Tod führt. Etwa 20 % aller Kindesmisshandlungen sind das Ergebnis einer vorsätzlichen Verbrennung. Die Mehrheit der absichtlich verbrannten Kinder ist ein bis zwei Jahre alt. Die meisten Länder verlangen, dass Rettungsdienstmitarbeiter etwaige Fälle von mutmaßlichem Kindesmissbrauch melden.

FÜR ZUSÄTZLICHE INFORMATIONEN

Abschnitt *Behandlung* im Kapitel 13: „Verbrennungen"

FALLBEISPIEL 1: TEIL 3

Die erneute Beurteilung des Patienten zeigt:

X: keine
A: frei
B: Sauerstoffgabe über Sauerstoffmaske
C: Etablierung eines i.v.- oder i.o.-Zugangs zur Flüssigkeitsgabe
D: GCS-Punktzahl: 15 (A4, V5, M6)
E: Untersuchen Sie den Patienten, um sicherzustellen, dass keine anderen Verbrennungen übersehen werden.

Fragen:

- Wie viel Flüssigkeit sollten Sie diesem Patienten verabreichen?
- Aus welchen Gründen?
- Welche Möglichkeiten haben Sie zur Schmerzbehandlung?
- Was sind die Vorteile einer Analgesie?
- Was ist die am besten geeignete Analgesie für diesen Patienten?
- Welche Transportart ist für diesen Patienten am besten geeignet?

Pathophysiologie beim pädiatrischen Traumapatienten

Ob sich ein verletztes Kind erholt oder nicht, hängt oft von der Qualität der Versorgung ab, die es in den ersten Augenblicken nach Verletzung erhält. In dieser kritischen Phase ist ein koordinierter, systematische Primary Survey die beste Strategie, um das Übersehen einer möglicherweise tödlichen Verletzung zu verhindern.

Wie beim erwachsenen Patienten sind die drei häufigsten Todesursachen beim Kind:

- Hypoxie
- massive Blutung
- massives Trauma des zentralen Nervensystems (ZNS)

Eine korrekte Dringlichkeitseinstufung, die stabilisierende Erstbehandlung und der Transport zum am besten geeigneten Zentrum für die Behandlung erhöhen die Möglichkeit einer nachhaltigen Genesung.

Hypoxie

Die Bestätigung, dass ein Kind über einen offenen und funktionierenden Atemweg verfügt, bedeutet nicht, dass kein zusätzlicher Sauerstoff und keine assistierte Beatmung erforderlich wären; insbesondere bei ZNS-Verletzungen, Hypoventilation oder Hypoperfusion. Pädiatrische Patienten haben aufgrund ihrer Atemmuskulatur und ihres weichen Thorax nur eingeschränkte Atemreserven und können sich sehr schnell erschöpfen. Primär stabil wirkende verletzte Kinder können sich von leichter Tachypnoe bis zur völligen Erschöpfung und Apnoe schnell verschlechtern. Wenn Sie die Atemwegssicherung durchgeführt haben, überprüfen Sie sorgfältig die Geschwindigkeit und Tiefe der (Be-)Atmung, um eine ausreichende Belüftung sicherzustellen.

Übertreiben Sie es nicht

Wenn die Belüftung unzureichend ist, kann selbst eine hohe Sauerstoffkonzentration das Bestehen oder die sich verschlimmernde Hypoxie nicht verhindern. Eine assistierte Beatmung ist dann erforderlich.

Die Auswirkungen einer kurzen Hypoxie auf ein traumatisch verletztes Gehirn können erheblich sein. Ein Kind mit einer signifikanten Änderung des Bewusstseins kann sich noch vollständig erholen, wenn die zerebrale Hypoxie vermieden wird. Ein erweitertes Atemwegsmanagement ist normalerweise nicht erforderlich. Aber in den seltenen notwendigen Fällen ist es wichtig, das Kind vor der Maßnahme bzw. vor dem Einbringen des künstlichen Atemwegs richtig zu präoxygenieren.

TIPP

In der Regel ist eine ausreichende Belüftung und Sauerstoffversorgung im Rahmen von guten und einfachen BLS-Fähigkeiten, wie z. B. der Maske-Beutel-Beatmung, die beste Wahl für den

> pädiatrischen Patienten. Wie Erwachsene sterben Kinder an Sauerstoffmangel im Gewebe, nicht an fehlendem Plastik in der Luftröhre!

Blutung

Die meisten pädiatrischen Verletzungen verursachen keine sofortige Blutung. Aber Kinder, die Verletzungen erlitten haben, die zu starkem Blutverlust führen, sterben oft innerhalb von Minuten nach der Verletzung. Diese Todesfälle resultieren häufig aus mehreren verletzten inneren Organen, wobei mindestens eine bedeutende Verletzung zu akutem Blutverlust führt.

Wie bei Erwachsenen gleicht das verletzte Kind Blutungen aus, indem es den systemischen vaskulären Widerstand erhöht - auf Kosten der peripheren Perfusion.

Die Durchführung von Blutdruckmessungen allein reicht nicht aus, um die ersten Anzeichen eines Schocks zu erkennen. Obwohl eine Tachykardie die Folge von Angst oder Schmerzen sein kann, sollten Sie dies als Anzeichen für Blutung oder Hypovolämie betrachten, sofern dies nicht anders erklärt wird. Ein abnehmender Pulsdruck und eine zunehmende Tachykardie können die ersten Anzeichen für einen bevorstehenden Schock sein. Wenn Ihre Blutdruckmanschette nicht funktioniert, suchen Sie nach einem Radialispuls. Ein guter tastbarer Radialispuls bedeutet eine ausreichende periphere Durchblutung.

Achten Sie besonders auf Anzeichen einer ineffektiven Organperfusion, einschließlich Veränderungen der Atmungsaktivität, verringertem Bewusstseinszustand und verminderter Hautperfusion (verringerte Temperatur, schlechte Farbe und verlängerte Nachfüllzeit der Kapillare). Anders als beim Erwachsenen können diese ersten Anzeichen einer Blutung beim Kind subtil und schwer zu erkennen sein, was zu einer verzögerten Erkennung des Schocks führt. Wenn Sie diese frühen Anzeichen übersehen, könnte das Kind so viel zirkulierendes Blutvolumen verlieren, dass bereits die Kompensationsmechanismen versagen.

> **TIPP**
> Bei einem Kind mit mäßigen Blutungen, keinem Hinweis auf eine Endorgan-Hypoperfusion und normalen Vitalzeichen ist die Flüssigkeitsgabe auf höchstens einen oder zwei normale Boli von 20 ml/kg beschränkt. Die intravaskuläre Komponente eines Bolus macht ungefähr 25 % des Blutvolumens eines Kindes aus.

Vermeiden Sie eine übermäßige Flüssigkeitsgabe, um ein iatrogenes Hirnödem zu vermeiden. Sie müssen Hypotonie mit Flüssigkeitsgabe schnell verhindern oder behandeln, da eine einzelne hypotone Phase die Letalität um bis zu 150 % erhöht. Eine sorgfältige Beurteilung der Vitalfunktionen des Kindes und eine häufige Neubeurteilung, nach den gesetzten therapeutischen Maßnahmen, sollten die laufenden Managemententscheidungen lenken.

Verletzung des zentralen Nervensystems

Die pathophysiologischen Veränderungen nach einem ZNS-Trauma beginnen innerhalb von Minuten. Eine frühe und angemessene Behandlung ist der Schlüssel für ein erhöhtes Überleben von Kindern mit dieser Art von Trauma.

> **FÜR ZUSÄTZLICHE INFORMATIONEN**
> Abschnitt *Pathophysiologie* im Kapitel 14: „Pädiatrisches Trauma"

Beurteilung

Die kleine und variierende Größe von pädiatrischen Patienten, der kleinere Durchmesser bzw. die Größe der Blutgefäße und das zirkulierende Volumen, sowie die besonderen anatomischen Eigenschaften der Atemwege machen die im Rahmen des Basic Life Support angewandten Standardverfahren häufig herausfordernd und technisch schwierig. Eine wirksame Behandlung von Kindern nach Trauma erfordert die Verfügbarkeit angemessener Atemwegsgeräte, Laryngoskopspatel, Endotrachealtuben, Nasaltuben, Blutdruckmanschetten, Sauerstoffmasken, Beatmungsmasken und zugehöriger Ausrüstung.

Stabilisierungsprioritäten

Die Prioritäten und Schritte bei der Beurteilung und Stabilisierung des pädiatrischen Patienten unterscheiden sich nicht wesentlich von denen des Erwachsenen, wenn der Patient kritisch ist. Bei pädiatrischen Patienten mit einer lokalen, bzw. begrenzten, nicht lebensbedrohlichen Verletzung sollte es Ihnen möglich sein, sich die Zeit zu nehmen, um das Vertrauen des Kindes zu gewinnen. Abgesehen davon sollte sich Ihr Ansatz weiterhin auf starke Blutung, Atemwege, Atmung, Kreislauf, neurologisches Defizit und Untersuchung/Umgebung (X-ABCDE) konzentrieren.

Atemweg

Es gibt verschiedene anatomische Unterschiede, die die Sicherung der Atemwege des verletzten Kindes

Besondere Patientengruppen

Pädiatrische Patienten müssen ihren Kopf, anders als Erwachsene, positionieren, um ein Schließen der Atemwege zu verhindern. Die relativ große Zunge bei pädiatrischen Patienten birgt ein erhöhtes Risiko für Obstruktion.

Aufgrund der Form der Luftröhre muss die Intubation möglicherweise mit ungecufften Tuben durchgeführt werden, insbesondere bei Säuglingen. Die Kürze der Luftröhre erhöht die Chance, dass der Tubus in den rechten Hauptbronchus gelangt.

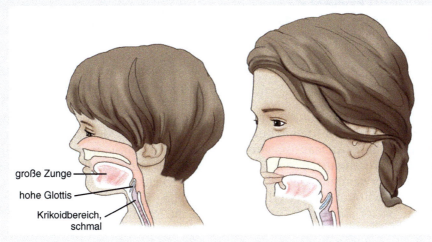

Abb. 8-7 Vergleich der Atemwege des Kindes und des Erwachsenen.
© National Association of Emergency Medical Technicians.

erschweren. Kinder haben einen relativ großen Hinterkopf, eine große Zunge und einen anterior gelagerten Atemweg. Je kleiner das Kind ist, desto größer ist auch die Größenabweichung zwischen Schädel und Mittelgesicht. Der große Hinterkopf bedingt die passive Beugung der Halswirbelsäule. Diese Faktoren führen bei Kindern zu einem höheren Risiko einer Obstruktion der Atemwege als bei Erwachsenen.

Beutel-Maske-Beatmung mit hohem Durchfluss (mindestens 15 Liter/Min) und 100 % Sauerstoff ist in der Regel die beste Wahl, wenn ein verletztes Kind eine assistierte Beatmung benötigt. Verwenden Sie eine ordnungsgemäß angebrachte Sauerstoffmaske und das Timing-Verfahren „Squeeze-Release-Release" („Zusammendrücken-Loslassen-Loslassen"). Achten Sie auf das Heben und Senken der Brust und halten Sie, falls eine etCO$_2$-Überwachung verfügbar ist, Werte zwischen 35 und 45 mm Hg ein.

Im Vergleich zu Erwachsenen ist der Larynx des Kindes kleiner und liegt etwas mehr anterior und

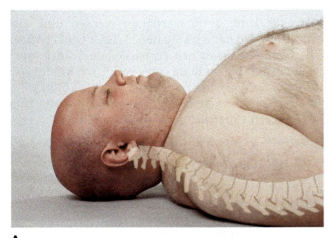

A.

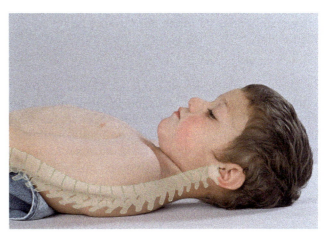

B.

Abb. 8-8 Im Vergleich zu Erwachsenen **(A)** hat das Kind einen größeren Hinterkopf und weniger Schultermuskulatur. Auf einer flachen Unterlage führen diese Faktoren zu einer Flexion der Halswirbelsäule **(B)**

Photo: © Jones & Bartlett Learning. Fotografiert von Darren Stahlman.
Art: © National Association of Emergency Medical Technicians.

kopfwärts, was es schwieriger macht, die Stimmbänder während Intubationsversuchen zu sehen.

> **TIPP**
>
> Die endotracheale Intubation sollte, obwohl sie das verlässlichste Beatmungsverfahren bei Atemwegsproblemen des Kindes ist, für Situationen vorbehalten werden, in denen die Beatmung mit Maske-Beutel unwirksam ist.

Atmung

Wenn beim Kleinkind eine Hypoxie auftritt, kompensiert der Körper durch die Erhöhung der Atemfrequenz (Tachypnoe) und durch erhöhte Atemanstrengung, einschließlich verstärkter Anstrengungen der Thoraxexkursionen und der Verwendung zusätzlicher Muskeln im Nacken und Bauchraum. Dieser erhöhte Stoffwechsel kann zu schwerer Ermüdung und zu Atemstillstand führen, da ein zunehmender Prozentsatz der Herzleistung des Patienten für die Aufrechterhaltung dieser Atemarbeit aufgewendet wird. Störungen der Atmung können schnell von einer kompensierten Atmungstätigkeit zu einem Atmungsversagen, dann zu einem Atemstillstand und letztendlich zu einem hypoxischen Herzstillstand führen. Halten Sie Ausschau nach Atempausen, die bei Kindern suspekte Anzeichen sind.

> **TIPP**
>
> Eine zentrale (und keine periphere) Zyanose ist ein relativ spätes und oft inkonsistentes Anzeichen für einen Atemstillstand. Verlassen Sie sich nicht auf diesen Befund, um ein bevorstehendes Versagen der Atmung zu erkennen.

Die Beurteilung der Atmung des Kindes mit frühzeitiger Erkennung von etwaigen Problemen und die Bereitstellung von unterstützenden Maßnahmen sind für die Behandlung des pädiatrischen Traumapatienten von entscheidender Bedeutung. Die normale Atemfrequenz von Säuglingen und Kindern unter vier Jahren beträgt normalerweise die zwei- bis dreifache der Atemfrequenz von Erwachsenen.

> **Es könnte kein gutes Zeichen sein**
>
> Bei einem Kind, das anfangs Tachypnoe und eine erhöhte Atemanstrengung hat, interpretieren Sie eine Normalisierung der Atemfrequenz und eine offensichtliche Verringerung der Atmungsaktivität nicht als Zeichen einer Verbesserung. Dies kann jedoch auf Erschöpfung oder drohende Atemstörung hindeuten. Wie bei jeder Änderung des klinischen Status des Patienten ist eine häufige Neubeurteilung entscheidend, um festzustellen, ob dies eine Verbesserung oder Verschlechterung des physiologischen Status darstellt.

Bei pädiatrischen Patienten müssen Sie die Pulsoxymetrie überwachen und alle Anstrengungen unternehmen, um die Sauerstoffsättigung (SpO_2) auf über 94 % (auf Meereshöhe) zu halten. Da die Atemwege eines Kindes so klein sind, neigen diese leicht zu Verlegungen durch vermehrte Sekretion, Blut, Körperflüssigkeiten und Fremdkörper, sodass ein frühzeitiges und wiederkehrendes Absaugen erforderlich sein kann. Bei Säuglingen, die obligatorische Nasenatmer sind, sollten Sie die Nasenlöcher absaugen.

Kreislauf

Beurteilen Sie die Herzfrequenz des Kindes und ermitteln Sie, ob es tachykard, normal oder bradykard ist. Wenn das Kind bradykard ist, gehen Sie zurück und überprüfen Sie die Atemwege erneut. Achten Sie bei normalen oder schnellen Herzfrequenzen auf Anzeichen einer Hypoperfusion (Blässe, Fleckenbildung, schlechte Nachfüllzeit der Kapillaren).

Bei einem Kind treten Anzeichen einer signifikanten Hypotonie mit einem Verlust von etwa 30 % des zirkulierenden Volumens auf. Kinder gleichen den Flüssigkeitsverlust aus, indem sie die Herzfrequenz erhöhen, die Atemfrequenz erhöhen und das Blut in den Körperkern verschieben, was zu einer langsameren Nachfüllzeit der Kapillare führt. Der systolische Blutdruck kann aufrechterhalten werden und verschlechtert sich dann viel später, als bei einem erwachsenen Patienten. Der sich entwickelnde Schock muss bei der ersten Behandlung eines verletzten Kindes von größter Priorität sein und ist eine wichtige Indikation für den Transport in ein geeignetes Traumazentrum zur weiteren Untersuchung und Behandlung.

> **Kinder halten den MAP aufrecht**
>
> Ein Kind mit Hämorrhagie kann ein ausreichendes zirkulierendes Volumen aufrechterhalten, indem es den peripheren vaskulären Widerstand erhöht, um den MAP aufrechtzuerhalten. Klinische Anzeichen sind eine verlängerte Rekap-Zeit, periphere Blässe oder Marmorierung, kühle periphere Hauttemperatur und eine verminderte Pulsqualität.

Ein Kind, das tachykard mit Hypotonie ist, hat einen lebensbedrohlichen Notfall (dekompensierter Schock). Stoppen Sie alle äußeren Blutungen! Starten Sie so bald wie möglich eine Flüssigkeitsgabe, aber verzögern Sie den Transport zu einem Traumazentrum nicht. Sie können den i.v.-Zugang und Flüssigkeitsgabe unterwegs durchführen.

Eine genaue Überwachung der Vitalfunktionen ist für das Erkennen der Anzeichen eines drohenden Schocks unbedingt erforderlich, damit Sie geeignete Maßnahmen ergreifen können, um eine klinische Verschlechterung zu verhindern.

Neurologisches Defizit

Sie sollten den GCS-Wert mit einer sorgfältigen Untersuchung der Pupillen kombinieren, um zu bestimmen, ob sie isokor, rund und lichtempfindlich sind.

> **TIPP**
> Wie bei Erwachsenen bietet der GCS-Score eine genauere Beurteilung des neurologischen Status und sollte bei jedem pädiatrischen Traumapatienten durchgeführt werden. Die Bewertung für den verbalen Abschnitt für Kinder unter vier Jahren ist abgewandelt, da in dieser Altersgruppe Kommunikationsfähigkeiten erst entwickelt werden. Das Verhalten des Kindes sollte sorgfältig beobachtet werden.

Tabelle 8-1 Pädiatrische Spracheinschätzung (Verbal Score).

Verbale Antwort	Verbaler Score
passende Worte oder soziales Lächeln; fixiert und folgt	5
weint, aber tröstbar	4
beharrlich irritiert	3
rastlos, agitiert	2
keine Reaktion	1

© National Association of Emergency Medical Technicians

Aktivität	Score	Kleinkind	Score	Kind
Augen öffnen	4	öffnet spontan	4	öffnet spontan
	3	öffnet bei Sprache oder Geräuschen	3	öffnet bei Sprache
	2	öffnet bei Schmerzreiz	2	öffnet bei Schmerzreiz
	1	keine Reaktion	1	keine Reaktion
Verbal	5	gurren, plappern	5	orientierte Konversation
	4	nervöses Schreien	4	verwirrte Konversation
	3	schreit bei Schmerz	3	weint
	2	stöhnt bei Schmerz	2	unpassende Wörter
	1	keine Reaktion	1	stöhnt
				unverständliche Wörter/Geräusche
				keine Reaktion
Motorisch	6	normale spontane Bewegungen	6	folgt mündlichen Kommandos
	5	lokalisiert Schmerzreiz	5	lokalisiert Schmerzreiz
	4	Wegziehen bei Schmerzreiz	4	Wegziehen bei Schmerzreiz
	3	abnormale Flexion	3	abnormale Flexion
	2	abnormale Extension	2	abnormale Extension
	1	keine Reaktion (schlaff)	1	keine Reaktion (schlaff)

Abb. 8-9 Pädiatrische Glasgow Coma Scale.
© Jones & Bartlett Learning

Wiederholen Sie den GCS-Score häufig und dokumentieren Sie den Verlauf oder die Veränderung des neurologischen Status während der Behandlungsphase. Sie können eine gründlichere Bewertung der motorischen und sensorischen Funktion während des Secondary Surveys durchführen, sofern dies die Zeit erlaubt.

> **FÜR ZUSÄTZLICHE INFORMATIONEN**
>
> Abschnitt *Beurteilung* im Kapitel 14: „Pädiatrisches Trauma"

Management

Die Schlüsselfaktoren für das Überleben pädiatrischer Patienten nach einer traumatischen Verletzung sind:

- schnelle kardiopulmonale Beurteilung
- altersgerechtes zielgerichtetes Management
- Transport zu einem Zentrum, das das Trauma bei Kindern fachgerecht behandeln kann

> **Verwenden Sie das Band oder eine App**
>
> Es wurde ein farbkodiertes, auf Länge basierendes Dosierungsband entwickelt, das als Orientierungshilfe dient und die schnelle Identifizierung der Körpergröße eines Patienten mit einer korrelierten Abschätzung des Gewichts, der Größe der zu verwendenden Ausrüstung und geeigneten Dosierungen möglicher Medikamente ermöglicht. Darüber hinaus verfügen die meisten präklinischen Systeme über eine Richtlinie zur Auswahl geeigneter Zieleinrichtungen für pädiatrische Traumapatienten. Überprüfen Sie Ihr Protokoll vor dem Eintreffen am Einsatzort auf beschleunigte Entscheidungen bei kritisch verletzten Kindern.

> **Präklinische pädiatrische Intubation: Die große Debatte**
>
> Die Daten zur präklinischen pädiatrischen endotrachealen Intubation sind begrenzt und nicht eindeutig. Beim spontan atmenden Kind wird die endotracheale Intubation mit oder ohne pharmakologische Unterstützung nicht empfohlen. Rettungsdienste, die eine pädiatrische präklinische Intubation durchführen, sollten zumindest Folgendes beachten:
>
> 1. ärztliche Anweisung und Überwachung
> 2. Aus- und Weiterbildung einschließlich praktischer Erfahrung im Operationssaal
> 3. Materialien zur Patientenüberwachung, Lagerung von Medikamenten und Bestätigung der Platzierung des Endotrachealtubus inkl. etCO$_2$
> 4. standardisierte Rapid Sequence Intubation (RSI)-Protokolle
> 5. Verfügbarkeit alternativer Atemwege wie supraglottischer Atemwegshilfen
> 6. intensive kontinuierliche Qualitätssicherung/Qualitätskontrolle und Leistungsüberprüfung

Gefäßzugang

Die Flüssigkeitsgabe bei pädiatrischen Patienten mit schwerer Hypotonie oder Anzeichen eines Schocks muss dem rechten Vorhof ein ausreichendes Flüssigkeitsvolumen zuführen, um eine weitere Verringerung der kardialen Vorlast zu vermeiden. Die besten initialen Stellen für den i.v.-Zugang sind die antecubitale Fossa (vordere Seite des Unterarms am Ellbogen) und die Vena saphena am Knöchel. Der Zugang durch die Vena jugularis externa ist eine weitere Möglichkeit, aber das Atemwegemanagement hat auf so kleinem Raum Priorität, und die Ruhelage der Wirbelsäule macht den Hals nur schwer zugänglich.

> **TIPP**
>
> Begrenzen Sie bei instabilen oder möglicherweise instabilen pädiatrischen Patienten die Anzahl der Versuche, einen peripheren Zugang zu etablieren, auf zwei in 90 Sekunden. Wenn der Zugangsweg so nicht erfolgreich ist, versuchen Sie einen intraossären Zugang zu etablieren.

Die i.o.-Infusion kann eine ausgezeichnete Alternative für die Flüssigkeits- bzw. Volumengabe bei verletzten Kindern jeden Alters sein. Dies ist ein schnell wirksamer Weg für die Infusion von Medikamenten, Blut oder Flüssigkeiten mit hohem Volumen.

Flüssigkeitstherapie

Im Rettungsdienst sind balancierte Vollelektrolytlösungen die Flüssigkeit der Wahl für hypovolämische pädiatrische Patienten.

Ein anfänglicher Flüssigkeitsbolus für einen pädiatrischen Patienten beträgt 20 ml/kg, was etwa 25 % des normalen zirkulierenden Blutvolumens des Kindes entspricht. Der 20 ml/kg Bolus Kristalloide kann einmal wiederholt werden. Wenn ein pädiatrischer Patient nach dem zweiten Bolus von 20 ml/kg eine weitere Flüssigkeitsgabe benötigt, sollte eine Bluttransfusion in Betracht gezogen werden.

Sie sollten einen etwas niedrigeren als den normalen Blutdruck, oder zumindest einen tastbaren radialen Puls anvisieren.

Transport

Da die rechtzeitige Ankunft in der am besten geeigneten Einrichtung ein entscheidender Faktor für das Überleben pädiatrischer Patienten ist, ist die korrekte Dringlichkeitseinstufung für das Management eines pädiatrischen Patienten von enormer Bedeutung. Die frühzeitige Erkennung von Tachykardie und Tachypnoe sollte den Verdacht auf einen Schockzustand aufgrund einer Mehrfachverletzung erregen, der den Transport in ein pädiatrisches Traumazentrum erfordert.

> **Thermische Homöostase im Rahmen der Entwicklung**
>
> Das Verhältnis zwischen der Körperoberfläche eines Kindes und der Körpermasse ist bei der Geburt am höchsten und nimmt während der Kindheit und des Älterwerdens ab. Infolgedessen gibt es eine größere Fläche, durch die Wärme schnell verloren gehen kann. Dies führt nicht nur zu einer zusätzlichen Belastung des Kindes, sondern auch zu einer Änderung der physiologischen Reaktionen des Kindes auf Stoffwechselstörungen und Etablierung des Schockgeschehens. Eine tief greifende Hypothermie kann zu schwerer Koagulopathie und möglicherweise irreversiblem kardiovaskulärem Kollaps führen.

> **FALLBEISPIEL 1: ZUSAMMENFASSUNG**
>
> Sie führen während des Transports den Secondary Survey durch und finden keine weiteren Verletzungen. Der Patient wird mit dem Rettungswagen zu einem speziellen Verbrennungszentrum transportiert. Nach mehreren erfolgreichen Hauttransplantationen wird er nach Hause entlassen. Der Vorfall wurde den Behörden gemeldet.
>
> Essenzielle Aktionen:
>
> - pädiatrische Beurteilung zur Ermittlung potenzieller Lebensbedrohungen
> - Ermittlung der besten Methode zum Management dieses Patienten
> - Neubeurteilung der Atemwege und Verbrennungen nach Abschluss des Managements

> **FÜR ZUSÄTZLICHE INFORMATIONEN**
>
> Abschnitt *Management* im Kapitel 14: „Pädiatrisches Trauma"

Anatomie und Physiologie des Alterns

Der Alterungsprozess führt zu Veränderungen in der körperlichen Struktur, der Körperzusammensetzung und der Organfunktion, die in der Präklinik zu besonderen Problemen führen können. Der Alterungsprozess beeinflusst auch die Letalitäts- und Morbiditätsraten.

Der Alterungsprozess findet auf zellulärer Ebene statt. Die Zeit des „Alters" ist im Allgemeinen durch Gebrechlichkeit, langsamere kognitive Prozesse, Beeinträchtigung der psychischen Funktionen, verminderte Energie, Auftreten chronischer und degenerativer Erkrankungen und einen Rückgang der sensorischen Fähigkeiten gekennzeichnet. Die funktionellen Fähigkeiten werden reduziert und die bekannten äußeren Anzeichen und Symptome des fortgeschrittenen Alters, wie Hautfalten, Veränderungen der Haarfarbe und -menge, Arthrose und Verlangsamung der Reaktionszeit und der Reflexe, treten auf. Es ist jedoch wichtig anzumerken, dass die Lebensqualität mit dem Alterungsprozess nicht notwendigerweise abnimmt.

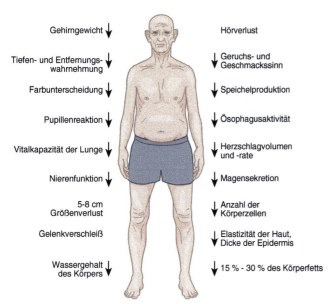

Abb. 8-10 Altersbedingte körperliche Veränderungen.
© National Association of Emergency Medical Technicians.

Unabhängig davon, ob es sich bei den Patienten um Kinder, Personen mittleren Alters oder um ältere Menschen handelt, sind die Prioritäten, Interventionsbedürfnisse und lebensbedrohlichen Bedingungen, die sich aus einem schweren Trauma ergeben, gleich. Aufgrund vorbestehender körperlicher Gegebenheiten sterben ältere erwachsene Patienten jedoch häufig an weniger schweren Verletzungen und auch früher als jüngere Patienten. Die Daten zeigen, dass bereits bestehende Einschränkungen die Sterblichkeit eines älteren Traumapatienten beeinflussen und je mehr Vorerkrankungen ein Traumapatient hat, desto höher ist seine Sterblichkeitsrate.

Es wurde gezeigt, dass mehrere Vorerkrankungen und bestehende Einschränkungen die Sterblichkeit erhöhen, weil sie die physiologische Fähigkeit beeinträchtigen, auf ein Trauma zu reagieren.

FALLBEISPIEL 2: TEIL 1

Ihr Rettungswagen wird zu einem 83-jährigen Mann alarmiert, der an einem Verkehrsunfall mit einem Telefonmast beteiligt ist. Die Polizei spricht vor Ort mit dem Patienten, der darüber klagt, dass er sich „schwach" fühlt. Sie bemerken, dass sich auf der Straße keine Bremsspuren finden lassen. Die Front des Fahrzeugs ist beschädigt und es gibt keinen Anzeichen für eine Beschädigung des Fahrgastraums.

Ihr Primary Survey zeigt Folgendes:

X: keine starke Blutung festgestellt
A: die Atemwege sind frei
B: Atemfrequenz von 24 Atemzügen/Min; normale Atemgeräusche beidseitig
C: Radialpuls mit normaler Frequenz vorhanden; Haut kühl, blass und trocken
D: GCS-Score von 15; Pupillen isocor, rund und reaktiv
E: keine Verletzungen festgestellt; keine nennenswerten Umstände

Fragen:

- Warum hat dieser Patient möglicherweise ein erhöhtes Risiko für ein Trauma?
- Welche vorbestehenden Erkrankungen betreffen Patienten mit geriatrischem Trauma?
- Welche anatomischen und physiologischen Veränderungen im Zusammenhang mit dem Alter wirken sich auf die Atemwege von Traumapatienten aus?
- Welche anatomischen und physiologischen Veränderungen im Zusammenhang mit dem Alter wirken sich auf die respiratorischen Fähigkeiten von Traumapatienten aus?
- Welche anatomischen und physiologischen Veränderungen im Zusammenhang mit dem Alter wirken sich auf das Herz-Kreislauf-System bei Traumapatienten aus?
- Welche anatomischen und physiologischen Veränderungen im Zusammenhang mit dem Alter wirken sich bei Traumapatienten auf das Nervensystem aus?
- Beeinflusst dies die Fähigkeit von geriatrischen Patienten, Schmerzen wahrzunehmen?
- Welche Managementoptionen haben wir, basierend auf dem, was wir über den Patienten wissen?

Hals, Nasen, Ohren

Karies, Zahnfleischerkrankungen und Zahnverletzungen machen verschiedene Prothesen erforderlich. Die spröde Beschaffenheit von Zähnen, Zahnersatz, feste oder abnehmbare Brücken stellen ein besonderes Problem dar. Diese Fremdkörper können leicht zerbrechen und aspiriert werden und somit die Luftwege verlegen.

Veränderungen der Gesichtskonturen resultieren aus der Resorption des Unterkiefers und teilweise durch das Fehlen von Zähnen (Zahnlosigkeit). Diese Resorption verursacht ein charakteristisches Einfallen und Schrumpfen des Mundes und kann die Fähigkeit beeinträchtigen, eine ordnungsgemäße Abdichtung mit einer Beatmungsmaske zu erlangen oder die Stimmritzen während der endotrachealen Intubation ausreichend sichtbar zu machen.

Das Nasen-Rachen-Gewebe wird mit zunehmendem Alter immer brüchiger. Zusätzlich zum Risiko dieser Veränderung beim Ersttrauma können Maßnahmen, wie das Einführen von nasopharyngealen Atemwegsdevices, auch bei sorgfältiger Durchführung zu starken Blutungen führen.

Atmungssystem

Die Atmung verringert sich bei der älteren Person teilweise durch eine verringerte Elastizität des Thorax und teilweise durch eine Versteifung der Atemwege. Die verringerte Elastizität im Thorax verringert die Ausdehnung der Brustwand und verringert das Atemzugvolumen.

Eine Versteifung des Brustkorbs kann dazu führen, dass die Aktivität des Zwerchfells wichtiger ist, um einen negativen Inspirationsdruck zu erreichen. Dies macht eine ältere Person empfindlicher auf Änderungen des intraabdominellen Drucks, sodass eine Rückenlage oder ein voller Magen nach dem Essen eine Ateminsuffizienz hervorrufen kann.

Verletzungen der Thoraxwand können bei älteren Patienten zu Atemwegsveränderungen führen. Tatsächlich haben ältere Traumapatienten mit Rippenfrakturen eine viel höhere Sterblichkeitsrate und ein höheres Risiko für Komplikationen wie Lungenentzündung im Vergleich zu jüngeren Patienten. Die Kombination von zugrunde liegenden Lungenerkrankungen und physiologischen Veränderungen des Alterns kann bei älteren Patienten nach einem Trauma zu reduzierter Atmungsaktivität führen.

Herz-Kreislauf-System

Die altersbedingte Abnahme der arteriellen Elastizität führt zu einem erhöhten peripheren Gefäßwiderstand. Das Myokard und die Blutgefäße sind für ihre Funktion auf ihre elastischen, kontraktilen und dehnbaren Eigenschaften angewiesen. Mit zunehmendem Alter nehmen alle diese Faktoren ab und das Herz-Kreislauf-System kann die Flüssigkeit nicht mehr so effizient im Körper verteilen.

Wenn wir älter werden, bauen sich in unseren Blutgefäßen Plaques auf, die die verfügbare Strombahn verengen.

Diese Verengung kann zu Bluthochdruck führen – eine Erkrankung, die häufig bei Erwachsenen auftritt. Dies ist insofern von Bedeutung, als der Basisblutdruck des älteren Traumapatienten höher sein kann als bei jüngeren Patienten.

> **TIPP**
>
> Eine häufige Falle bei der Beurteilung und Behandlung von Patienten mit geriatrischen Traumata besteht darin, dass ein „normaler" Blutdruck nicht als Schockzeichen erkannt wird.

Bei älteren Traumapatienten trägt eine verminderte Durchblutung zu einer zellulären Hypoxie bei, was zu Herzrhythmusstörungen, akuter Herzinsuffizienz und plötzlichem Tod führt. Die Fähigkeit des Körpers, Blutverlust oder andere Schockursachen auszugleichen, nimmt bei älteren Menschen aufgrund einer verminderten inotropen Reaktion (Herzkontraktion) auf Katecholamine signifikant ab. Darüber hinaus sinkt das Blutvolumen im Kreislauf, sodass weniger Blutreserven bei traumatischen Verletzungen vorhanden sind. Ein adäquates Herzzeitvolumen erfordert eine entsprechende Vorhoffüllung, die aber bei hypovolämischen Zuständen verringert wird.

Die verringerte Effektivität der Kreislaufregulation, gepaart mit zunehmender Herzinsuffizienz, stellen uns vor Probleme im Schockmanagement beim älteren Traumapatienten. Die Infusion von Flüssigkeiten muss sorgfältig überwacht werden, da das kardiovaskuläre System mehr beansprucht wird.

> **Ältere Lungen, mehr Anstrengung**
>
> Mit dem Rückgang der Leistungsfähigkeit des Atmungssystems braucht der ältere Mensch mehr Anstrengung zum Atmen und ebenso, um die täglichen Aktivitäten auszuführen.

> **TIPP**
> Seien Sie vorsichtig bei der Behandlung von Hypotonie und Schock, um eine Volumenüberlastung durch aggressive Flüssigkeitsgabe zu vermeiden.

Nervensystem

Mit zunehmendem Alter nehmen die Hirnmasse und die Anzahl der Nervenzellen ab. Auch die duralen Brückenvenen ziehen sich in die Länge und neigen zum leichteren Abreißen. Dies führt zu einer geringeren Häufigkeit von Epiduralblutungen und einer höheren Häufigkeit von Subduralblutungen. Der Körper ersetzt die Hirnmassenabnahme mit Liquorflüssigkeit. Obwohl der zusätzliche Raum um das Gehirn dieses vor Kontusionen schützen kann, ermöglicht es auch mehr Hirnbewegungen bei Beschleunigungs- und Verzögerungsverletzungen. Der vergrößerte Raum im Schädel ermöglicht ebenso, dass sich bei älteren Patienten große Blutmengen mit minimalen oder keinen Symptomen um das Gehirn ansammeln.

> **FÜR ZUSÄTZLICHE INFORMATIONEN**
> Abschnitt *Anatomie und Physiologie des Alterns* im Kapitel 15: „Geriatrisches Trauma"

Beurteilung

Obwohl die präklinische Beurteilung eines älteren Patienten auf der gleichen Methode basiert, die für alle Traumapatienten gilt, kann der Prozess bei älteren Patienten unterschiedlich sein. Wie bei allen Traumapatienten müssen Sie jedoch den Mechanismus der Verletzung berücksichtigen und eventuell eine niedrigere Schwelle für die Immobilisation der Halswirbelsäule festlegen.

Atemweg

Nach der Evaluation der Umgebung, der Sicherheit und der Situation sowie der Kontrolle eventueller starker Blutungen und der Notwendigkeit einer Immobilisation der Halswirbelsäule ist mit der Beurteilung der Atemwege fortzufahren. Anzeichen auf eine Hypoxie können aus einem partiellen oder kompletten Verschluss der Atemwege resultieren. Untersuchen Sie daher die Mundhöhle auf Fremdkörper, z. B. Zahnprothesen oder Zähne, die zerbrochen oder entfernt wurden. Achten Sie besonders auf die Halswirbelsäule des Patienten, die bei älteren Patienten deformiert und sehr anfällig sein kann.

Atmung

Bei einem älteren Patienten kann die Verringerung des Atemzugvolumens und einer Reduktion der Lungenfunktion zu einem unzureichenden Minutenvolumen führen, selbst bei Frequenzen von 12 bis 20 Atemzügen/Minute. Aufgrund dieser Änderungen sollten Sie die Atemgeräusche sofort beurteilen, auch wenn die Atemfrequenz normal ist.

> **TIPP**
> Denken Sie daran, dass Atemgeräusche aufgrund geringerer Tidalvolumina möglicherweise schwieriger zu hören sind.

Kreislauf

Einige Befunde können nur dann richtig interpretiert werden, wenn der Status des Patienten vor dem Ereignis oder der Ausgangszustand bekannt ist. Erwartete Normbereiche von Vitalfunktionen und andere als normal akzeptierte Befunde sind nicht bei jedem Individuum gleich „normal". Obwohl die Spielräume groß genug sind, um die meisten individuellen Unterschiede zwischen Erwachsenen zu erklären, können die Werte einer Person jeden Alters über diese Normen hinaus variieren. Sie sollten bei älteren Patienten eine solche Abweichung erwarten.

Medikamente können zu diesen Veränderungen beitragen. Zum Beispiel wird bei einem durchschnittlichen Erwachsenen ein systolischer Blutdruck von 120 mm Hg als normal und nicht beeindruckend angesehen. Bei einem chronisch hypertensiven Patienten, der normalerweise einen systolischen Blutdruck von 150 mm Hg oder höher hat, sollte ein Druck von 120 mm Hg als Problem erkannt werden, da er auf einen Mechanismus hinweist, der eine Hypotonie verursacht.

Ebenso ist die Herzfrequenz aufgrund der Wirkung von Medikamenten, wie Betablockern, und der gedämpften Reaktion des Herzens auf zirkulierende Katecholamine (Epinephrin) gerade bei älteren Patienten ein schlechter Indikator bei einem Trauma.

> **Verwenden Sie alle Informationen**
>
> Quantitative Informationen oder objektive Anzeichen sollten nicht isoliert von anderen Befunden verwendet werden. Wenn Sie nicht erkennen, dass eine solche Änderung eingetreten ist oder ein schwerer Befund vorliegt, kann dies zu einem schlechten Outcome für den Patienten führen.

Neurologisches Defizit

Sie müssen alle Befunde zusammen betrachten, um bei älteren Patienten einen Verdacht auf neurologische Beeinträchtigungen äußern zu können. Beurteilen Sie die Orientierung des älteren Patienten nach Zeit und Ort durch sorgfältige und vollständige Befragung. Bei älteren Menschen können große Unterschiede in Bezug auf Erinnerung und Orientierung (in die Vergangenheit und Gegenwart) bestehen. Sofern niemand außer Ihnen den Grundzustand des älteren Patienten am Einsatzort beschreiben kann, gehen Sie davon aus, dass Defizite auf eine akute neurologische Verletzung, Hypoxie, Hypotonie oder eine Kombination der drei Faktoren hindeuten.

> **Was ist die Baseline?**
>
> Es ist von entscheidender Bedeutung, den Ausgangs- bzw. Normalzustand eines älteren Patienten zu erheben. Dies kann die Einholung von Informationen vom Patienten, von Familienmitgliedern und/oder von Pflegepersonen beinhalten.

Exposure/Environment

Ältere Menschen sind anfälliger für Veränderungen in ihrer Umwelt. Ihre Fähigkeit, auf Änderungen der Umgebungstemperatur durch Wärmeerzeugung oder Wärmeableitung zu reagieren, verringert sich. Die Wärmeregulierung kann im Zusammenhang stehen mit:

- einem Ungleichgewicht von Elektrolyten,
- einer Reduktion des Grundumsatzes,
- einer verminderten Fähigkeit von Muskelzittern,
- einer Arteriosklerose, und
- den Auswirkungen von Drogen oder Alkohol.

Hyperthermie kann aus zerebrovaskulären Zwischenfällen (Schlaganfällen) oder Medikamenten, wie Diuretika, Antihistaminika und Anti-Parkinson-Medikamenten, resultieren. Hypothermie geht häufig mit einem verminderten Stoffwechsel, vermindertem Körperfettanteil, einer weniger effizienten peripheren Vasokonstriktion und einer schlechten Ernährung einher.

> **FÜR ZUSÄTZLICHE INFORMATIONEN**
>
> Abschnitt *Beurteilung* im Kapitel 15: „Geriatrisches Trauma"

Management

Das Management des geriatrischen Patienten unterscheidet sich nicht wesentlich vom Management eines erwachsenen Patienten. Denken Sie jedoch daran, dass die Behandlung - je nach Fall - mehr oder weniger aggressiv sein soll.

Atemweg

Das Vorhandensein von Zahnprothesen, was bei älteren Patienten üblich ist, kann das Atemwegsmanagement beeinträchtigen.

Leicht verletzbares Nasopharynx-Schleimhautgewebe und die mögliche Verwendung von Antikoagulanzien erhöhen das Blutungsrisiko bei älteren Patienten, wenn ein nasopharyngealer Atemweg gesetzt wird. Diese Blutung kann die Atemwege des Patienten weiter beeinträchtigen und zur Aspiration führen.

Atmung

Ältere Menschen haben eine erhöhte Steifheit des Thorax. Eine verringerte Muskelkraft des Thorax und eine verringerte Flexibilität der Knorpel machen den Brustkorb weniger flexibel. Diese und andere Änderungen sind für die Verringerung der Lungenvolumina verantwortlich. Der ältere Patient benötigt möglicherweise früher eine assistierte Beatmung mittels Beatmungsmaske als jüngere Traumapatienten. Die auf den Beatmungsbeutel ausgeübte mechanische Kraft muss möglicherweise erhöht werden, um den erhöhten Widerstand der Brustwand zu überwinden.

> **TIPP**
>
> Wie die niedrigeren Lungenvolumina des älteren Patienten zeigen, sind bei der Maske-Beutel-Beatmung häufig keine großen Tidalvolumina erforderlich, da dies zu unbeabsichtigten Folgen, wie einem Pneumothorax, führen kann.

Kreislauf

Ältere Menschen haben oft schlechte Herz-Kreislauf-Reserven. Reduziertes zirkulierendes Blutvolumen, mögliche chronische Anämie und vorbestehende myokardiale und koronare Erkrankungen führen dazu, dass die Patienten nicht in der Lage sind, geringe Mengen an Blutverlust selbst zu tolerieren.

Aufgrund der Schlaffheit der Haut oder der Verwendung von Antikoagulanzien neigen geriatrische Patienten zu größeren Hämatomen und möglicherweise zu einer vermehrten inneren Blutung. Eine frühzeitige Kontrolle der Blutung durch direkten Druck auf offene Wunden, die Stabilisierung oder Immobilisation von Frakturen, und ein schneller Transport in ein Traumazentrum sind daher unerlässlich.

Immobilisation

Eine Zervikalstütze sollte bei älteren Patienten mit schwerer Kyphose die Atemwege oder die Halsschlagadern nicht komprimieren. Weniger übliche Mittel zur Immobilisation, wie z. B. ein gerolltes Handtuch und ein „Headblock", können verwendet werden, wenn für den jeweiligen Patienten keine Zervikalstützen in einer Standardgröße verwendet werden können.

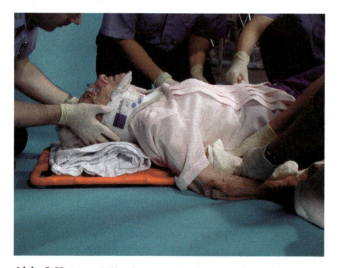

Abb. 8-11 Immobilisation eines Patienten mit Kyphose.
© Jones & Bartlett Learning

- Atemfrequenz: 24 Atemzüge/Min, nicht angestrengt
- SpO_2: 97% / O_2
- Glukose: 128 mg/dl (7,1 mmol/l)
- Hautzustand und -temperatur: blass, kühl und trocken
- Körpertemperatur: 36,4 °C
- Schmerzen: 3/10 im Halsbereich

Die relevante Patientenbefragung ergibt Folgendes:

- keine Allergien
- zurzeit werden täglich 40 mg Labetalol eingenommen
- Bluthochdruck ist bekannt

Frage:

- Welche Managementoptionen haben wir, basierend auf dem, was wir über den Patienten wissen?

FÜR ZUSÄTZLICHE INFORMATIONEN

Abschnitt *Management* im Kapitel 15: „Geriatrisches Trauma"

Längerer Transport

Die Versorgung älterer Traumapatienten sollte den allgemeinen Richtlinien für die präklinische Versorgung eines verletzten Patienten folgen. Bei längeren Transportzeiten gibt es jedoch einige besondere Umstände. Zum Beispiel sollten geriatrische Patienten mit weniger signifikanten anatomischen Verletzungen direkt in ein Traumazentrum gebracht werden.

Die Behandlung eines Schocks über einen längeren Zeitraum erfordert eine sorgfältige Neubeurteilung der Vitalfunktionen während des Transports. Nachdem Sie eine Blutung mit lokalen Maßnahmen unter Kontrolle gebracht haben, titrieren Sie die Flüssigkeitsgabe, um das intravaskuläre Volumen zu erhöhen, während Sie bei einem Patienten mit eingeschränkter Herzfunktion eine potenzielle Volumenüberlastung vermeiden.

Durch die Immobilisation auf einem Rettungsbrett bzw. Spineboard besteht für geriatrische Patienten ein erhöhtes Risiko auf druckbedingte Hautulcera bei

---

FALLBEISPIEL 2: TEIL 2

Sie führen den Secondary Survey durch und finden keine weiteren Verletzungen. Die Vitalfunktionen sind wie folgt:

- Blutdruck: 60/32 mm Hg
- Herzfrequenz: Radialispuls bei 68 Schlägen/Min

längeren Transporten. Eine geschwächte Hautstruktur und eine beeinträchtigte Gefäßversorgung führen schneller zu Komplikationen als bei jüngeren Traumapatienten. Ziehen Sie bei langen Transportzeiten in Erwägung, den Patienten auf einer Vakuummatratze, ein gepolstertes Spineboard oder einer Tragenauflage zu lagern, um die Haut des Patienten zu schützen.

Bei geriatrischen Patienten mit langen Transportzeiten ist die Kontrolle der Umweltbedingungen unerlässlich. Die Begrenzung der Körperexposition und die Kontrolle der Umgebungstemperatur des Fahrzeugs sind wichtig, um eine Unterkühlung zu begrenzen.

Schließlich kann der Transport des geriatrischen Traumapatienten in abgelegenen Regionen eine Indikation für die Luftrettung sein. Der Transport mit einem Hubschrauber kann die Dauer der Umweltexposition einschränken, die Dauer des Schocks reduzieren und einen früheren Zugang zur Versorgung des Traumazentrums, einschließlich frühzeitiger Operationen und Bluttransfusionen, gewährleisten.

Komplikationen bei Traumata

Das Wissen um die Medikation eines Patienten kann wichtige Informationen für die weitere Versorgung liefern. Eine vorbestehende Erkrankung beim älteren Traumapatienten ist ein signifikanter Befund. Die folgenden Wirkstoffklassen sind von besonderem Interesse, da sie häufig von älteren Menschen verwendet werden und ihr Einfluss auf die körperliche Untersuchung und das Management des Traumapatienten hoch ist:

- Beta-Blocker (z. B. Propranolol, Metoprolol) können für die absolute oder relative Bradykardie eines Patienten verantwortlich sein. In dieser Situation kann keine zunehmende Tachykardie als Anzeichen für einen sich entwickelnden Schock auftreten. Die Hemmung der normalen sympathischen Kompensationsmechanismen des Körpers durch das Medikament kann den tatsächlichen Grad der Kreislaufverschlechterung des Patienten verschleiern. Solche Patienten können scheinbar ohne Vorwarnung schnell dekompensieren.
- Kalziumkanalblocker (z. B. Diltiazem) können periphere Vasokonstriktion verhindern und den hypovolämischen Schock beschleunigen.
- Nichtsteroidale entzündungshemmende Medikamente (z. B. Ibuprofen) können zur Thrombozytenfunktionsstörung beitragen und die Blutung verstärken.
- Antikoagulanzien und Antithrombose-Medikamente (z. B. Clopidogrel, Aspirin, Marcumar) können die Blutung und den Blutverlust erhöhen. Die Daten legen nahe, dass die Anwendung von Marcumar das Risiko nachteiliger Nebenwirkungen bei isolierten Kopfverletzungen erhöht. Jede Blutung durch ein Trauma ist schwieriger zu kontrollieren, bzw. es muss schneller darauf reagiert werden. Noch wichtiger zu wissen ist, dass innere Blutungen schnell voranschreiten können, was zu Schock und Tod führt.
- Diabetes-Medikamente (z. B. Insulin, Metformin, Rosiglitazon) können mit den Ereignissen zusammenhängen, die zu den Verletzungen geführt haben, das Bewusstsein beeinflussen und die Blutzucker-Stabilisierung schwierig machen, wenn ihre Verwendung nicht erkannt wird.
- Hausmittel, einschließlich pflanzlicher Stoffe und Nahrungsergänzungsmittel, werden häufig verwendet. Die Aufnahme in die Medikamentenliste wird häufig von Patienten weggelassen, da die Patienten diese rezeptfreien Nahrungsergänzungsmittel oft nicht als „Arzneimittel" betrachten. Sie müssen den Patienten speziell nach seiner Verwendung befragen.

FALLBEISPIEL 2: ZUSAMMENFASSUNG

Sie führen unterwegs den Secondary Survey durch und transportieren den Patienten zu einem ausgewiesenen Traumazentrum. Unterwegs steigt der Blutdruck des Patienten nach einer Gabe von 400 ml isotoner Kochsalzlösung auf 80/50 mm Hg. Im Traumazentrum wird der Patient für drei Tage auf die Intensivstation eingeliefert und nach einer leichten Leberverletzung nach Hause entlassen.

Wichtige Aktionen:

- geriatrische Beurteilung zur Ermittlung potenzieller Lebensbedrohungen
- Ermittlung der besten Methode zum Management dieses Patienten
- die Neubeurteilung nach dem Patientenmanagement wird durchgeführt

> **FÜR ZUSÄTZLICHE INFORMATIONEN**
>
> Abschnitt *Lange Transportwege* im Kapitel 15: „Geriatrisches Trauma"

Schwangere Patientinnen

Anatomische und physiologische Veränderungen

Eine Schwangerschaft verursacht sowohl anatomische als auch physiologische Veränderungen in den Körpersystemen. Diese Veränderungen können die festgestellten Verletzungsmuster beeinflussen und die Beurteilung einer verletzten schwangeren Patientin besonders schwierig machen. Sie haben mit zwei oder mehr Patienten zu tun, und müssen sich der Veränderungen bewusst sein, die während der Schwangerschaft an der Anatomie und Physiologie der Frau aufgetreten sind.

Die Herzfrequenz der Frau steigt normalerweise um 15 bis 20 Schläge/Minute über dem Normalwert im dritten Trimenon an. Dies erschwert die Interpretation der Tachykardie. Der systolische und diastolische Blutdruck fällt im zweiten Trimenon normalerweise um 5 bis 15 mm Hg ab, erholt sich jedoch nach Ablauf der Periode häufig wieder. In der 10. Schwangerschaftswoche steigt die Herzleistung der Frau um 1 bis 1,5 Liter/Min. Bis zur Geburt hat das Blutvolumen der Frau um etwa 50 % zugenommen. Aufgrund dieser erhöhten Herzleistung und des Blutvolumens kann die schwangere Patientin 30 bis 35 % ihres Blutvolumens verlieren, bevor Anzeichen und Symptome einer Hypovolämie auftreten. Hypovolämischer Schock kann im dritten Trimenon zu vorzeitigen Wehen bei Patientinnen führen.

Bei einigen Frauen kann es zu einer erheblichen Hypotonie kommen, wenn sie sich in Rückenlage befinden. Diese hypotensionale Bauchlage der Schwangerschaft tritt typischerweise im dritten Trimenon auf und wird durch die Kompression der Vena cava durch den vergrößerten Uterus verursacht. Dies verringert den venösen Rückfluss zum Herzen aufgrund geringerer Füllung und Abfall von Herzleistung und Blutdruck dramatisch. Ähnlich wie beim Spannungspneumothorax handelt es sich hierbei um eine Form des obstruktiven Schocks, der nur ursächlich behandelt werden kann.

Die folgenden Manöver können zur Linderung von Hypotonie in Rückenlage verwendet werden:

1. Die Frau in halblinke Seitenlagerung legen. Wenn eine Immobilisierung der Wirbelsäule indiziert ist, sollte 10 bis 15 cm Polsterung

> **FALLBEISPIEL 3: TEIL 1**
>
> Ihr Rettungswagen wird zu einer 29-jährigen Frau geschickt, die in der 28. Woche schwanger ist. Sie hat ihr Gleichgewicht verloren und fiel mit einem Arm durch einen Glastisch. Die Patientin öffnet Ihnen die Haustür. Sie versucht, die Blutung aus ihrem Arm mit einem Küchentuch zu kontrollieren. Die Patientin hat starke Blutungen aus einer Wunde am linken Unterarm.
>
> Der Primary Survey zeigt:
>
> - X: Blutung aus dem linken Unterarm, teilweise mit einem Handtuch abgedeckt
> - A: frei
> - B: Atemfrequenz von 28 Atemzügen/Min; beidseitig normale Atemgeräusche
> - C: Pulsfrequenz 114 Schläge/Min; Haut: warm, rosa und trocken
> - D: GCS-Score von 15; Pupillen gleich, rund und reaktiv
> - E: Wunde von ungefähr 7 cm am linken Unterarm; keine anderen Verletzungen sichtbar
>
> Frage
>
> - Sind Schwangere auf Grund ihrer schwangerschaftsbedingten physiologischen Veränderungen anfälliger für Traumata?

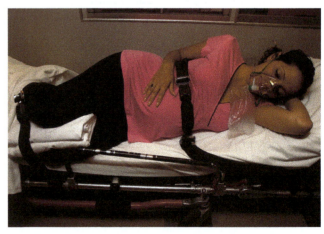

Abb. 8-12 Eine Links-Schräglage der Patientin entlastet die V. cava inferior vom Gewicht des Uterus und verbessert den venösen Rückfluss zum Herzen und damit den Blutdruck.

© Jones & Bartlett Learning. Mit freundlicher Genehmigung von MIEMSS.

unter die rechte Seite des Spineboards/der Vakuummatratze gelegt werden, sodass dieses schief liegt.
2. Wenn die Patientin nicht seitlich gelagert werden kann, sollte ihr rechtes Bein angehoben werden, um den Uterus nach links zu verschieben.
3. Der Uterus kann manuell zur linken Seite der Patientin verschoben werden.

FALLBEISPIEL 3: TEIL 2

Die Neubeurteilung der Patientin zeigt:

- X: Blutungskontrolle mittels Verband
- A: frei
- B: 20 Atemzüge/Min; normale Atemgeräusche
- C: schneller Puls
- D: GCS-Punktzahl: 15
- E: Wunde mittels Verband versorgt

Fragen

- Was ist das Besondere beim Schock in der fortgeschrittenen Schwangerschaft?
- Welche Managementoptionen haben wir, basierend auf dem, was wir über die Patientin wissen?
- Wie würden Sie diese Patientin transportieren?

FALLBEISPIEL 3: TEIL 3

Der Secondary Survey wird durchgeführt und dabei werden keine weiteren Verletzungen festgestellt. Die Vitalzeichen der Patientin sind:

- Blutdruck: 130/86 mm Hg
- Herzfrequenz und Qualität: 104 Schläge/Min mit starken Radialispulsen
- Atemfrequenz: 20 Atemzüge/Min, nicht angestrengt
- SpO_2: 98 % / in Raumluft
- Glukose: 90 mg/dl (5,0 mmol/l)
- Hautzustand und -temperatur: rosa, warm und trocken
- Körpertemperatur: 37 °C
- Schmerzen: 7/10 am linken Arm

Besondere Überlegungen

Transportieren Sie schwangere Patientinnen in einem Winkel von 45 Grad, um ein lagebedingtes hypotensives Syndrom zu verhindern.

Beurteilung

Wie bei nicht schwangeren Patientinnen ist die Auskultation von Darmgeräuschen im präklinischen Umfeld im Allgemeinen nicht hilfreich. In ähnlicher Weise ist es nicht sinnvoll, wertvolle Minuten für die Suche nach fötalen Herztönen zu vergeuden. Ihre Anwesenheit oder Abwesenheit wird das präklinische Management nicht beeinflussen.

Die äußeren Genitalien sollten auf Anzeichen einer vaginalen Blutung überprüft werden, und die Patientin sollte nach Kontraktionen und Bewegungen des Fötus gefragt werden. Kontraktionen können darauf hindeuten, dass eine etwaige Frühgeburt begonnen hat, während eine Abnahme der Bewegung des Fötus ein bedrohliches Zeichen für eine tief greifende fötale Störung sein kann.

Management

Bei einer verletzten schwangeren Patientin wird das Überleben des Fötus am besten durch die Fokussierung auf den Zustand der Mutter sichergestellt. Damit der Fötus überleben kann, muss die Mutter überleben. Es wird vorrangig darauf geachtet, einen offenen Atemweg zu gewährleisten und die Atmung zu unterstützen. Es sollte ausreichend Sauerstoff verabreicht werden, um einen Pulsoxymetrie-Wert von 94 % oder mehr aufrechtzuerhalten. Die Atmung muss möglicherweise unterstützt werden, insbesondere in späteren Stadien der Schwangerschaft. Mit Erbrechen sollte gerechnet werden und die Absaugbereitschaft hergestellt sein.

Die Ziele des Schockmanagements sind im Wesentlichen die gleichen, wie für jeden Patienten, und umfassen eine vernünftige Verabreichung von i.v.-Flüssigkeit, insbesondere wenn Hinweise auf einen dekompensierten Schock vorliegen. Hinweise auf vaginale Blutungen oder einen steifen, platten Bauch mit äußerlichen Blutungen im letzten Trimenon der Schwangerschaft können auf Abruptio placentae oder einen verletzten Uterus hindeuten. Diese Zustände bedrohen nicht nur das Leben des Fötus, sondern auch das der Mutter, da hier der Blutverlust schnell erfolgen kann. Es gibt keine guten Daten, um den besten Zielblutdruck für eine verletzte schwangere Patientin festzulegen. Die Wiederherstellung normaler systolischer und mittlerer Blutdruckwerte führt jedoch höchstwahrscheinlich zu einer besseren fetalen Perfusion, obwohl das Risiko besteht, dass bei der Frau eine zusätzliche innere Blutung gefördert wird.

Der Transport der schwangeren Traumapatientin sollte nicht verzögert werden. Jede schwangere Traumapatientin – auch diejenigen, die nur geringfügige Verletzungen zu haben scheinen – sollten schnell ins nächste geeignete Krankenhaus gebracht werden. Eine ideale Einrichtung ist ein Traumazentrum, in dem sowohl chirurgische als auch geburtshilfliche Fähigkeiten sofort verfügbar sind. Eine angemessene Versorgung der Mutter ist der Schlüssel zu ihrem Überleben, und zum Überleben des Fötus.

> **FALLBEISPIEL 3: ZUSAMMENFASSUNG**
>
> Der Secondary Survey wird während des Transports durchgeführt. Die Patientin wird mit dem Rettungswagen zum Traumazentrum transportiert. Nach Versorgung der Wunde und Rücksprache mit dem Gynäkologen wird die Patientin nach Hause entlassen.
>
> Wichtige Aktionen:
>
> - Beurteilung der schwangeren Patientin zur Ermittlung potenzieller Lebensbedrohungen
> - Ermittlung der besten Methode zur Behandlung dieser Patientin
> - die Neubeurteilung nach der Behandlung

ZUSAMMENFASSUNG

- Pädiatrische und geriatrische Patienten weisen einzigartige anatomische und physiologische Eigenschaften auf.
- Schmerztherapie ist ein wichtiger Aspekt der präklinischen Versorgung. Sie müssen bei der Bestimmung des am besten geeigneten Analgetikums mit klinischem Urteilsvermögen entscheiden. Vergessen Sie nicht, auch Basismaßnahmen zur Schmerzlinderung durchzuführen.
- Patienten mit bestimmten Verbrennungen benötigen eine spezielle Behandlung, die nur in einem ausgewiesenen Verbrennungszentrum angeboten wird.
- Grunderkrankungen bei geriatrischen Patienten können ein Problem bei der Versorgung darstellen.

FALLBEISPIEL ÜBERBLICK

Fallbeispiel 1: Teil 1

Wie häufig sind Verbrennungen bei pädiatrischen Patienten?	Verbrennungen liegen nach Verkehrsunfällen und Ertrinken an dritter Stelle.
Welche Arten von Verbrennungen sind am häufigsten?	Verbrühungen sind die häufigsten Verbrennungen bei Kindern im Alter von ein bis fünf Jahren.
Was würde Sie vermuten lassen, dass dies eine absichtlich verursachte Verbrennungsverletzung war?	Eine häufige Art von Kindesmissbrauch ist das Eintauchen der Gliedmaßen in heiße Flüssigkeiten. Vorsätzliche Verbrennungsverletzungen können anhand des Musters und der Verbrennungsstelle von versehentlichen Verbrennungen unterschieden werden. Bewusst herbeigeführte Verbrennungen haben oft klar abgrenzbare Kanten, wie man sie in Strümpfen oder Handschuhen findet. Wenn der Fuß oder die Hand eines Kindes in heißes Wasser gehalten wird, sind diese scharfen Kanten auch sichtbar. Unfallbedingte Verbrennungen, wie sie z. B. durch das Verschütten von heißer Flüssigkeit durch ein Kind verursacht werden, treten meistens an Kopf, Rumpf und Innenflächen der Hände und Füße auf.

Bei welcher Patientengruppe besteht ein erhöhtes Risiko für Verbrennungsverletzungen?	Ältere Erwachsene und junge Kinder sind am anfälligsten für Verbrennungen.
Wie schätzen wir die Verbrennungstiefe ein?	Verbrennungen 1. Grades (superficial burn), also oberflächliche Verbrennungen betreffen nur die Epidermis und werden als rot und schmerzhaft beschrieben.
	Verbrennungen 2. Grades (partial thickness burns) der Haut, sind solche, bei denen die Epidermis und unterschiedliche Abschnitte der darunterliegenden Dermis beteiligt sind. Sie können innerhalb dieser Klasse als oberflächlich oder tief eingeteilt werden. Verbrennungen, bei denen ein Teil der gesamten Hautschicht betroffen ist, erscheinen als Blasen oder als verbrannte Bereiche mit glitzernder oder nass wirkender Basis.
	Bei Verbrennungen 3. Grades (full thickness burns) sind alle Hautschichten betroffen. Meistens erscheinen diese Wunden als dicke, trockene, weiße, ledrige Verbrennungen, unabhängig von der Rasse oder Hautfarbe des Patienten.
	Verbrennungen 4. Grades (subdermal burn), sind solche, die nicht nur alle Hautschichten betreffen, sondern auch darunterliegendes Fett, Muskeln, Knochen oder innere Organe.
Was sind die besonderen anatomischen und physiologischen Eigenschaften eines pädiatrischen Patienten, die besorgniserregend sind?	■ Kinder haben einen relativ großen Hinterkopf, eine große Zunge und einen nach vorne gerichteten Atemweg. ■ Je kleiner das Kind ist, desto größer ist die Abweichung zwischen Schädel und Mittelgesicht. ■ Das relativ große Hinterhaupt bedingt die passive Beugung der Halswirbelsäule. ■ Diese Faktoren führen bei Kindern zu einem höheren Risiko einer Obstruktion der Atemwege als bei Erwachsenen. ■ Im Vergleich zu Erwachsenen ist der Larynx des Kindes kleiner und etwas anterior und kopfwärts, wodurch es schwieriger wird, die Stimmbänder bei Intubationsversuchen zu visualisieren. ■ Wenn beim Kleinkind Hypoxie auftritt, kompensiert der Körper durch Erhöhung der Atemfrequenz (Tachypnoe) und durch anstrengende Erhöhung der Atemarbeit, einschließlich verstärkter Thoraxexkursionen und der Verwendung von Hilfsmuskeln im Nacken und Bauchraum. ■ Aufgrund der hohen Körperoberfläche von Kindern neigen sie zu Hypothermie.
Fallbeispiel 1: Teil 2	
Ist ein erweitertes Atemwegsmanagement für diesen Patienten indiziert?	Ja. Eine endotracheale Intubation sollte bei Patienten mit akuter Atemnot, Patienten mit erschwerter Atemarbeit und bei Patienten, die Verbrennungen im Gesicht oder am Hals erlitten haben, in Betracht gezogen werden, da dies zu Ödemen und Atemwegsobstruktion führen kann.
	Die pädiatrische Intubation sollte nur von erfahrenen Rettungsdienstmitarbeitern durchgeführt werden und nur in Situationen, in denen diese Option ohne Zweifel die beste Entscheidung für den Patienten ist. BLS-Maßnahmen haben sich bei pädiatrischen Patienten mit Kopfverletzungen als gleich wirksam erwiesen.

(Fortsetzung)

FALLBEISPIEL: ÜBERBLICK (*FORTSETZUNG*)

Welche körperliche Beurteilung lässt auf ein Risiko für die Atmung schließen?	Bei einer umlaufenden Thoraxverbrennung nimmt die Compliance der Brustwand so stark ab, dass die Fähigkeit des Patienten zur Einatmung eingeschränkt wird. Der extrem belastbare Brustkorb eines Kindes führt häufig zu weniger Verletzungen der knöchernen Struktur des Thorax. Es besteht jedoch immer noch ein Risiko für eine Lungenverletzung, wie Lungenkontusion, Pneumothorax oder Hämatothorax. Obwohl Rippenfrakturen im Kindesalter selten sind, sind sie mit einem hohen Risiko für intrathorakale Verletzungen verbunden.
Was sind unsere Managementoptionen, basierend auf dem, was wir über den Patienten wissen?	▪ Decken Sie die Verbrennung mit einem trockenen sterilen Verband ab. ▪ Legen Sie einen i.v.-Zugang zur Flüssigkeitsgabe. ▪ Leiten Sie eine Schmerztherapie ein. ▪ Transportieren Sie den Patienten in ein Verbrennungszentrum.
Wie viel Prozent der Körperfläche wurde verbrannt?	Ungefähr 1 bis 2% nach Handflächenregel. Präklinisch wird die Verbrennungsgröße im Allgemeinen anhand der Neuner-Regel geschätzt. Die Neuner-Regel ist eine topographische Aufgliederung des Körpers, um die verbrannte Körperoberfläche abzuschätzen. Es ist wichtig zu wissen, dass Kinder andere Körperproportionen haben als Erwachsene. Daher müssen die Prozentsätze entsprechend angepasst werden.
Welche Beurteilungsmethoden stehen zur Verfügung, um die Verbrennungsgröße im präklinischen Umfeld einzuschätzen?	Die am weitesten verbreitete Methode ist die Neuner-Regel, die den Grundsatz anwendet, dass die Hauptregionen des Körpers bei Erwachsenen als 9% der Körperoberfläche gelten. Das Perineum oder der Genitalbereich macht 1 % aus. Verbrennungen können auch anhand der Handflächenregel beurteilt werden. Die Verwendung der Handfläche des Patienten ist eine weithin akzeptierte und seit langem bestehende Praxis zur Abschätzung der Größe kleinerer Verbrennungen. Es wurde jedoch nicht einheitlich definiert, wie viel genau eine Handfläche ausmacht und wie groß sie ist.
Was sind die ersten Maßnahmen, die Sie bei der Behandlung einer Verbrennungsverletzung ergreifen sollten?	▪ Löschen Sie alle Brände. ▪ Versorgen Sie die Verbrennung mit einem trockenen, sterilen, nicht haftenden Verband (Brandwundenverbandtuch). Ein trockener Verband ist wegen des erhöhten Risikos einer Hypothermie bei pädiatrischen Patienten wichtig. ▪ Verwenden Sie keine Salben oder andere topische Antibiotika. ▪ Halten Sie den Patienten warm, um Hypothermie zu vermeiden, insbesondere bei pädiatrischen Patienten, da sie ein erhöhtes Risiko für eine Unterkühlung haben.
Wie sollen Blasen bei Verbrennungen behandelt werden?	Im präklinischen Umfeld werden Blasen am besten während der relativ kurzen Transportzeit nicht geöffnet. Bereits geöffnete Blasen sollten mit einem sauberen, trockenen Verband bedeckt werden.

Welches Hilfsmittel würden Sie verwenden, um die Flüssigkeitsgabe bei einem verbrannten Patienten einzuschätzen?	Verwenden Sie die Parkland-Formel. Die Verwendung balancierter Vollelektrolytlösungen ist der beste Weg, um einen Verbrennungspatienten initial zu behandeln. Die Flüssigkeitsmenge, die für Patienten mit tiefer gehenden und vollen Verbrennungen mit > 20 % der Körperoberfläche verabreicht wird, sollte mit 2 ml Ringer-Laktat-Lösung × Patientengewicht in kg × % der Körperoberfläche begonnen werden. Die gezeigten Berechnungsmöglichkeiten sind insbesondere durch die präklinische Fehlabschätzung der verbrannten Körperoberfläche ungenau und zudem nur für die mittel- und langfristige Steuerung der Volumentherapie relevant. Bei Einhaltung einer Prähospitalzeit von einer Stunde ist beim erwachsenen Verbrennungspatienten standardmäßig die Gabe von 500–1.000 ml balancierter Vollelektrolytlösung präklinisch adäquat. Die Flüssigkeitsmenge wird je nach Menge der Harnausscheidung titriert. Vermeiden Sie einen Flüssigkeitsbolus, es sei denn, der Patient ist hypovoläm.
Wie wird die Flüssigkeitsgabe für pädiatrische Patienten angepasst?	Verwenden Sie 3 ml/kg/% Köperoberfläche.
Was bedeutet die „Rule Of Ten" im Rahmen der Flüssigkeitsgabe bei Verbrennungen?	Forscher des US-amerikanischen Army Institute of Surgical Research entwickelten die Rule Of Ten, um die initiale Flüssigkeitsgabe vorzugeben. Der Prozentsatz an verbrannter Körperoberfläche wird berechnet und auf die nächsten zehn Prozent gerundet. Der Prozentsatz wird dann mit 10 multipliziert, um die Anzahl der ml kristalloider Lösung pro Stunde zu erhalten. Diese Formel wird für Erwachsene mit einem Gewicht von 40 bis 70 kg verwendet. Bei Patienten, die den Gewichtsbereich überschreiten, werden für jedes 10 kg Körpergewicht über 70 kg zusätzliche 100 ml pro Stunde verabreicht. Unabhängig davon, mit welcher Methode der Flüssigkeitsbedarf berechnet wird, handelt es sich nur um eine Schätzung des Flüssigkeitsbedarfs. Das dem Patienten zugeführte tatsächliche Volumen muss, basierend auf dem klinischen Erscheinungsbild des Patienten, angepasst werden.
Fallbeispiel 1: Teil 3	
Welche Optionen haben Sie zur Schmerztherapie?	■ Fentanyl Erwachsene: 50–100 µg (1 µg/kg) intramuskulär (i.m.) oder i.v./i.o.; langsame Gabe bis max. 150 µg. Kinder: 1–2 µg/kg i.m., i.v., oder i.o.; langsame Gabe. ■ Ketamin analgetisch: 0,2–0,5 mg/kg

(Fortsetzung)

FALLBEISPIEL: ÜBERBLICK (*FORTSETZUNG*)

Würden Sie diesem Patienten Schmerzmittel verabreichen?	Die anfängliche Schmerzbehandlung wird durch die Basismaßnahmen durchgeführt, einschließlich der Abdeckung der verbrannten Stellen mit einem trockenen sterilen Verband. Verbrennungen sind extrem schmerzhaft und erfordern eine angemessene Aufmerksamkeit bei der Schmerzlinderung, die im präklinischen Umfeld beginnt. Analgetika wie Fentanyl (1 µg/kg Körpergewicht) oder Morphin (0,1 mg/kg Körpergewicht) in angemessenen Dosierungen sind zur Schmerzbekämpfung erforderlich.
Welche Vorteile bietet eine Analgesie?	Schmerzbehandlung ist ein grundlegender Aspekt der präklinischen Patientenversorgung.
Was ist die geeignetste Schmerztherapie für diesen Patienten?	Opioid-Analgetika wie Morphin oder Fentanyl sind akzeptabel. Morphin hat eine längere Wirkdauer, kann aber auch hämodynamische Effekte verursachen.
Wohin würden Sie diesen Patienten transportieren?	Ein Verbrennungszentrum ist die beste Wahl. Patienten mit starken Verbrennungen sollten in Zentren mit speziellen Fachkenntnissen und Ressourcen versorgt werden. Der sofortige Transport führt zu einer niedrigeren Sterblichkeitsrate und weniger Komplikationen. Ein Verbrennungszentrum kann, je nach Auslegung, Erwachsene, Kinder oder beide Patientenarten behandeln.

Fallbeispiel 2: Teil 1

Warum hat dieser Patient ein erhöhtes Risiko bei einem Trauma?	Die funktionalen Fähigkeiten, einschließlich langsamer Reaktionszeiten und Reflexe, werden reduziert.

Welche vorbestehenden Erkrankungen betreffen geriatrische Traumapatienten?	- Typische Befunde bei schweren Erkrankungen, wie Fieber, Schmerzen oder Druckempfindlichkeit, können sich bei älteren Patienten langsamer entwickeln und die auftretenden Anzeichen und Symptome verwechselt werden.
	- Ältere Patienten sind möglicherweise nicht richtig ernährt oder mit ausreichend mit Flüssigkeit versorgt.
	- Darüber hinaus kann sich Folgendes auf jeden Schritt des Primary Surveys auswirken:
	  - X - gerinnungshemmende Medikamente
	  - A - Krümmungen der Wirbelsäule, wie Kyphose
	  - B - Beeinträchtigung der mechanischen Belüftung und verminderte Oberfläche für den Gasaustausch
	  - C - Ältere Patienten haben eine Degeneration der Herzmuskelzellen und weniger Schrittmacherzellen. Implantierter Schrittmacher und/oder Defibrillator
	  - antihypertensive und/oder Medikamente zur Kontrolle der Herzfrequenz
	  - D - Verändertes Bewusstsein oder neurologische Störungen sind für viele ältere Patienten ein erhebliches Problem.
	  - E - Bei älteren Patienten nimmt das Gewicht der Skelettmuskulatur ab, die Knochen werden schwächer, Degeneration von Gelenken und Osteoporose. Der Verlust des Fettgewebes kann den älteren Menschen zur Hypothermie prädisponieren.

Welche anatomischen und physiologischen Veränderungen im Zusammenhang mit dem Alter wirken sich auf die Atemwege von Traumapatienten aus?	- Änderungen der Gesichtskonturen - Das Nasen-Rachen-Gewebe wird mit zunehmendem Alter immer fragiler. - Krümmungen der Wirbelsäule, wie Kyphose, möglich
Welche anatomischen und physiologischen Veränderungen im Zusammenhang mit dem Alterungsprozess beeinflussen die Atmung bei Traumapatienten?	Die Atemfunktion verringert sich bei älteren Personen teilweise durch eine verringerte Elastizität des Thorax und auch durch eine Versteifung der Atemwege. Die Alveolarfläche in der Lunge nimmt mit dem Alter ab. Es wird geschätzt, dass sie nach 30 Jahren für jedes Jahrzehnt um 4 % abnimmt.
Welche anatomischen und physiologischen Veränderungen, die mit dem Altern zusammenhängen, beeinflussen das Herz-Kreislauf-System bei Traumapatienten?	Die altersbedingte Abnahme der arteriellen Elastizität führt zu einem erhöhten peripheren vaskulären Widerstand und das kardiovaskuläre System wird bei der Bewegung von Flüssigkeiten im Körper weniger effizient. Das Herzzeitvolumen nimmt zwischen 20 und 80 Jahren um etwa 50 % ab. Bei Patienten, die älter als 75 Jahre sind, haben 10 % einen gewissen Grad an Herzinsuffizienz.
Welche anatomischen und physiologischen Veränderungen im Zusammenhang mit dem Alter wirken sich bei Traumapatienten auf das Nervensystem aus?	Mit zunehmendem Alter nehmen das Gewicht des Gehirns und die Anzahl der Nervenzellen ab. Die Geschwindigkeit, mit der Nervenimpulse entlang bestimmter Nerven geleitet werden, nimmt ebenfalls ab. Dies führt zu geringen Einschränkungen in Bezug auf Verhalten und Denken. Reflexe sind zwar etwas langsamer, aber nicht wesentlich. Kompensationsfunktionen können beeinträchtigt werden. Allgemeiner Erfahrungs- und Wortschatz nehmen zu oder werden beibehalten, wohingegen Fähigkeiten, die eine mentale und muskuläre Aktivität erfordern (psychomotorische Fähigkeiten), abnehmen können.
Beeinflusst dies die Fähigkeit des geriatrischen Patienten, Schmerzen wahrzunehmen?	Aufgrund des Alterungsprozesses und des Auftretens von Krankheiten, wie Diabetes, können ältere Menschen Schmerzen normalerweise nicht normal wahrnehmen, wodurch sie einem erhöhten Verletzungsrisiko aufgrund von Hitze und Kälte ausgesetzt werden. Das Leben mit täglichen Schmerzen kann zu einer erhöhten Toleranz gegenüber Schmerzen führen, was wiederum dazu führen kann, dass ein Patient keine Verletzungen erkennt. Bei der Beurteilung von Patienten, insbesondere von Patienten, denen es normalerweise „überall weh tut" oder bei denen eine hohe Toleranz gegenüber Schmerzen zu bestehen scheint, sollten die Rettungsdienstmitarbeiter Regionen ermitteln, in denen der Schmerz zugenommen hat oder in denen sich der Schmerzbereich vergrößert hat. Es ist auch wichtig, die Schmerzmerkmale oder sich verschlimmernden Faktoren seit dem Trauma zu beachten.

(Fortsetzung)

FALLBEISPIEL: ÜBERBLICK (FORTSETZUNG)

Fallbeispiel 2: Teil 2

Was sind unsere Managementoptionen, basierend auf dem, was wir über den Patienten wissen?	■ Ziehen Sie eine Immobilisation der Wirbelsäule in Betracht. Möglicherweise muss aufgrund der Krümmung der Wirbelsäule in die Hohlräume weitere Polsterung zum Auffüllen gegeben werden. ■ Führen Sie einen Secondary Survey durch. ■ Verabreichen Sie kristalloide Flüssigkeiten, um einen systolischen Blutdruck von 80 mm Hg zu halten.

Fallbeispiel 3: Teil 1

Verursacht die Schwangerschaft bei Patientinnen physiologische Veränderungen, die sie für ein Trauma prädisponieren?	■ Ja. Schwangere Patientinnen haben hormonelle Veränderungen, die ihre Gelenke weicher und sie für Stürze anfällig machen. ■ Sie haben auch im fortgeschrittenen Stadium der Schwangerschaft einen veränderten Schwerpunkt. ■ Sie sind ebenso relativ anämisch, haben ein reduziertes Atemzugvolumen, ein erhöhtes Aspirationsrisiko, das Risiko von stumpfen Verletzungen des bereits unter Druck stehenden Abdomens und das Risiko von Blutungen aufgrund einer Plazentalösung.

Fallbeispiel 3: Teil 2

Was ist das Besondere am Schock in der fortgeschrittenen Schwangerschaft?	Frauen in der fortgeschrittenen Schwangerschaft haben ein erhöhtes Blutvolumen (etwa 1 Liter). Sobald der Schock deutlich wird, haben sie bereits viel Blut verloren.
Was sind unsere Managementoptionen, basierend auf dem, was wir über die Patientin wissen?	■ Transprotieren Sie die Patientin zur Wunderversorgung ins Krankenhaus.
Wie würden Sie diese Patientin transportieren?	■ Transportieren Sie diese Patientin in einem Winkel von 45 Grad, um ein positionelles hypotensives Syndrom zu vermeiden.

© National Association of Emergency Medical Technicians.

WIEDERHOLUNGSFRAGEN

1. Sie fahren zu einem Unfall mit zwei Autos auf der Autobahn. Einer der Insassen des Fahrzeugs ist ein 2-jähriger Junge, der in einem Kindersitz nicht ordnungsgemäß fixiert wurde. Bei Ihrem Eintreffen sitzt er auf dem Kindersitz, der leicht schräg gedreht ist. Auf der Rückseite der Kopfstütze des Sitzes vor ihm befindet sich Blut. Trotz zahlreicher Schürfwunden und kleinerer Blutungen an Kopf, Gesicht und Hals wirkt das Kind ruhig.

   Die Untersuchung ergibt Folgendes:

   • Das Kind wiederholt leise und schwach „Ma-ma, Ma-ma".

   • Seine Pulsfrequenz beträgt 180 Schläge / Minute, wobei die Radialispulse schwächer als die Karotispulse sind.

   • Der Blutdruck beträgt 50 mm Hg palpatorisch.

   • Die Atemfrequenz beträgt 22 Atemzüge / Minute, leicht unregelmäßig, aber ohne abnormale Geräusche.

   Was bedeuten diese Zeichen?
   A. Multisystemtrauma
   B. Traumatische Hirnverletzung
   C. Fraktur der oberen Extremität
   D. Darmverletzung

2. Mit welchen Merkhilfen sollten Sie das allgemeine Erscheinungsbild des Kindes beurteilen?
   A. APGAR
   B. CRADLE
   C. RATE
   D. TICLS

3. Was sind die wichtigsten Maßnahmen zur Stabilisierung für diesen Patienten?
   A. Blutungskontrolle.
   B. Manuelle Inline-Stabilisierung der Halswirbelsäule und Sauerstoffgabe mittels Maske.
   C. Schmerztherapie einleiten.
   D. Etablierung eines intraossären Zugangs.

4. Während Sie den Patienten weiter untersuchen bemerken Sie, dass das Kind aufgehört hat zu sprechen und nur in den Raum zu starren scheint. Sie bemerken auch, dass seine Pupillen leicht geweitet sind und seine Haut blass und schweißig ist. Was könnte die Ursache für diese Veränderungen sein?
   A. Gehirnerschütterung
   B. Dekompensierter Schock
   C. Hämatothorax
   D. Rückenmarksverletzung

5. Was sollten Sie tun?
   A. Gabe kleiner Dosen Mannitol (0,5 bis 1 g / kg Körpergewicht).
   B. Fentanyl gegen Schmerzen verabreichen.
   C. Infusion von normaler Kochsalzlösung in 20-ml / kg-Boli.
   D. Leichte Hyperventilation, um den Hirndruck zu senken.

6. Zehn Minuten von der Unfallstelle entfernt gibt es ein lokales Krankenhaus, welches jedoch nicht über pädiatrische Intensiv-, neurochirurgische oder orthopädische Ressourcen verfügt. Eine Stunde entfernt befindet sich ein Kinderkrankenhaus. Welches ist das am besten geeignete Krankenhaus für dieses Kind?
   A. Transportieren Sie das Kind bodengebunden zum lokalen Krankenhaus, da es am nächsten ist.
   B. Transportieren Sie das Kind bodengebunden zum Kinderkrankenhaus, da es über die notwendigen Ressourcen zur Behandlung des Patienten verfügt.
   C. Transportieren Sie das Kind auf dem Luftweg in die Kinderklinik.
   D. Lassen Sie den Elternteil bestimmen, wohin das Kind transportiert werden soll.

MUSTERLÖSUNG

Frage 1: A.
Der Verletzungsmechanismus lässt auf ein Multisystemtrauma schließen.

Frage 2: D.
Sie sollten TICLS verwenden:
Tonus. Bewegt sich spontan, sträubt sich gegen die Untersuchung, sitzt oder steht (altersgemäß)
   Interaktion. Erscheint aufmerksam und reagiert auf den Untersuchenden, interagiert mit Menschen und der Umwelt, greift nach Spielzeug / Gegenständen (z. B. Taschenlampe)
   Tröstbarkeit. Reagiert unterschiedlich auf die Elternteile vs. Rettungsdienstmitarbeiter
   Blick. Hält Augenkontakt zum Untersuchenden und verfolgt diesen
   Sprache / Schrei. Schreit stark oder verwendet altersgerechte Sprache

Frage 3: B.
Die Überlebensrate bei starkem Blutverlust ist bei Kindern niedrig. Da die Gefahr von äußerlichen Blutungen in diesem Fall gering ist, sollten Sie eine manuelle Inline-Stabilisierung der Halswirbelsäule vornehmen und die Atemwege freihalten.

Frage 4: B.
Dies sind Anzeichen dafür, dass das Kind schnell dekompensiert.

Frage 5: C.
Eine verzögerte Flüssigkeitsgabe bei pädiatrischen Patienten wurde mit signifikant schlechteren klinischen Outcomeraten und einer erhöhten Sterblichkeitsrate in Verbindung gebracht.

Frage 6: C.
Aufgrund der Art der Verletzungen des Kindes ist der Hubschraubertransport zum nächstgelegenen Kindertraumazentrum besser geeignet als der bodengebundene Transport zu einem nahe gelegenen Krankenhaus.

QUELLEN UND WEITERFÜHRENDE LITERATUR

National Association of Emergency Medical Technicians. *PHTLS: Prehospital Trauma Life Support*. 9th ed. Burlington, MA: Public Safety Group; 2019.

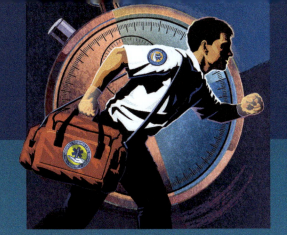

KAPITEL 9

Zusammenfassung

LERNZIELE
- Diskussion der Schlüsselpunkte in der Versorgung von Traumapatienten – die „Goldenen Prinzipien"
- Diskussion der Bedeutung der präklinischen Versorgung, um die Anzahl von Toten und dauerhaft Geschädigten aufgrund von Trauma zu verringern.

Einführung

Die Medizin besteht aus Prinzipien, die die Richtung bestimmen. Diese Lektion fasst die goldenen Prinzipien der Traumaversorgung zusammen. Das Fundament des Prehospital Trauma Life Support (PHTLS)-Programmes ist es, dass die Patientenversorgung durch *Entscheidungen* geleitet werden soll, nicht durch *Protokolle*. Dadurch entstanden diese „Goldenen Prinzipien", die den Rettungsfachkräften eine Möglichkeit geben, das Ergebnis für die Patienten zu verbessern, indem sie schnelle Entscheidungen treffen können, die wichtigsten Interventionen am Einsatzort initiieren und den Patienten zeitnah in eine geeignete Klinik zur Versorgung transportieren.

Prinzipien versus Präferenzen

Die Präferenzen, wie diese Prinzipien erreicht werden können, hängen von verschiedenen Faktoren ab:

- die Lage an der Einsatzstelle
- der Zustand des Patienten
- Ihr Wissen, Können und Ihre Erfahrung
- lokale Protokolle
- die verfügbare Ausrüstung

Die Wissenschaft der Medizin

Die Kunst der präklinischen Versorgung basiert auf Erfahrungen. Es gibt aber auch Standards der Patientenversorgung, an die wir alle in der Versorgung einzelner Patienten gebunden sind.

Prinzipien versus Präferenzen

Prinzipien sind grundlegende wissenschaftliche oder evidenzbasierte Grundsätze, mit denen Rettungskräfte das Überleben und die Genesung der Patienten verbessern.

Präferenzen sind die Art und Weise, auf die eine, in der Präklinik tätige Person, diese Prinzipien erreicht.

Die Präferenzen, wie die Prinzipien zu erreichen sind, hängen von mehreren Faktoren ab:

- der Situation
- Zustand des Patienten
- dem Wissen des Anwenders sowie seiner Fertigkeiten und Erfahrungen
- lokale Protokolle (SOPs, Standard Operating Procedures)
- zur Verfügung stehende Ausrüstung

> **FALLBEISPIEL: TEIL 1**
>
> Sie werden zu einem Unfall mit einem Fahrzeug alarmiert, das auf einer Landstraße in bewaldetem Gebiet gegen einen Baum gefahren ist. Das Wetter ist klar und sonnig. Es gibt keinen weiteren Verkehr. Bei Annäherung an die Einsatzstelle sehen Sie, dass die Windschutzscheibe spinnennetzartig gerissen ist.
>
> Fragen:
> - Welche Schlüsse bezüglich einer Immobilisation der Wirbelsäule ziehen Sie aus dieser Situation?
> - Ändert sich Ihre Beurteilung der Situation, wenn Benzin aus dem Tank tropft?

> **TIPP**
>
> Eine klare Kommunikation des Unfallmechanismus und der Patientenversorgung mit der aufnehmenden Klinik ist essenziell.

Situation

Die Beurteilung der Situation beinhaltet alle Faktoren an der Einsatzstelle, die Ihr Vorgehen beeinflussen können. Dies beinhaltet unter anderem, aber nicht ausschließlich:

- Gefahren an der Einsatzstelle
- Anzahl der Patienten
- Wo die Patienten sich befinden
- Position des Unfallfahrzeugs
- Kontaminationen oder Gefahrstoffe (CBRNE)
- Feuer bzw. Brandgefahr
- Wetter
- Absicherung der Einsatzstelle durch die Polizei
- Zeit bzw. Entfernung zum Krankenhaus inkl. Unterscheidung zwischen der Leistungsfähigkeit der nächsten Klinik und dem nächsten Traumazentrum
- Anzahl der Rettungskräfte und anderer potenzieller Helfer an der Einsatzstelle
- Zuschauer
- Transportkapazität an der Einsatzstelle
- Andere entfernter einsatzbereite Transportmittel (d.h. Rettungshubschrauber, weitere Rettungswagen)

Alle diese Bedingungen und Umstände können sich ständig ändern und beeinflussen die Möglichkeiten der Rettungskräfte, auf die Bedürfnisse des Patienten zu reagieren.

Patientenzustand

Der nächste Bestandteil des Entscheidungsprozesses betrifft den Gesundheitszustand des Patienten. Die wichtigste diesbezügliche Frage ist: „Wie krank ist der Patient?" Einige Aspekte, die hier einfließen werden, umfassen:

- das Alter des Patienten
- physiologische Faktoren, welche die Endorganperfusion beeinflussen (Blutdruck, Puls, Atemfrequenz, Hauttemperatur etc.)
- die Ursache des Traumas
- den Zustand des Patienten vor dem Ereignis
- Medikamente, die der Patient einnimmt, Drogen- und Alkoholkonsum

Fachkompetenz des Rettungsdienstpersonals

Die Kenntnisse des Personals kommen aus verschiedenen Quellen, einschließlich ihrer initialen Ausbildung, ständiger Fort- und Weiterbildung, lokaler Protokolle, Einsatzerfahrung und trainierter Fähigkeiten. Ihr persönlicher Kenntnisstand und Ihre Erfahrung haben einen erheblichen Einfluss auf die Wahl Ihrer Präferenzen. Wie wohl Sie sich bei der Durchführung einer Maßnahme fühlen, hängt stark davon ab, wie oft Sie diese in der Vergangenheit angewendet haben.

Als Rettungsdienstpersonal sollten Sie bedenken:

- Kann der Patient seinen Atemweg selber offenhalten? Falls nicht: welche Hilfsmittel stehen zur Verfügung und welches dieser Hilfsmittel ist Ihnen am vertrautesten?
- Wann haben Sie das letzte Mal eine endotracheale Intubation durchgeführt?
- Wie gut können Sie mit dem Laryngoskop umgehen?
- Wie vertraut ist Ihnen die Anatomie des Oropharynx?
- Wie oft haben Sie bei einem lebenden Patienten oder wenigstens an einem Tiertrainingsmodell eine Notfallkoniotomie durchgeführt?

> **KRITISCHE FRAGEN**
>
> Wir nehmen wieder Bezug auf einen Patienten in einem Unfall mit nur einem Fahrzeug. Beide zuerst an der Einsatzstelle eintreffenden Rettungskräfte sind Notfallsanitäter (Rettungssanitäter HF in der Schweiz) und arbeiten seit zwei Jahren zusammen. Das letzte Auffrischungstraining zur endotrachealen

Intubation fand vor einem Jahr statt. Einer der Notfallsanitäter hat seinen letzten Tubus vor zwei Monaten gelegt, sein Partner vor einem Monat. Die Anwendung von Muskelrelaxantien zur endotrachealen Intubation ist nicht freigegeben, allerdings dürften sie Sedativa nutzen. Vor Kurzem fand ein Training zur Blutungskontrolle, einschließlich der Nutzung von Tourniquet und hämostyptischen Verbänden, statt.

Wie wird sich Ihr Trainingslevel darauf auswirken, wie der Patient an der Einsatzstelle behandelt wird?

Verfügbare Ausrüstung

Die Erfahrung eines Rettungsdienstmitarbeiters bringt nichts, wenn er nicht die geeignete Ausrüstung zur Verfügung hat. Der Notfallsanitäter bzw. Notarzt muss die Geräte oder Materialien verwenden, die an der Einsatzstelle verfügbar sind. So kann Blut beispielsweise die beste Option für Traumapatienten darstellen, aber präklinisch ist Blut üblicherweise nicht verfügbar. Daher stellen balancierte kristalloide Vollelektrolytlösungen aufgrund ihrer Verfügbarkeit die beste Option dar.

Lokale Protokolle (Algorithmen, SOPs)

Lokale Protokolle bzw. Algorithmen oder SOPs geben vor, was ein Rettungsdienstmitarbeiter an der Einsatzstelle und unter welchen Umständen tun soll. Diese Protokolle sollen und können nicht in Kochbuchform beschreiben, wie man jeden Patienten versorgt. Stattdessen sollen sie das Vorgehen am Patienten in einer systematischen Weise leiten, die konsistent mit bewährten Vorgehensweisen, den verfügbaren Ressourcen und dem eigenen Wissensstand ist

TIPP

Auch wenn beim Unfall im Fallbeispiel eine Rapid Sequence Induction (Blitzeinleitung) mit endotrachealer Intubation nützlich und indiziert zu sein scheint, wenn die lokalen Protokolle den Notfallsanitätern keine Narkosedurchführung gestatten (wie in notarztbasierten Rettungssystemen üblich), können Sie diese nicht ohne weiteres anwenden.

TIPP

Lokale Protokolle geben oft vor, welche Maßnahmen vor Ort getroffen werden und welches Zielkrankenhaus angefahren wird. Zum Beispiel können sie Indikationen für die Wirbelsäulenimmobilisation oder den Transport in ein spezielles Traumazentrum beinhalten.

FALLBEISPIEL: TEIL 2

Der Patient zeigt unter anderen folgende Parameter:

- Der Patient hat Atemnot bei einer Atemfrequenz von 30 Atemzügen pro Minute.
- Seine Herzfrequenz beträgt 110 Schläge pro Minute.
- Sein Blutdruck ist 90 mm Hg palpatorisch.
- Die Bestimmung der Glasgow Coma Scale (GCS) ergibt einen Wert von 11 (E 3, V 3, M 5).
- Er ist ca. 25 Jahre alt.
- Er hatte keinen Sicherheitsgurt angelegt.
- Er liegt auf dem Armaturenbrett, neben dem Airbag auf der Fahrerseite.
- Er hat eine deutliche Fehlstellung des rechten Beins in der Mitte des Oberschenkels sowie eine offene Fraktur des linken Knöchels mit erheblicher Blutung.
- Im Fußraum befindet sich ca. 1 l Blut nahe dem Knöchel.

Ihnen steht eine komplette Ausrüstung eines Rettungswagens zur Verfügung, die zu Beginn der Schicht überprüft wurde. Diese beinhaltet endotracheale Tuben, Laryngoskop, Tourniquet und andere Ausstattung gemäß den gängigen Normen. Alle üblichen Medikamente sind vorhanden, einschließlich hämostyptischer Verbandstoffe.

Frage

- Welche Prioritäten setzen Sie in der Behandlung?

> **FÜR ZUSÄTZLICHE INFORMATIONEN**
>
> Abschnitt *Prinzipien und Präferenzen* Kapitel 2: „Wissenschaftliche Betrachtung der präklinischen Notfallmedizin: Prinzipien, Präferenzen und kritisches Denken".

Die „Goldenen Prinzipien" der präklinischen Traumaversorgung

Als Rettungsdienstpersonal müssen Sie Patienten mit multiplen Verletzungen erkennen und deren Behandlung gemäß diesen „goldenen Prinzipien" priorisieren.

> **TIPP**
>
> Diese Prinzipien müssen nicht zwingend in der aufgelisteten Reihenfolge umgesetzt werden, müssen jedoch alle beachtet werden, um eine optimale Versorgung des Verletzten sicherzustellen.

1. Gewährleisten Sie die Sicherheit der Rettungskräfte und der Patienten.

Die Sicherheit an der Einsatzstelle hat absolute Priorität bei jedem Einsatz. Sie müssen einen Sinn für die Lage und eventuelle Veränderungen bei allen Arten von Einsätzen entwickeln. Dies beinhaltet nicht nur die Sicherheit des Patienten, sondern ebenso die Sicherheit aller Einsatzkräfte sowie Dritter.

2. Beurteilen Sie die Lage an der Einsatzstelle, um den Bedarf an weiteren Kräften und Rettungsmitteln zu erkennen.

Während der Annäherung an die Einsatzstelle, sowie direkt beim Eintreffen an der Einsatzstelle, sollten Sie schnell beurteilen, inwieweit weitere oder besonders ausgebildete Einsatzkräfte benötigt werden. Sie sollten dies unter der Nutzung der üblichen Kommunikationswege tun.

3. Erkennen Sie die Kinematik, die die Verletzungen hervorgerufen hat.

Während Sie sich der Einsatzstelle und dem Patienten nähern, sollten Sie die Kinematik lesen. Kenntnisse über Verletzungsmuster helfen Ihnen, Verletzungen vorherzusehen und zu erkennen, worauf Sie Ihr Augenmerk lenken müssen.

> **TIPP**
>
> Überlegungen zum Unfallmechanismus und der zugrunde liegenden Physik sollten eine Beurteilung des Patienten und seine Versorgung nicht verzögern. Diese Beurteilung sollte Teil der allgemeinen Lagebeurteilung sein und Fragen an den Patienten sowie unbeteiligte Zeugen beinhalten.

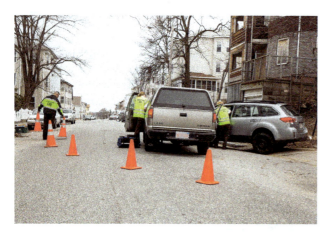

Abb. 9-1 Stellen Sie die Sicherheit der Rettungskräfte und des Patienten sicher.

© Jones & Bartlett Learning. Bild von Darren Stahlman.

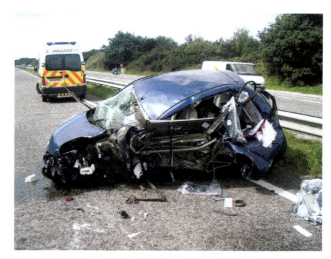

Abb. 9-2 Erkennen Sie die Kinematik, die die Verletzung verursacht hat.

Mit freundlicher Genehmigung von Dr. Mark Woolcock.

4. Nutzen Sie den Primary Survey (initiale Untersuchung), um lebensbedrohliche Zustände zu erkennen.

Diese Beurteilung nach dem X-ABCDE (starke Blutung, Airway, Breathing, Circulation, Disability, Expose/Environment)-Schema erlaubt es Ihnen, die vitalen Funktionen schnell zu beurteilen und lebensbedrohliche Zustände zu identifizieren. Sobald Sie lebensbedrohliche Zustände identifiziert haben, sollten Sie diese schnellstmöglich behandeln. Viele Teile des Primary Surveys werden parallel durchgeführt.

> **TIPP**
>
> Denken Sie daran, dass es ein Sauerstoffmangel ist, der das verletzte Gehirn weiter schädigt, nicht ein Mangel an Kunststoff (Intubation) in der Luftröhre.

> **TIPP**
>
> Während der initialen Beurteilung müssen Sie nach vitalen Bedrohungen suchen. Fragen Sie sich: Was ist kritisch, was nicht? Ist ein schnellstmöglicher Transport von Nöten?

> **TIPP**
>
> Traumabedingte Verletzungen des Gehirns müssen Sie anhand der Symptome mithilfe von Beurteilungswerkzeugen wie der GCS erkennen. Setzen Sie Ihren Schwerpunkt auf einen Erhalt der Durchblutung und vermeiden Sie sekundäre Schäden des Gehirns. Ein end-tidales Kohlendioxid($etCO_2$) von 30-35 mm Hg sollte angestrebt werden. Eine leichte Hyperventilation kann bei Einklemmungszeichen angezeigt sein, muss aber mit äußerster Zurückhaltung angewendet werden.

5. Führen Sie ein adäquates Atemwegsmanagement unter gleichzeitiger HWS-Stabilisierung durch.

Nachdem die Sicherheit an der Einsatzstelle festgestellt wurde und massive Blutungen gestillt sind, hat die Sicherung des Atemwegs die höchste Priorität in der Versorgung kritisch verletzter Patienten. Sie müssen in der Lage sein, die „essenziellen Maßnahmen" des Atemwegsmanagements blind durchzuführen, einschließlich:

- der Immobilisation von Kopf und Nacken,
- des manuellen Ausräumen des Mundraums,
- einfacher Manöver zur Öffnung des Atemwegs (Esmarch-Handgriff und Anheben des Unterkiefers),
- des Absaugens, und
- der Nutzung von Guedel- und Wendeltuben.

> **TIPP**
>
> Das Atemwegsmanagement bei Traumapatienten kann schwierig sein. Beginnen Sie mit den Basismaßnahmen und erkennen Sie Ihre Grenzen. Denken Sie daran: Wenn Sie Ihre Fähigkeiten nicht kontinuierlich trainieren, werden Sie sie verlieren!

6. Unterstützen Sie die Atmung und verabreichen Sie Sauerstoff, um einen SpO_2-Wert von 94 % oder höher zu erreichen.

Beurteilung und Management der Ventilation sind weitere Schlüsselpunkte der Versorgung kritisch verletzter Patienten. Eine zu langsame (Bradypnoe) oder zu schnelle (Tachypnoe) Atmung müssen erkannt werden und eine assistierte Beatmung mit Maske und Beutel inklusive hoch dosierten Sauerstoff eingeleitet werden. Ziel ist einen SpO_2-Wert größer 94 %!

> **TIPP**
>
> Seien Sie sich sicher, wann sie beatmen und wann sie Sauerstoff geben müssen! Sie müssen ihr Handwerk zur Beurteilung der Ventilation und der Oxygenierung des Patienten beherrschen, ebenso wie Sie dann die am besten geeignete Methode zur Oxygenierung des Patienten nutzen müssen.

7. Kontrollieren Sie Blutungen.

Bei Traumapatienten müssen signifikante Blutungen sofort behandelt werden. Maßnahmen zur Stabilisierung des Patienten sind oft die erste Priorität in der Versorgung. Diese Maßnahmen werden aber nie erfolgreich sein, solange der Patient weiter nach außen blutet.

> **TIPP**
> Alle lebensbedrohlichen Verletzungen müssen behandelt werden, sobald sie entdeckt wurden. Unkontrollierte Blutungen haben eine hohe Priorität, ihnen muss besondere Aufmerksamkeit geschenkt werden.

> **TIPP**
> Blutungen müssen gestoppt und die Perfusion wiederhergestellt werden! Es gibt keine Infusionslösung, die besser ist als das eigene Blut des Patienten.

8. Führen Sie eine Schocktherapie inkl. Schienung muskuloskelettaler Verletzungen durch, und erhalten Sie die normale Körpertemperatur oder stellen diese wieder her.

Sobald alle größeren äußerlichen Blutungen gestoppt sind, müssen Sie andere Ursachen und Komplikationen im Zusammenhang mit dem Schock beachten. Eine Fraktur zum Beispiel kann innere Blutungen verursachen, die weder sichtbar sind, noch durch Verbände oder Druck gestoppt werden können. Eine Reposition der fakturierten Extremität kann dann die einzige Möglichkeit sein, den Blutverlust in einem präklinischen Umfeld zu kontrollieren.

> **TIPP**
> Beurteilen Sie den Volumenbedarf sowohl hinsichtlich der richtigen Infusion als auch der nötigen Menge, um eine Perfusion sicherzustellen. Optimieren Sie die Oxygenierung und den Wärmeerhalt.

9. Halten Sie die manuelle Stabilisierung der Halswirbelsäule aufrecht, bis der Patient komplett immobilisiert wurde oder feststeht, dass keine Immobilisierung erforderlich ist.

Bei der Versorgung von Traumapatienten sollte eine manuelle Immobilisation der Halswirbelsäule begonnen und beibehalten werden, bis entweder (1) der Patient komplett mit einem geeigneten System immobilisiert ist, oder (2) festgestellt wurde, dass der Patient die Kriterien für eine Immobilisation nicht erfüllt. Die Ruhigstellung der Wirbelsäule soll sekundäre Verletzungen des Rückenmarks vermeiden. Die Behandlung des neurogenen Schocks dient der Verbesserung des neurologischen Outcome und der Vermeidung weiterer Schädigungen.

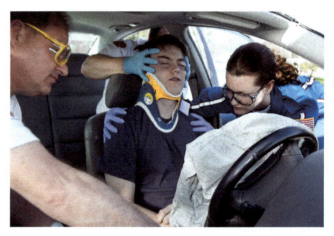

Abb. 9-3 Behalten Sie eine manuelle Immobilisation der Wirbelsäule bei, bis der Patient adäquat immobilisiert wurde.
Mit freundlicher Genehmigung von Rick Brady.

10. Organisieren Sie nach Ankunft an der Einsatzstelle zeitgerecht den Transport von kritisch verletzten Patienten ins nächstgelegene Traumazentrum.

Patienten mit kritischen Verletzungen sollten so bald wie möglich nach Eintreffen des Rettungsdienstes transportiert werden; idealerweise binnen zehn Minuten, sofern dies möglich ist.

Auch wenn der Rettungsdienst im Atemwegsmanagement, der Unterstützung der Atmung und der Gabe von Infusionen immer besser geworden ist, brauchen kritisch verletzte Traumapatienten im hämorrhagischen Schock zwei Dinge, die vor Ort nicht zur Verfügung stehen:

- Blut für den Sauerstofftransport, und
- Plasma, um die Gerinnung aufrechtzuerhalten und innere Blutungen zu stoppen.

Behalten Sie im Auge, dass das nächste Krankenhaus nicht zwingend das beste Krankenhaus für den Traumapatienten ist. Sie müssen aufmerksam den Zustand des Patienten und seine Bedürfnisse mit den Fähigkeiten der aufnehmenden Klinik abgleichen, um zu entscheiden, welche Einrichtung den Patienten zeitnah am besten versorgen kann.

11. Verabreichen Sie angewärmte Infusionslösungen während des Transports in die aufnehmende Klinik.

Sie sollten den Transport eines schwer verletzten Traumapatienten niemals verzögern, nur um einen Venenzugang zu etablieren und eine Flüssigkeitstherapie durchzuführen. Keine Flüssigkeit, die Sie geben können, ist besser als das Blut, das der Patient verliert, während Sie versuchen, eine adäquate Infusionstherapie durchzuführen. Die Priorität besteht darin, den Patienten in eine Einrichtung zu bringen, die seine Bedürfnisse erfüllen kann.

12. Führen Sie die Patientenanamnese und den Secondary Survey erst durch, wenn lebensbedrohliche Probleme behandelt oder ausgeschlossen sind.

Sofern bei der initialen Beurteilung lebensbedrohliche Zustände entdeckt wurden, müssen Schlüsselinterventionen und der Transport des Patienten binnen der ersten zehn Minuten eingeleitet werden. Ist der Patient nicht vital bedroht, kann eine erweiterte Beurteilung durchgeführt werden. Eine SAMPLE-Anamnese sollte während dieser weiterführenden Untersuchung erhoben werden. Nicht lebensbedrohliche Verletzungen (zum Beispiel eine Verletzung des Knies mit Gefäßverletzung) können ebenfalls den Transport in ein Traumazentrum erfordern.

> **TIPP**
> Beurteilen Sie den Atemweg, die Atmung und den Kreislauf des Patienten sowie alle Vitalparameter kontinuierlich neu. Patienten, die initial keinen lebensbedrohlichen Zustand präsentiert haben, könnten diesen im weiteren Verlauf entwickeln.

> **TIPP**
> Bei der Durchführung einer erweiterten Untersuchung sollten Sie den Patienten immer wieder hinsichtlich lebensbedrohlicher Probleme neu beurteilen, neu beurteilen und neu beurteilen. Suchen Sie nach versteckten Verletzungen, sofern es die Situation es erlaubt und nutzen Sie mit der Formel „Hören, Sehen, Fühlen" alle Ihre Sinne zur Untersuchung. Erheben Sie die Vitalparameter und behandeln Sie Ihren Patienten sowohl nach den objektiven Ergebnissen als auch nach Ihrem Bauchgefühl.

13. Führen Sie eine adäquate Schmerzbehandlung durch.

Patienten mit schweren Verletzungen haben üblicherweise erhebliche Schmerzen. Sie sollten Analgetika zur Schmerztherapie anwenden, sofern keine Kontraindikationen bestehen.

14. Teilen Sie der aufnehmenden Klinik alle relevanten Informationen über den Patienten und seine Verletzungen mit.

Zur Kommunikation bezüglich Traumapatienten mit dem aufnehmenden Krankenhaus gehören drei Komponenten:

- frühzeitige Ankündigung vor Eintreffen
- mündliche Übergabe bei Eintreffen
- schriftliche Dokumentation in Form eines Einsatzprotokolls

Die Versorgung von Traumapatienten ist Teamarbeit. Die Versorgung eines kritischen Traumapatienten beginnt mit Ihnen und setzt sich im Krankenhaus fort. Die Weitergabe von Informationen aus der Präklinik an die aufnehmende Klinik ermöglicht die Alarmierung und Mobilisierung der notwendigen Ressourcen im Krankenhaus, um eine optimale Aufnahme des Patienten sicherzustellen.

> **BESONDERE ÜBERLEGUNGEN**
>
> Vorerkrankungen sowie die Einnahme von Medikamenten, können die Versorgung von Traumapatienten erschweren. Suchen Sie aktiv nach Komorbiditäten bei geriatrischen Patienten.

> **FÜR ZUSÄTZLICHE INFORMATIONEN**
>
> Abschnitt *Die Goldenen Prinzipien der präklinischen Versorgung von Traumapatienten* im Kapitel 2: „Wissenschaftliche Betrachtung der präklinischen Notfallmedizin: Prinzipien, Präferenzen und kritisches Denken".

Ihre Rolle bei der Reduktion von Verletzungen und Toten

Prävention

Idealerweise soll verhindert werden, dass Verletzungen überhaupt erst entstehen, und somit die Notwendigkeit der Behandlung eliminiert wird. Werden Verletzungen verhindert, erspart es den Patienten und deren Familie viel Leid und wirtschaftliche Probleme. Rettungsdienst und Rettungsfachkräfte spielen eine entscheidende Rolle in der Vermeidung von Verletzungen und Tod infolge von Trauma. So geht die Weltgesundheitsorganisation (WHO) zum Beispiel davon aus, dass Verkehrsunfälle zunehmen werden und die siebthäufigste Todesursache weltweit im Jahr 2030 sein werden, sofern die Bemühungen zur Prävention nicht verbessert werden. Verschiedene Programme zur Prävention legen hier einen Schwerpunkt auf die Öffentlichkeitsarbeit.

> **FÜR ZUSÄTZLICHE INFORMATIONEN**
>
> Abschnitt *Konzepte für die Prävention von Verletzungen* im Kapitel 16: „Traumaprävention".

Kontinuierliche Verbesserung der Qualität

Qualitätsmanagement (QM) ist ein fortlaufender Prozess in Ihrer Einrichtung und beinhaltet die aktive Mitarbeit des medizinischen Direktors. Ziel des QM ist es, die Versorgung der Patienten zu verbessern. QM sollten nie genutzt werden, um Mitarbeiter zu bestrafen. QM ist ein aktiver Prozess, der alle Beteiligten in der Hierarchie, von der Chefetage über die Führungskräfte bis zum letzten Mitarbeiter, aktiv einbinden muss.

Erhalt von Fähigkeiten

Die Fähigkeit, Maßnahmen durchzuführen, wird im Rettungsdienst häufig ausgewertet. Zum Beispiel kann eine Fehlintubation für den Patienten fatale Folgen haben und erhebliche rechtliche Konsequenzen auslösen. Atemwegsmanagement ist wichtig–Versagen ist keine Option!

Bedenken Sie, dass Sie Ihre Fähigkeiten nicht dauerhaft erworben haben. Ständige Übung stellt sicher, dass Sie kritische Fähigkeiten immer und optimal anwenden können. Halten Sie sich hinsichtlich neuer Entwicklungen und neuer lokaler Protokolle sowie Besonderheiten auf dem Laufenden.

> **TIPP**
>
> Nutzen Sie in allen Aspekten des Trainings einen teambasierten Ansatz. Bringen Sie Anwender verschiedener Ausbildungsstufen für praktische Ausbildungen zusammen.

National Association of Emergency Medical Technicians (NAEMT)-Weiterbildungsprogramme

Wie Sie bereits wissen, entwickelt sich die präklinische Versorgung als Reaktion auf die evidenzbasierte Medizin kontinuierlich weiter. NAEMT-Weiterbildungsprogramme stellen die Fähigkeit zum kritischen Denken in den Vordergrund, um für die Patienten das beste Ergebnis zu erreichen. Aktuell angebotene Kurse sind unter anderem:

- Advanced Medical Life Support (AMLS)
- All Hazards Disaster Response (AHDR)
- Emergency Pediatric Care (EPC)
- Emergency Vehicle Operator Safety (EVOS)
- EMS Safety
- Geriatric Education for Emergency Medical Services (GEMS)
- Principles of Ethics and Personal Leadership (PEPL)
- Psychological Trauma in the EMS Patient (PTEP)
- Tactical Combat Casualty Care (TCCC) for medical military personnel
- Tactical Combat Casualty Care for All Combatants (TCCC-AC) for nonmedical military personnel
- Tactical Emergency Casualty Care (TECC)

„Wir haben diese Verantwortung übernommen ... Wir müssen unseren Patienten die bestmögliche Versorgung zukommen lassen, zu der wir fähig sind."

„Was haben Sie heute für das Wohl der Menschheit getan?"

Norman E. McSwain, MD

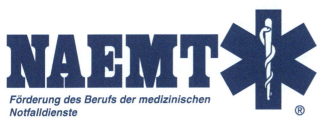

Abb. 9-4 NAEMT-Weiterbildungsprogramme stellen die Fähigkeit zum kritischen Denken in den Vordergrund, um für die Patienten das beste Ergebnis zu erreichen.
© National Association of Emergency Medical Technicians

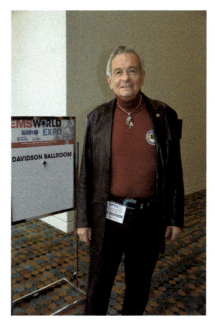

Abb. 9-5 Dr. Norman McSwain.
Mit freundlicher Genehmigung von Norman McSwain, MD, FACS, NREMT-P.

ZUSAMMENFASSUNG

- Denken Sie daran, dass es oft die erste Entscheidung ist, die die Ergebnisse bestimmt.
- Wenn wir das Geschehen verstehen, können wir zielgerichtet nach lebensbedrohlichen Verletzungen suchen.
- Wenn wir auf die Bedürfnisse des Patienten eingehen, während der gesamten Versorgung kontinuierlich neu bewerten, den Patienten rechtzeitig an den richtigen Ort bringen und die Anamnese des Patienten kommunizieren und dokumentieren, geben wir unserem Patienten die besten Chancen auf ein bestmögliches Ergebnis.

FALLBEISPIEL: ÜBERBLICK

Teil 1

Welchen Einfluss hat die Einsatzstelle auf Ihre Entscheidung zur Immobilisation der Wirbelsäule?

Einige Beispiele dafür, dass die Situation an der Einsatzstelle Einfluss auf Maßnahmen wie die Wirbelsäulenimmobilisation haben kann, sind:

- Untersuchung des Patienten im Auto: erhebliche Rückenschmerzen und Schwäche in den unteren Extremitäten werden festgestellt

(Fortsetzung)

FALLBEISPIEL: ÜBERBLICK (*Fortsetzung*)

- Anlage einer HWS-Schiene
- Sicherung der Wirbelsäule mithilfe eines kurzen Rückenbretts
- Lagerung des Patienten auf einem Spineboard und Rettung aus dem Fahrzeug
- Vervollständigung der körperlichen Untersuchung
- Transport des Patienten in eine Klinik

Wie verändert sich die Situation, wenn Benzin aus dem Tank tropft?

In diesem Fall müssten Sie:

- eine schnelle Rettung durchführen, um den Patienten in eine sichere Entfernung zum Fahrzeug zu verbringen.
- den Patienten untersuchen und die Notwendigkeit einer Wirbelsäulenimmobilisation prüfen.
- die körperliche Untersuchung vervollständigen.
- den Patienten transportieren.

Teil 2

Welche Prioritäten setzen Sie bei der Patientenversorgung?

- Sie sollten manuellen Druck auf den blutenden Knöchel ausüben, um die Blutung zu stillen.
- Der Femur des Patienten sollte geschient werden und ein Transport in das nahe gelegene Traumazentrum durchgeführt werden.

© National Association of Emergency Medical Technicians.

WIEDERHOLUNGSFRAGEN

1. Die Lage, der Zustand des Patienten und die lokalen Protokolle sind Beispiele wofür?
   A. Datenanalyse
   B. Präferenzen
   C. Prinzipien
   D. schnelle Entscheidungsfindung

2. Welches der folgenden goldenen Prinzipien hat die höchste Priorität?
   A. Die Lage beurteilen, um den Bedarf an zusätzlichen Kräften zu erkennen.
   B. Die Sicherheit der Einsatzkräfte und des Patienten sicherstellen.
   C. Die Kinematik erkennen.
   D. Die initiale Beurteilung nutzen, um lebensbedrohliche Verletzungen zu erkennen.

3. Warum sollten kristalloide Infusionslösung vorgewärmt werden?
   A. Um Gerinnungsfaktoren zu aktivieren.
   B. Das Erwärmen verbessert den Sauerstofftransport.
   C. Das Erwärmen hilft, eine Hypothermie zu vermeiden.
   D. Es gibt keine medizinischen Vorteile durch das Erwärmen von Infusionsflüssigkeiten.

4. Was ist die „Goldenen Stunde" bzw. das „Goldene Intervall"?
   A. Die Zeit bis zum Einsetzen des Schocks.
   B. Die Zeit, die benötigt wird, um den potenziell kritische Traumapatienten von der Einsatzstelle wegzubringen.
   C. Der entscheidende Zeitraum, in dem die Kaskade der Geschehnisse das Langzeitüberleben und das Outcome des Patienten insgesamt deutlich verschlechtern kann.
   D. Die Zeit, in der das Rettungsdienstpersonal die Situation gründlich überdenken kann und so ihre Fähigkeit zum kritischen Hinterfragen optimal nutzen können.

MUSTERLÖSUNG

Frage 1: B
Diese Beispiele sind Präferenzen – wie der einzelne Rettungsdienstmitarbeiter die Prinzipien umsetzt.

Frage 2: B
Bei allen Einsätzen ist die Sicherheit an der Einsatzstelle die höchste Priorität. Rettungsfachpersonal muss lernen und üben, die Lage an allen Einsatzstellen zu beurteilen.

Frage 3: C
Vorgewärmte Infusionslösungen helfen, Hypothermie zu vermeiden. Kristalloide können keinen Sauerstoff transportieren und stören die Gerinnung.

Frage 4: C
Das goldene Intervall ist der entscheidende Zeitraum, in dem die Kaskade der Geschehnisse das Langzeitüberleben und das Outcome des Patienten insgesamt deutlich verschlechtern kann.

QUELLEN UND WEITERFÜHRENDE LITERATUR

National Association of Emergency Medical Technicians. *PHTLS: Prehospital Trauma Life Support*. 9th ed. Burlington, MA: Public Safety Group; 2019.

Index

Seitennummern, welche von *f* oder *t* gefolgt werden zeigen Grafiken (*f*) beziehungsweise Tabellen (*t*) an

A

Abdominaluntersuchung, 107
Abgeschwächte Atemgeräusche, auf der verletzten Seite, 66
ACLS. *Siehe* Advanced Cardiovascular Life Support
ACS COT. *Siehe* American Collage of Surgeons Committee on Trauma
Adenosintriphosphat (ATP), 78
Advanced Cardiovascular Life Support (ACLS), 19
Advanced Life Support (ALS), 167
Advanced Trauma Life Support (ATLS)-Kurses, 6
aeroben Stoffwechsel, 72
Algorithmus
   zur Infusionstherapie, 92*f*
   zur Schockbehandlung, 93*f*
ALS. *Siehe* Advanced Life Support
Alterung, *Siehe* ältere Patienten
Alveolarmembran, 35
Alveole, 35
American College of Surgeons Committee on Trauma (ACS COT), 6, 10
anaerobe Stoffwechsel, 78, 86
Analgesie, 176, 207
Anamnese nach dem SAMPLE-Schema, 104–105
Anatomie des Rückenmarks, 142–149, 143*f*
Antikoagulanzien, 86, 188
Arbeitsunfälle/Sportverletzungen, 119
Arterielle Blutungen, 19
assist control (A/C) ventilation, 68
Atemweg bei Übergewichtigen, 43
Atemwege, 33–49
   Anatomie, 34–35
   Auswahl Atemwegshilfsmittel, 43–45
   bei älteren Patienten, 185, 186
   bei kindlichen Patienten, 178–179
   Beurteilung, 37–38
      von Verbrennungspatienten, 171
   Erkennen eines Schockgeschehens, 86
   Grundlegende Techniken, 39–41
   Kapnographie, 47–48
   Kontinuierliche Qualitätssteigerung bei der Intubation, 45–46
   längerer Transport, 48–49
   obere Atemwege, 34
   Pathophysiologie, 36–37
   Pharmakologisch assistierte Intubation, 46–47
   Physiologie, 35–36
   Position, 37
   Pulsoxymetrie, 47
   Schädel Hirn Trauma, 133
   untere Atemwege, 35
   Unterschiede zwischen den Atemwegen von Erwachsenen und Kindern, 41–43, 41*f*
Atemwegshilfsmittel, 43–45
   Einfache Hilfsmittel zur Atemwegssicherung, 43–44
   Fortgeschrittene Hilfsmittel zur Atemwegssicherung, 44–45
Atemwegsmanagement, 20–21, 38–39
   Aufrechterhaltung der Ruhigstellung der Halswirbelsäule, 205
   Auswahl von Atemweghilfsmitteln, 45
   bei SHT Patienten, 122
   Ruhigstellung der Wirbelsäule, 21
Athleten und Schockmanagement, 85
ATLS Kurs. *Siehe* Advanced Trauma Life Support Kurs
Atmung
   bei geriatrischen Patienten, 185, 186
   bei pädiatrischen Patienten, 180
   Beurteilung von Verbrennungspatienten, 171
   Feststellung eines Schockgeschehens, 86
   Management, 21
   Schädel Hirn Trauma, 133
ATP. *Siehe* Adenosintriphosphat
aufsteigende Ausfallerscheinungen, 143
Auskultation, 62, 107
Ausrüstung, Verfügbarkeit, 203
Autoregulation des zerebralen Blutflusses, 120–121
axiale Belastung, 145–146
Azidose, 94

B

Basic Life Support (BLS), 167
   Atemwege offen, 45
Battle Sign, 127
Beatmung, 38, 68–69
   bei schockierten Patienten, 86
   Kapnographie, 68–69, 68*f*, 69*f*
   Management bei kritisch verletzten Patienten, 206–207
Beatmungsgeräte
   Beatmungsbeutel, 67
   Beatmungsgeräte, 68
Beckenuntersuchung, 108
Berstungsfrakturen, 145
Bestimmung der motorischen und sensorischen Funktion, 109
Betablocker, 86, 186
Beugesynergismen, 130*f*
Bewegungseinschränkungen der Wirbelsäule, 151–152
Bewertung der Verletzungsschwere, 111–112
Bewusstseinsgrad, 23, 88
Blasen, 170
BLS. *Siehe* Basic Life Support
Blutdruckkontrolle während des Secundary Surveys, 103
Blutdrucksenkende Medikamente, 86
Blutprodukte, 89, 90, 91
Blutung. *Siehe auch* direkter Druck
   bei Kindern, 178
   Kontrolle, 19–20, 205–206
   körperstammnahe, 20
   Starke Blutungen, 133
   subarachnoidal, 126
Blutungen I Klasse, 83
Blutungen II Klasse, 83
Blutungen III Klasse, 84
Blutungen IV Klasse, 84–85
Bradykardie, 160
Brain Trauma Foundation, 121
   Anatomie, 107*f*
   Entlastung, 65
   visuelle Untersuchung, 107

C

CABCDE-Ansatz, 6
Cantu Concussion Grading System, 123
CDC. *Siehe* Centers for Disease Control and Prevention
Centers for Disease Control and Prevention (CDC)
chirurgischer Atemweg, 42
chirurgischer Atemweg, 43, 45
Cowley, R Adams, 10
CPAP. *Siehe* continuous positive airway pressure (kontinuierlicher positive Atemwegsdruck)
Cushing-Phänomen, 130

D

DAI. *Siehe* Diffuse axonale Verletzung
Darmischämie, 79

Definitive Behandlung, 110–113
  Transport, 110
  Triage (präklinische), 110–111
Dermatome, 144, 144f
Diaphragma, 60
Diffuse Axonale Verletzung (DAI), 124
direkter Druck
  Blutungskontrolle, 19–20
  und äußere Blutungen, 80–81
discoligamentäre Verletzungen, 145
Distributiver Schock, 79
Dokumentation, bei PHTLS, 11
DOPE Eselsbrücke, 49
Durchblutung, Beurteilung, 22, 68–69

E

Endotracheale Intubation (ET), 42, 44, 44f, 45, 46, 180
endtidale Kohlenstoffdioxidmessung. *Siehe* Kapnographie
Entkleideten Patienten untersuchen/ Erhalt von Körperwärme, 88
Epiduralhämatom/-blutung, 124, 125f
Epiglottis, 34, 34f, 42
Ereignisses, der Traumaversorgung, 9–10
Erythrozyten, 35, 78
  Konzentrate, 91
ET Intubation. *Siehe* endotracheale Intubation
Expositions-/Umweltbewertung, 23–24, 172, 187
Exspiration, 60

F

Fentanyl, 176
Fick'sche Prinzip, 78
Flüssigkeitsersatz
  bei pädiatrischen Patienten, 182
  bei Verbrennungspatienten, 175
Flüssigkeitstherapie, 183
Foramen intervertebrale, 143
Forschung, präklinische Versorgung, 4
Fortgeschrittene Hilfsmittel zur Atemwegssicherung, 44–45

G

Gasaustausch, 60
Gefäßzugang beim pädiatrischen Patienten, 182
Gehirnerschütterung, 123
Gehirnverletzung. *Siehe* Schädel Hirn Trauma (SHT)
Genitaluntersuchung, 108
geriatrische Patienten
  Anatomie und Physiologie, 183–186
    Hals, Nasen, Ohren, 184–185

Herz-Kreislauf-System, 185
Nervensystem, 186
respiratorisches System, 185
Beurteilung
  Atemweg, 186
  Atmung, 186
  Entkleiden/Umgebung, 187
  Kreislauf, 186
  Neurologisches Defizit, 187
längerer Transport, 188–189
Management
  Atemweg, 187
  Atmung, 187
  Immobilisation, 188
  Kreislauf, 188
normaler mentaler Status, 186
gestaute Halsvenen, 66
Gewalt, 25–28
  Einsatzstellen kontrollieren, Gewalt an, 28
  häusliche Gewalt, 26–28
Glasgow Coma Scale (GCS) Skala, 109f, 181, 181f
Glukose, 132
Goldene Prinzipien der präklinischen Traumaversorgung, 204–208
  Aufrechterhaltung der manuellen Wirbelsäulenstabilisierung, 206, 206f
  äußere Blutungskontrolle, 206
  Beatmungsmanagemnet Spo² über 94% halten, 205
  Beurteilung der Szenerie, 204
  erhebe die medizinische Vorgeschichte des Patienten und führe den Secondary Survey durch, 207
  gebe Analgetika um Schmerzen zu verringern, 207
  initiiere Transport von kritisch verletzten Patienten, 206–207
  Primary Survey, um lebensbedrohliche Zustände zu identifizieren, 205
  Sicherheit, 204
  starte iv Flüssigkeitsersatz, 206–207
  stelle Atemwegsmanagement sicher Aufrechterhaltung der Halswirbelsäulenstabilisierung, 205
  stelle die Kommunikation sicher mit der aufnehmenden Klinik, bezüglich des Patienten und der Umstände der Verletzung, 207–208
  stelle Schock Therapie sicher, 206
Goldene Stunde/Intervall, der Traumaversorgung, 10–11

H

Halswirbelsäule
  Anatomie von, 107
  visuelle Untersuchung, 107
Halswirbelsäulenstabilisation, 205
Hämatom, 124–127
Hämatopneumothorax, 63
Hämatothorax, 67
hämorrhagischer Schock
  Klasse I, 83
  Klasse II, 83
  Klasse III, 84
  Klasse IV, 84–85
  Klassifizierung, 84t
häusliche Gewalt, 26–28
Hautfarbe, Schock und, 87
Herniation, 128–129
Herz-Kreislauf-System, 185
Hyperflexion/Hyperextension, 146
Hyperglykämie, 132
Hyperkapnie, 132
Hyperoxie, 131–132
Hyperventilation, 121, 134
Hypoglykämie, 132
hypoglykämisch wirkende Mittel, 189
Hypokapnie, 132
Hypopharynx, 34
hypotensive Bradykardie, 148
Hypotonie, 128, 130–131, 190
Hypoventilation, 36
Hypovolämie, 175
hypovolämischen Schock, 82, 83t, 134, 147
Hypoxämie, 41
Hypoxie, 121, 128, 131–132
  bei Kindern, 178

I

Ibuprofen, 189
Immobilisation der Wirbelsäule, 155, 206
  Indikationen für, 151–152, 153f
Immobilisierung
  ältere Patienten, 188
  Fehler, 158
Infusionstherapie, 89–90, 92f
inkompletter Querschnitt, 142
innere (zelluläre) Atmung, 60
Inspektion, 62
Inspiration, 60
instabiler Thorax, 64–65
interkranielle Hämatome, 124
Interpretation von Sicherheitsgurthämatomen, 108
Interventionen, Beurteilung des, 5
Intrakranielle Hämatome, 126–127

Intrakranieller Druck, 120
intraossärer Zugang (IO), 89
Intubation
  kontinuierliche Qualitätsverbesserung, 45–46
  Pharmakologisch assistierte, 46–47
IO Zugang. *Siehe* intraossärer Zugang
Ischämie
  Darm, 79
  Gehirn, 131
  Organtoleranz, 79*t*
IV Flüssigkeit
  bei schockierten Patienten, 90–91
  Ersatz, 207

J
JumpStart (pädiatrischer Algorithmus), 25

K
Kalzium Kanal Blocker, 189
Kapilläre Blutungen, 19
Kapnographie, 47–48, 68*f*, 69*f*
  Beurteilung von Ventilation und Durchblutung, 68–69, 68*f*
Kardiogener Schock, 79, 83*t*
Katastrophe, 25
Kinder
  versus Atemweg von Erwachsenen, 41–43, 41*f*, 42*f*
  Einschätzung der verbrannten Körperoberfläche, 173
  Hypoxie, 177
  Schock Management, 85
  Verbrennungsmanagement, 176
  ZNS Verletzung, 177
Kindersitze, 9–10
Kindesmissbrauch, 176
Klinische Herniations-Syndrome, 129–130, 130*f*
Koagulopathie, 94
Kohlenmonoxyd, Inhalation, 48
Kohlenstoffdioxid und zerebraler Blutfluss, 121–122
Kolloidale, 90
Kombitubus, 43
Komitee für Trauma des American College of Surgeons (ACS-COT), 6
Kommunikation, 11, 207–208
kompletter Querschnitt, 142
Komponenten des kritischen Denkens in der Notfallversorgung, 3*f*, 4
Kompressionsfrakturen, 145
kontinuierliche Qualitätsverbesserung, 208
  bei der Intubation, 45–46

Kontrolle starker äußerer Blutungen, 19, 171
Kontrolle von äußeren Blutungen, 80–81, 206
Kopf
  Anatomie vom, 106*f*
  Manuelle achsgerechte (Inline) Stabilisierung, 157–158
  visuelle Untersuchung, 106
körperliche Untersuchung, Komponenten, 62
körperstammnahe Blutung, 20
Krampfanfälle, 133
Kreislauf
  Behandlung von Verbrennungspatienten, 171
  bei geriatrischen Patienten, 185, 186
  bei pädiatrischen Patienten, 180
  bei schockierten Patienten, 86
  Schädelhirntrauma, 133
Krikothyreotomie/Koniotomie, 43, 44
Kyphose, 148

L
Larynxmaske, 37*f*, 43
Larynxtubus (LT), 43
Leberversagen, mit Koagulapathie, 79
Leichte Hyperventilation, 134
LEMON Eselsbrücke, 45
Liquorverlust, 127
Logrolling, 154
Lokale Protokolle, 203
LT. *Siehe* Larynxtubus
Luftrettung, 112
Lund-Browder-Diagramm, 174
Lungenkontusion, 63–64, 63*f*

M
Management am Einsatzort und Primary Assessment
  Gewalt, 25–28
  Management von lebensbedrohlichen Zuständen
    Atemweg, 20–21
    Atmung, 21
    Blutungskontrolle, 19–20
    Kreislauf, 22
    Massive äußere Blutungen stoppen, 19
    neurologisches Defizit, 23
  Massenanfall von Verletzten - Dringlichkeitseinstufung, 25
  Patiententransport, 25
  Sicherheit der Einsatzstelle, 15–17
  Strukturiertes Herangehen, 17–18

Manuelle achsgerechte (Inline) Stabilisierung des Kopfes, 157–158
manuelle Atemwegstechniken beim Traumapatient, 39
MARCH-Ansatz, 6
MASS Triage (move, assess, sort, send), 25
  START-Triage, 25
Massenanfall von Verletzten - Dringlichkeitseinstufung, 25
Massive äußere Blutungen stoppen, 19, 171
McSwain, Norman E., 7*f*, 209*f*
  bei älteren Personen, 141
  Vorhersagen von Verletzungen beim Patienten auf, 16
Medikamentenkomplikationen beim Traumapatienten, 189
Milchsäure, 79
Missbrauch
  Erkennen von Missbrauch, 28
  Kindesmissbrauch, 176
mittleren arteriellen Blutdruck, 120
Monro-Kellie Doktrin, 129*f*
Morphin, 176
Muskelrelaxation, 46

N
nach dem Ereignis, der Traumaversorgung, 10
NAEMT. *Siehe* National Association of Emergency Medical Technicians
Nasopharyngealtubus - Wendl-Tubus–, 43, 44*f*
Nasopharynx, 34
Nasotracheale Intubation, 42
National Association of Emergency Medical Technicians (NAEMT), 7
  kontinuierliche Weiterbildung, 208–209
National Safety Council (NSC), 2
Nervensystem, beim Alterungsprozess, 186
Neugeborene Patienten
  Beurteilung/Management, 191–192
  Veränderungen der Anatomy und Physiologie, 190–192
neurogener Schock, 134, 147
neurologische Untersuchung, 109–110
Neurologischer Status
  Behandlung von Verbrennungspatienten, 171
  bei geriatrischen Patienten, 186
  bei pädiatrischen Patienten, 181–182
  bei schockierten Patienten, 86
  Schädel-Hirn-Trauma, 119–136
  Wirbelsäulentrauma, 141–161

nichtsteroidale Entzündungshemmer, 189
Nierenversagen, 79
Notfallversorgung, kritischen Denkens, 3f, 4
NPA. *Siehe* Nasopharyngealer Tubus
NSC. *Siehe* National Safety Council

O

oberer Atemweg, 34, 36f
offener Pneumothorax, 65
öffentliche Schulungsprogramme, 10f
Okklusivverbände, 81–82
oropharyngealer Tubus (OPA), 43, 44f
Oropharynx, 34
Osteoporose, 142

P

pädiatrische Glasgow Coma Scale, 181f
pädiatrische Patienten
  Beurteilung
    Atemweg, 178–180
    Atmung, 180
    Kreislauf, 180–181
    Neurologisches Defizit, 181–182
    Stabilisierungsprioritäten, 178
  Management
    Flüssigkeitstherapie, 183
    Gefäßzugang, 182
    Transport, 183
    Verbrennungen, 176
  Pathophysiologie
    Blutung, 178
    Hypoxie, 177
    Verletzungen des zentralen Nervensystems, 178
Palpation, 62
  des Beckens, 108
  des Halwirbelsäule, 106
Paradoxe Atmung, 64f
Parkland Formel, 176
Patienten Position, Atemwege und, 37
Patientenversorgung, 5
Patientenzustand, 202
PEEP. *Siehe* positive end-expiratory pressure
periorbital ecchymosis, 112
Periorbitale Hämatome, 127
peripherer Pulse, 22
Pflege der Fähigkeiten, 208
Pharmakologisch assistierte Intubation, 46–47, 46t
Pharynx, 34
PHTLS. *Siehe* Prehospital Trauma Life Support
physische Aggression, 26
physische Gewalt, 26
Plasma, 91

Pleuraspalt, 62
Pneumothorax, 62
  und Hämatothorax, 67
Polytraumapatient, 111
positive end-expiratory pressure (PEEP), 68
Präferenzen, Grundsätze versus, 201–203
Prehospital Trauma Life Support (PHTLS), 1, 8f, 201
  Kommunikation und Dokumentation, 11
  neuer Ansatz der Traumapatientenbeurteilung, 5–6
  Philosophie
    Forschung, 4
    Interventionen, 5
    Patientenversorgung, 5
  Prinzipien und Präferenzen, 7–8
  Teamarbeit, 5
  Traumata, gesellschaftliche Folgen von, 1–2
  Traumaversorgung, Ereignis von, 9–10
  Vergangenheit/Gegenwart/Zukunft, 6–7
  Ziele, 3–4
primäre zerebrale Verletzungen
  diffuse axonale Verletzungen, 124
  Epiduralhämatom/-blutung, 124, 125f
  Gehirnerschütterung, 123
  Intrakranielle Hämatome, 124, 126–127
  Schädelbasisfrakturen, 127
  Schädelbrüche, 127
  Subarachnoidalblutung, 126
  Subduralhämatom, 124–126, 125f
Primary Survey, um lebensbedrohliche Zustände zu identifizieren, 205
Prinzipien versus Präferenzen, 201–203
progressive neurologische Verschlechterung, 134
psychischen Zustand, ablenkende Ursachen, 79
Pulsoximetrie, 47, 47f
Pupillenreaktion, 109, 109f

Q

Qualitätsverbesserung bei der Intubation, 45–46

R

rapid-sequence intubation (RSI), 47
Respiration beim geriatrischen Patienten, 185

Rettungsdienst
  Erhalt von Fähigkeiten, 208
  kontinuierliche Qualitätsverbesserung, 208
Rettungsdienstmitarbeiter, Fundus für Wissen von, 203
Rettungsdienstprotokolls, 11
Rettungshubschrauber, 112
rezeptfreie Medikamente, 189
Ringer Laktat Lösung, 175
Rippenfrakturen, 64
RSI. *Siehe* rapid-sequence intubation
Rückenlage, 154
Rückenmarkerschütterungen, 146
Rückenmarkkompression, 146
Rückenmarkkontusionen, 146
Rückenmarklazeration, 146
Rückenmarksverletzungen, 142, 146–147
  Hypotension, 148
  kompletter/inkompletter Querschnitt, 142
  Unfallmechanismus, 150
Rückenuntersuchung, 108
Ruhigstellung der Wirbelsäule, 21

S

Sacco Triage, 25
SAH. *Siehe* Subarachnoidalblutung
Sauerstoff
  Transport, 60
  und zerebraler Blutfluss, 121–122
  Verbrauch, 61
Schädel Hirn Trauma (SHT), 205
  Ablehnung der Behandlung, 134–135
  Management, 134
  primäre zerebrale Verletzungen, Pathophysiologie
    diffuse axonale Verletzung, 124
    Epiduralhämatom/-blutung, 124, 125f
    Gehirnerschütterung, 123
    Intrakranielle Hämatome, 124, 126–127
    Schädelbasisfrakturen, 127
    Schädelbrüche, 127
    Subarachnoidalblutung, 126
    Subduralhämatom, 124–126, 125f
  Primary Survey
    Atemweg und Atmung, 133
    Kreislauf, 133–134
    neurologischen Funktionen, 134
    Starke Blutungen, 133
  Sekundäre Gehirnverletzung, 127–133
    Hypoglykämie und Hyperglykämie, 132
    Hypokapnie und Hyperkapnie, 132
    Hypotonie, 130–131

Hypoxie und Hyperoxie, 131–132
Klinische Herniations-Syndrome, 129–130
Krampfanfälle, 133
Masseneffekt und Herniation, 128–129
Transport, 135–136
Ursachen für, 119
Wiederholung der Physiologie
Autoregulation des zerebralen Blutflusses, 120–121
Kohlenstoffdioxid und zerebraler Blutfluss, 121–122
Sauerstoff und zerebraler Blutfluss, 121
zerebraler Blutfluss, 120–121
zerebraler Perfusionsdruck, 120
Schädelbasisfrakturen, 127
Schädelbrüche, 127
Schaufeltrage, 154, 155, 155*f*
Schaukelatmung, 38
Schleimhautschwellung, 38
Schmerz
Erleichterung, 207
Management, 104
schnelle Rettung
vs schonende Rettung für sitzende Patienten, 158–159
Schnüffelposition, 42, 42*f*
Schock, 48
algorithm for managing, 86*f*
Algorithmus zur Infusionstherapie, 92*f*
Äußere Blutungen und direkter Druck, 80–81
Behandlung, 88
  spezielle Überlegungen, 85
bleiche Hautfarbe, 87
Blutprodukte, 91
Blutungsklassen, 83–86
definiert, 78
Entkleideten Patienten untersuchen/ Erhalt von Körperwärme, 88
Entstehung eines, 78–79
Erkennen, 80
fluid resuscitation, 89–90, 92*f*
grundlegende Behandlung, 87
Hypothermie, 94
Infusionstherapie bei Schockpatienten und Blutungen, 90–91, 93*f*
intravenöser Zugang, 89
Kapnographie, 68*f*, 69*f*
Komplikationen, 79
Kreislauf, 87
Medikamente für, 86
neurologischen Funktionen, 87–88
Schockbehandlung, 89
Therapie, 206

Tranexamsäure, 91
Traumatische Schockformen, 82–83
Verwendung von Extremitäten-Tourniquets und Okklusivverbänden, 81–82
Schocklunge, 79
Schwangerschaft, *Siehe auch* Neugeborene
Schockmanagement während, 86
spinale Immobilisation erforderlich, 160–161
SCI. *Siehe* Rückenmarksverletzungen
SCIWORA (spinal cord injury without radiographic abnormality), 158
Secondary Survey, 101–113, 207
Anamnese nach dem SAMPLE-Schema, 104–105
definiert, 102–103
Definitive Behandlung vor Ort, 110–113
Transport, 110, 112–113
Triage, 110–111
Schmerztherapie, 104
Untersuchung anatomischer Regionen
Abdomen, 107–108
Becken, 108
Extremitäten, 108–109
Genitalien, 108
Hals, 106–107
Kopf, 105–106
neurologische Untersuchung, 109–110
Rücken, 108
Thorax, 107
Vitalparameter, 103
"sehen, hören, fühlen" Ansatz, 102
Sekundäre Gehirnverletzung, 127–133
Hypoglykämie und Hyperglykämie, 132
Hypokapnie und Hyperkapnie, 132
Hypotonie, 130–131
Hypoxie und Hyperoxie, 131–132
Klinische Herniations-Syndrome, 129–130, 130*f*
Krampfanfälle, 133
Masseneffekt und Herniation, 128–129
sekundäre Rückenmarkschädigungen
intrinsische Ursachen für, 147
Stabilisierung, 148
sexuelle Gewalt, 26
Sicherheitsstrategien im Einsatzstellen kontrollieren, 28
Siebplatte, 106
((S)IMV). *Siehe* (Synchronised) Intermittent Mandatory Ventilation
SMART Triage, 25
Spannungspneumothorax, 65–66

Spätere Verletzungen, 169
Spinaler Schock und neurogener Schock, 147
Spinalkanals, 142
Spinalstenose, 142
Spineboard, 154–155
Stabilisierungsprioritäten beim pädiatrischen Patienten, 178
Stalking, 26
START (simple triage and rapid Treatment) Triage, 25, 27*f*
Strecksynergismen ., 130*f*
stridor Befunde, 38
Strukturiertes Herangehen, 17–18
Stumpfe Thoraxverletzungen, 63–64
stumpfes Trauma, 150–151
Subarachnoidalblutung (SAH), 126
Subdermale Verbrennungen, 171, 171*f*
Subduralhämatom, 124–126, 125*f*
Subkutane Hautemphyseme, 66
Subluxation, 145
supraglottische Atemwege, 44, 45
(Synchronised) Intermittent Mandatory Ventilation ((S)IMV), 68

T

Tachykardie, 103
Teamarbeit bei der Patientenversorgung, 5
thermische Homöostase, 183
Thrombozytenaggregationshemmer, 189
Thorax
Totraum, 35
Tourniquets
Blutungskontrolle, 20
Okklusivverbände, 81–82
Techniken, 82
Trachealverschiebung, 66
Tranexamsäure (TXA)
Nebenwirkungen, 94
Transport
Atemwegsmanagement beim Patienten während, 48
bei geriatrischen Patienten, 189
bei kritisch verletzten Patienten, 24, 206–207
definitive Versorgung, 112
bei pädiatrischen Patienten, 183
bei Patienten mit SHT, 135
bei Patienten mit Wirbelsäulenverletzungen, 159–160
Fahrzeit, 44
IV Zugang während, 94
Prioritäten für die Behandlung von Patienten mit Thoraxverletzungen während, 69

Index

Trauma
　　Ereignisses, 9–10
　　Goldene Stunde/Intervall, 10–11
　　Infusionslösungen, 90
　　Modifizierter Esmarch-Handgriff, 40, 40f, 45
　　nach dem Ereignis, 10
　　penetrierend, 151
　　vor dem Ereignis, 9
Trauma Chin Lift, 40, 40f, 45
Traumatische Schockformen, 82–83, 83t
traumatische Verletzungen, das Überleben von pädiatrischen Patienten, 182
Triage, 25
　　Beschriftung, 25f
Trias des Todes, 94
TSI. Siehe Wirbelsäulenverletzung
TXA. Siehe Tranexamsäure

U
Überdruckbeatmung, 65
Übertriage, 111
umlaufende Verbrennungen, 176–177
unfallbedingte Verletzungen, 2, 2f, 8
Unfälle mit Beteiligung von Kraftfahrzeugen, 1
unmittelbare Verletzung, 169
Unterer Atemweg, 35
Unterschiede zwischen den Atemwegen von Erwachsenen und Kindern, 41–43
Untersuchung der Extremitäten, 108–109
Untersuchung von anatomischen Bereichen
　　Abdomen, 107–108
　　Becken, 108
　　Extremitäten, 108–109
　　Genitalien, 108
　　Hals, 106–107
　　Kopf, 105–106
　　neurologische Untersuchung, 109–110
　　Rücken, 108
　　Thorax, 107
Untertriage, 111
Unvollständige Verbrennungen, 169–170, 170f

V
Vakuummatratze, 154, 155–156, 155f
vaskuläre Endothelschäden, 79
venöse Blutungen, 19
verbale Beurteilung bei pädiatrischen Patienten, 181t

Verbände, 173–174
　　okklusive, 81–82
Verbrennungen
　　Beurteilung des Patienten, 171–174
　　　Atemweg, 171
　　　Atmung, 171
　　　Einschätzung der verbrannten Körperoberfläche, 152
　　　Entkleiden/Umgebung, 172
　　　Kontrolle starker äußerer Blutungen, 171
　　　Kreislauf, 172
　　　Neurologischer Status, 172
　　Eigenschaften, 168–171
　　Management
　　　Analgesie, 176
　　　bei erwachsenen Patienten, 174–175
　　　bei pädiatrische Patienten, 176
　　　Erstbehandlung, 174–175
　　　Flüssigkeitsersatz, 175
　　　umlaufende Verbrennungen, 176–177
　　Oberflächliche Verbrennungen, 169, 169f
　　Pathophysiologie von Vereltzungen, 168
　　Subdermale Verbrennungen, 171
　　Unvollständige Verbrennungen, 169–170
　　Verbrennungstiefe, 169
　　Vollständige Verbrennungen, 170, 170f
Verbrennungsmanagement, Erwachsener, 175–176
Verletzung des zentralen Nervensystems (ZNS) bei Kindern, 177
Verletzungen des Skeletts, 145–146
Verletzungen. Siehe auch Verbrennungen, Rückenmarksverletzungen, Schädel-Hirn-Trauma, Wirbelsäulenverletzungen
　　ablenkend, 150
　　diffuse axonale Verletzung, 124
　　Pathophysiologie von Verbrennungen, 168
　　Penetrierende, 62–63, 151
　　Skeletts, 145–146
　　Spätere, 169
　　stumpfe Traumata, 63–64
　　unfallbedingt, 2, 2f, 8
　　unmittelbar, 169
　　Vorsätzliche, 8
Vitalzeichen
　　Erhebung der, 62
　　während dem Secondary Survey, 103
Vollständige Verbrennungen, 170, 170f
vor dem Ereignis, Traumaversorgung, 8

Vorsätzliche Verletzungen, 8

W
Weltgesundheitsorganisation (WHO), 208
Wirbelsäule, 142–143
Wirbelsäulen-Traumata, 145–146
　　Anzeichen und Symptome für, 152
Wirbelsäulenverletzungen (TSI), 141–161
　　Beurteilung, 149–153
　　　Indikation für spinale Immobilisation, 151
　　　neurologische Untersuchung, 150
　　　penetrierendes Trauma, 151
　　　stumpfes Trauma, 151
　　　Verwendung des Verletzungsmechanismus zur Beurteilung des SCI, 150
　　Lange Transportzeiten, 159–161
　　Management, 153–159
　　　Grundsätzliche Vorgehensweise, 156–157
　　　Manuelle achsgerechte (Inline) Stabilisierung des Kopfes, 157–158
　　　Schnelle Rettung vs schonende Rettungfür sitzende Patienten, 158–159
　　　Spineboard-Debatte, 154–155
　　　Vakuummmatratze, 155–156
　　Wiederholung der Anatomy und Physiologie
　　　Neurogener Schock, 147
　　　Rückenmarksanatomie, 142–149
　　　Rückenmarksverletzungen, 146–147
　　　Sekundärverletzungen bei der Wiederbelebung, 148
　　　Verletzungen des Skelettapparates, 145
　　　Wirbelsäule, 142–143

X
X-ABCDE Behandlungsansatz (Primary Survey) Patientenbeurteilung, 5, 16, 18, 37, 61, 77, 80, 177, 205

Z
Zellatmung, 60
zentrale Zyanose, 180
zerebrale Kontusion, 126
zerebraler Blutfluss, 120–121
　　Autoregulation, 120–121
　　Kohlenstoffdioxid, 121–122
　　Sauerstoff, 121
Zerebraler Perfusionsdruck, 120
Zyanose, 62, 66